小児の
マイナートラブル
ハンドブック

編集／**市川光太郎**
日本小児救急医学会特別栄誉理事長
前北九州市立八幡病院院長

編集協力／**長村　敏生**
日本小児救急医学会理事長
京都第二赤十字病院副院長・小児科部長

中外医学社

執筆者（執筆順）

船曳哲典	上天草市立上天草総合病院小児科部長
松裏裕行	東邦大学医学部小児科学講座（大森）教授
長村敏生	一般社団法人日本小児救急医学会理事長 京都第二赤十字病院副院長・小児科部長
靏　知光	雪の聖母会聖マリア病院臨床・教育・研究本部長
原田雅子	宮崎大学医学部発達泌尿生殖医学講座小児科学分野
髙木純一	たかぎ小児科・心臓小児科院長
梶原伸介	兵庫県立こども病院救急総合診療科
上谷良行	阪神北広域こども急病センター理事長
井上信明	国立国際医療研究センター国際医療協力局人材開発部
市川光太郎	一般社団法人日本小児救急医学会特別栄誉理事長 前北九州市立八幡病院院長
永瀬裕朗	神戸大学大学院医学研究科小児科学講師
浮山越史	杏林大学医学部小児外科学教授
楠元真由美	兵庫県立こども病院救急総合診療科
森下直由	北九州八幡東病院泌尿器科
水田麻雄	金沢大学医薬保健研究域小児科
荒木　尚	埼玉医科大学総合医療センター高度救命救急センター准教授
田﨑幸博	北九州市立八幡病院統括部長（形成外科）
野口雅夫	前北九州中央病院整形外科
竹田洋樹	奈良県総合医療センター救命救急センター小児救急科部長
林　卓郎	兵庫県立こども病院救急総合診療科
小濱守安	沖縄県立南部医療センターこども医療センター副院長
伊原崇晃	東京都立小児総合医療センター救命集中治療部救命救急科
有吉孝一	神戸市立医療センター中央市民病院救命救急センター長／救急科部長
人見知洋	北斗病院副院長／小児科こども総合センター長
泉　裕之	板橋区医師会病院院長
宅見晃子	兵庫県立こども病院救急総合診療科
辻　真之介	大阪急性期・総合医療センター小児科診療主任
山口善道	神戸市立西神戸医療センター小児科医長
福原信一	兵庫県立淡路医療センター小児科部長

序

　本書の発想は 2012 年に遡る．当時日本小児救急医学会理事長であった市川光太郎先生から同年 1 月早々に原稿依頼が発送され，小児診療において直接命に関わるわけではないが，すぐに対応をしなくてはいけない「マイナートラブル」についての見やすい，読みやすい，手に取りやすい，そして救急室で大事にされるハンドブックを作りたいという手紙が添えられていた．

　以前より市川先生は，「小児救急医療は，小児科医療の枠を超えて小児内科的危急疾患のみならず小児外科的危急疾患も含めたものでなければならず，かつ病を診るのではなく，病を持った人を診ることに徹して保護者の心配・不安に寄り添うものでなければならない」ことを提唱しておられた．そこで，本書にもそんな市川先生のお考えが反映され，執筆者は小児科だけにとどまらず，小児のマイナートラブルにかかわる種々の診療科の先生が網羅されている．そして，小児診療に関する現場での臨床経験豊富な分担執筆陣が上記の市川先生の指令に応え，鎬を削って公開した clinical tips の集大成が本書である．さらに，本書の各項目の冒頭には「最初に診るべきポイント」「すぐにするべきこと」「してはいけないこと」が示されているが，本書が他書と異なる最大の特徴は「してはいけないこと」の記述にある．これは長年の臨床経験がある人でないとなかなか指摘できない部分であり，小児科医のみならず小児を診る機会のある全ての医師にお勧めできるハンドブックであり，再々遭遇する事例ばかりではないからこそ救急室や病棟に常備しておけば心強い．

　現在では医学といえども自然科学であるという考えから客観的なエビデンスが重視され，様々なガイドラインが刊行されているが，一方で医学は個体差をもつヒト（患者）を対象とする人間科学的側面をもつことは無視できない現実である．本書の構想から 7 年以上の歳月が経過してしまったが，紆余曲折を経て出版を英断された中外医学社に敬意を表するものである．執筆の先生方がご自身の臨床経験の上に築きあげてこられた「極秘の技」の前には，構想から出版までの期間は誤差範囲に過ぎないといえよう．ただし，秘伝書を単なる職人の技だけで終わらせず，さらに症例を積み重ねて根拠をもった理論に体系化していくことも残された我々に課せられた課題であることは肝に銘じたい．

残念ながら，市川先生は 2018 年 10 月 11 日編集作業の半ばにして鬼籍に入られ，後任の日本小児救急医学会理事長である私がそのご遺志を引き継ぎ，この度上梓の運びとなった．誠に感慨深いものがあり，本書を故市川光太郎先生の墓前に捧げるものである（合掌）．

2019 年 2 月

一般社団法人日本小児救急医学会　理事長
京都第二赤十字病院　副院長・小児科部長

長村敏生

もくじ

診察

001 基礎疾患のある子ども（障がい児など）には
どう対応するか？ 〔船曳哲典〕 1

002 心音聴診のコツは？ 〔松裏裕行〕 2

003 速脈（bounding pulse）と判断するには？ 〔松裏裕行〕 4

004 立って歩けない時，どうする？ 〔船曳哲典〕 5

005 首がまわらない時，どうする？ 〔船曳哲典〕 6

006 開口できない時，どうする？ 〔船曳哲典〕 7

007 Precordial catch syndrome とは？ 〔船曳哲典〕 8

008 呼んでも返事をしない時，どうする？ 〔船曳哲典〕 9

009 小児救急臨床において軽度意識障害を早期に診断すること
の重要性は？ 〔長村敏生〕 10

010 乳児は姿勢を見るだけで発達レベルが簡単にわかる？ 〔長村敏生〕 13

011 急に首に柔らかなプヨプヨした腫瘤ができた（新生児では
生下時より存在）．痛みはないが，徐々に大きくなってくる
ようで心配だと来院した．まず何を考える？ 〔鬮　知光〕 15

検査

012 小児の心電図の基本的なとり方は？ 〔原田雅子，髙木純一〕 18

013 初学者が心エコーで初期診断をする時のポイントは？ 〔松裏裕行〕 20

014 髄液検査前の頭部 CT 検査は必要か？ 〔船曳哲典〕 22

015 熱性けいれんはどこまで検査をするか？ 〔船曳哲典〕 24

016 無熱性けいれんはどこまで検査をするか？ 〔船曳哲典〕 25

017 小児の神経救急診療において
緊急ポータブル脳波検査は有用か？ 〔長村敏生〕 26

018 小児の神経疾患急性期に MRI 検査は有用か？ 〔長村敏生〕 28

019 脳波・MRI 検査時の催眠方法は？ 〔長村敏生〕 31

020 気道感染症における細菌培養提出の際の注意点は？ 〔長村敏生〕 34

v

処置

021 鼻血が止まらない時はどう対応する？　　　　〔梶原伸介，上谷良行〕　36

022 骨髄針はどうやって入れる？　　　　　　　　　　　　〔井上信明〕　38

023 救急室における鎮静はどう行う？　　　　　　　　　　〔井上信明〕　40

024 採尿がどうしても必要なのに，
カテーテルが挿入できない時は？　　　　　　　　〔市川光太郎〕　42

025 橈骨動脈に留置針を刺入する時のコツは？　　　　　〔松裏裕行〕　44

026 中心静脈ライン確保のコツは？（鼠径静脈穿刺の場合）　〔松裏裕行〕　46

027 中心静脈ライン確保のコツは？（鎖骨下静脈穿刺の場合）　〔松裏裕行〕　48

治療

028 乳幼児の維持輸液量の簡単な覚え方は？　　　　　　〔松裏裕行〕　50

029 低体温を診たら，どうする？　　　　　　　　　　　〔船曳哲典〕　51

030 カテコールアミンの投与速度と希釈倍率を暗算するには？　〔松裏裕行〕　52

031 点滴が入らないけいれん重積への対応は？　　　　　〔長村敏生〕　54

032 けいれん発作に対するジアゼパム・ミダゾラム静注時の
注意点は？　　　　　　　　　　　　　　　　　　　〔長村敏生〕　56

033 急性呼吸器障害時のステロイド薬の使い方のルールは？　〔市川光太郎〕　58

034 喀血した小児への対応は？　　　　　　　　　　　　〔松裏裕行〕　60

神経関連

035 わが子のけいれんで動揺している保護者に
どうアドバイスする？　　　　　　　　　　　　　　〔長村敏生〕　62

036 けいれん発作時の応急手当として保護者に
指導するべきポイントは？　　　　　　　　　　　　〔長村敏生〕　63

037 熱性けいれんはどう対応し，どう予防する？　〔永瀬裕朗，上谷良行〕　65

038 非けいれん性てんかん重積状態（NCSE）とは？　　　〔長村敏生〕　69

039 けいれんとの鑑別が難しい非てんかん性発作とは？　〔長村敏生〕　71

040 化膿性髄膜炎を反復する児のチェックポイントは？　〔長村敏生〕　73

041 頭痛を診たら，どうする？　　　　　　　　　　　　〔船曳哲典〕　76

消化器関連

042 嘔吐が頻回にある．どうする？　　　　　　　　　　〔浮山越史〕　77

043 血液を吐いたら，どうする？ 〔船曳哲典〕 80

044 おむつに血がついている．どうする？ 〔楠元真由美，上谷良行〕 81

045 腹部に腫瘤がある．どうする？ 〔浮山越史〕 83

046 脱腸のようだ．どうする？ 〔浮山越史〕 85

047 乳児期の女児．鼠径部が腫大して，軽度の発赤も認める．
触診すると硬い腫瘤を触知し，ヘルニアと考え整復を試み
るが，まったく戻らない．いったい何？ 〔齋 知光〕 87

048 思春期の男児が臍とその周囲が痛いと訴えて来院．
臍が臭くて困っている．いったい何？ 〔齋 知光〕 89

049 腸重積整復中に腸管を破裂させた．救命はどうする？ 〔齋 知光〕 91

050 新生児の人工肛門の横から便が出てきた．どうする？ 〔齋 知光〕 94

051 軽い虫垂炎を繰り返す思春期の女児．
受験も控えているし，どうすればいい？ 〔齋 知光〕 95

052 腹痛が皮膚症状に先行する Henoch-Schönlein
紫斑病（IgA 血管炎）を診断するには？ 〔長村敏生〕 97

循環器関連

053 先天性心疾患の無酸素発作でライン確保が困難な時，
どうする？ 〔松裏裕行〕 100

054 チアノーゼ性先天性心疾患が強く疑われる新生児を診て，
PGE_1 を投与するか否か迷う時の対応は？ 〔松裏裕行〕 102

055 動脈管依存性先天性心疾患の新生児が高度なチアノーゼ
を呈している時，酸素投与はいけない？ 〔松裏裕行〕 104

056 小児で治療を必要とする徐脈とは？ 〔原田雅子，髙木純一〕 105

057 ブルガダ症候群は小児でもみられる？ 〔原田雅子，髙木純一〕 107

058 小児救急外来での抗不整脈薬投与で
注意することは？ 〔原田雅子，髙木純一〕 109

059 頻脈性不整脈に遭遇したら
まず ATP 製剤を投与していい？ 〔原田雅子，髙木純一〕 111

060 小児で失神を起こす疾患は？ 〔原田雅子，髙木純一〕 113

061 小児の神経調節性失神はどう治療する？ 〔原田雅子，髙木純一〕 115

泌尿器関連

062 包皮が腫れて痛がっている．どうする？ 〔浮山越史〕 117

063 母親が乳児のペニスの包皮を無理に剝いたら戻らなくなり，
腫れ上がって痛がり泣きやまない．どうすればいい？　〔齋　知光〕119

064 嵌頓包茎の用手整復はどうする？　〔森下直由〕121

065 包皮の処置をする際に痛みをとる方法は？　〔井上信明〕122

066 おちんちんがファスナーに挟まったらどうする？　〔井上信明〕124

067 陰嚢の左右の大きさが違う．どうする？　〔浮山越史〕126

068 停留精巣…手術はいつ頃がよいのか？　〔齋　知光〕127

069 突然，小学生の男児が睾丸痛（陰嚢部痛）を訴えて
受診してきた．どうする？　〔齋　知光〕129

070 精巣捻転症の用手整復はどうする？　〔森下直由〕131

071 女児の陰部の診察が必要となったら？　〔井上信明〕132

皮膚関連

072 眼瞼周囲の発赤・腫脹を診たら，どうする？　〔船曳哲典〕133

073 伝染性膿痂疹（とびひ）の治療のコツは？　〔市川光太郎〕134

074 蕁麻疹を診たらどう対応する？　〔水田麻雄，上谷良行〕136

075 凍傷（しもやけ）には塗り薬は効く？　〔市川光太郎〕139

頭部外傷関連

076 子どもの頭部外傷にはどのように対応したらよい？　〔荒木　尚〕140

077 乳幼児の頭部外傷を診る時注意する点は？　〔荒木　尚〕142

078 頭部外傷後，意識障害のある子どもを診察する時
注意すべき点は？　〔荒木　尚〕144

079 頭を打ったら，親が望むようにすぐCTを
撮った方がいい？　〔市川光太郎〕149

080 頭部外傷の治療方針はどのように決められている？　〔荒木　尚〕153

081 頭部裂創の閉創に縫合やステープラー以外の方法はある？　〔井上信明〕156

その他の外傷

082 眼科コンサルトが必要な眼球外傷の患者は？　〔井上信明〕158

083 鼻をぶつけた！　鼻骨骨折の他に注意すべきことは？　〔井上信明〕160

084 耳介裂創にはどう対応する？　〔井上信明〕162

085 耳や鼻などの軟骨が断裂していたら？　〔田崎幸博〕163

086 すぐに歯科医にコンサルトすべき歯の外傷は？　〔井上信明〕165

087 口唇や舌など口腔内の傷の処置は？ 〔田崎幸博〕 167

088 首を痛めたみたいだけど，どんな対応がいい？ 〔市川光太郎〕 170

089 ガラスで怪我した場合，破片は大丈夫？
どうやって確かめる？ 〔市川光太郎〕 172

090 擦過傷が泥だらけだったら？ 〔田崎幸博〕 174

091 おなかをぶつけた．どうする？ 〔浮山越史〕 176

092 爪が剥がれかけていたらどうする？ 〔田崎幸博〕 178

093 爪が抜けてしまったらどうする？ 〔井上信明〕 181

094 爪の下に出血していて痛い！　どうする？ 〔井上信明〕 183

095 指の骨折にはどう対処する？ 〔野口雅夫〕 185

096 切断された指尖部を持参してきたら？ 〔田崎幸博〕 186

097 痛みを最小限にする局所麻酔とは？ 〔井上信明〕 188

098 顔の挫創をきれいに縫合するには？ 〔田崎幸博〕 189

099 抜糸のタイミングとその後のケアは？ 〔田崎幸博〕 192

誤飲・誤嚥関連

100 異物を誤飲したかも．どうする？ 〔竹田洋樹，上谷良行〕 194

101 タバコ誤飲に胃洗浄は禁忌？ 〔林　卓郎〕 196

102 ボタン電池を誤飲．どうすればいい？ 〔林　卓郎〕 199

103 コインを飲み込んだ．どうする？ 〔浮山越史〕 202

104 食道異物にバルーン除去法はやっちゃだめ？ 〔林　卓郎〕 204

105 遷延性呼吸障害の原因としての気道異物の重要性とは？ 〔長村敏生〕 205

中毒関連

106 中毒症状はどう診る？ 〔林　卓郎〕 207

107 何の薬を飲んだかわからない．どうすればいい？ 〔林　卓郎〕 209

108 薬物を誤飲した！
症状はないけれど，一応入院させた方がいい？ 〔林　卓郎〕 212

109 One pill can kill って何？ 〔林　卓郎〕 213

110 自殺未遂の子ども，どうすればいい？ 〔林　卓郎〕 215

111 薬物依存の子ども，どうすればいい？ 〔林　卓郎〕 218

112 シンナーを吸っているみたい．どうすればいい？ 〔林　卓郎〕 220

ix

咬傷・刺傷関連

113 イヌ・ネコ・ヒトに噛まれたらどうする？ 〔市川光太郎〕 222

114 イヌに噛まれたらどうする？ 〔小濱守安〕 224

115 ネコに噛まれたらどうする？ 〔小濱守安〕 226

116 動物咬傷は高圧洗浄しなくてはいけない？ 〔伊原崇晃, 有吉孝一〕 228

117 縫合したら抗菌薬の予防投与は必要？ 〔伊原崇晃, 有吉孝一〕 230

118 ヘビに噛まれたらどうする？ 〔小濱守安〕 232

119 ネズミに噛まれたらどうする？ 〔小濱守安〕 234

120 ハムスターに噛まれたらどうする？ 〔小濱守安〕 236

121 ハチに刺されたらどうする？ 〔小濱守安〕 238

122 蚊に刺されたらどうする？ 〔小濱守安〕 240

123 ケムシに刺されたらどうする？ 〔小濱守安〕 242

124 クラゲに刺されたらどうする？ 〔小濱守安〕 244

125 ウニに刺されたらどうする？ 〔小濱守安〕 246

126 オコゼに刺されたらどうする？ 〔小濱守安〕 248

その他の事故

127 プールでの心事故につながりやすい不整脈は？ 〔原田雅子, 髙木純一〕 250

128 耳に虫が入ったらどうする？ 〔市川光太郎〕 253

129 外耳道の異物はすぐにとらなくてはいけない？ 〔伊原崇晃〕 254

130 鼻にものが詰まったらどうする？ 〔人見知洋〕 256

131 小児の顔や手の熱傷の処置は？ 〔田崎幸博〕 258

132 電撃症にはどう対応する？ 〔井上信明〕 263

整形外科関連

133 レントゲンはどう撮影する？ 〔野口雅夫〕 265

134 レントゲンはどう読影する？ 〔野口雅夫〕 266

135 単純（閉鎖）骨折の応急手当はどうする？ 〔野口雅夫〕 267

136 複雑（開放）骨折の応急手当はどうする？ 〔野口雅夫〕 268

137 骨端線損傷の応急手当はどうする？ 〔野口雅夫〕 270

138 フォルクマン拘縮の応急手当はどうする？ 〔野口雅夫〕 272

139 関節脱臼の応急手当はどうする？ 〔野口雅夫〕 273

140 捻挫の応急手当はどうする？ 〔野口雅夫〕 276

141 コンパートメント症候群にはどう対処する？ 〔野口雅夫〕 277

142 鎖骨骨折にはどう対処する？ 〔野口雅夫〕 278

143 上腕骨骨折にはどう対処する？ 〔野口雅夫〕 280

144 肘内障にはどう対処する？ 〔野口雅夫〕 281

145 上腕骨顆上骨折にはどう対処する？ 〔野口雅夫〕 282

146 上腕骨外側顆骨折にはどう対処する？ 〔野口雅夫〕 284

147 モンテジア骨折にはどう対処する？ 〔野口雅夫〕 285

148 前腕骨骨折にはどう対処する？ 〔野口雅夫〕 286

149 コーレス骨折（橈骨遠位端骨折）にはどう対処する？ 〔野口雅夫〕 287

150 大腿骨頭滑り症にはどう対処する？ 〔野口雅夫〕 288

151 大腿骨骨折にはどう対処する？ 〔野口雅夫〕 289

152 下腿骨折にはどう対処する？ 〔野口雅夫〕 291

153 脛骨遠位端骨端線損傷にはどう対処する？ 〔野口雅夫〕 293

154 脊椎分離症にはどう対処する？ 〔野口雅夫〕 295

虐待関連

155 児童虐待の通告はどうすればいい？ 〔泉　裕之〕 296

156 年少児への性虐待の可能性を相談された場合の対処は？ 〔井上信明〕 298

157 女児の会陰部裂創への対応は？ 〔井上信明〕 300

育児関連

158 生後1カ月前後の体重増加不良児への対応は？ 〔松裏裕行〕 302

159 1カ月健診での体重増加不良の対応はどうする？ 〔泉　裕之〕 304

160 夜泣きにはどう対応する？ 〔宅見晃子，上谷良行〕 306

161 病的な「しゃっくり」とは？　その止め方は？ 〔市川光太郎〕 308

162 乳児の便秘にはどう対応する？ 〔辻　真之介，上谷良行〕 311

163 腰部にくぼみをみつけたらどうする？ 〔山口善道，上谷良行〕 313

164 おしりの少し上の尾骨部正中にへこみがある．どうする？ 〔浮山越史〕 316

165 でべそが大きくなっている．どうする？ 〔浮山越史〕 318

166 お尻から腸が出てきた！　どうする？ 〔井上信明〕 320

167 肛門に腫瘤が飛び出しているが，いったい何？
　　　見張りイボって？ 〔䑓　知光〕 321

xi

168 肛門の横が真っ赤に腫れ上がった男の乳児．痛そうでずっと
泣いて機嫌が悪い．皮膚科を受診して軟膏を塗っていたが，
まったくよくならないと母親が訴える．さてどうする？　　〔靎　知光〕323

169 耳の前の上のところに小さな穴がある．どうする？　　〔浮山越史〕325

170 巻き爪，陥入爪を診たらどうする？　　〔福原信一，上谷良行〕326

171 乳腺が片方だけ大きい．どうする？　　〔浮山越史〕328

電話対応の注意点

172 電話トラブルを防ぐコツは？　　〔泉　裕之〕330

173 発熱の電話対応はどうする？　　〔泉　裕之〕332

174 泣き止まないと電話があったらどうする？　　〔泉　裕之〕333

175 頭部打撲の電話対応はどうする？　　〔泉　裕之〕334

176 異物誤飲の電話対応はどうする？　　〔泉　裕之〕336

177 けいれんの電話対応はどうする？　　〔泉　裕之〕338

索引　341

診察

001 基礎疾患のある子ども（障がい児など）にはどう対応するか？

✓ 最初に診るべきポイント
▶ 主治医以外の医師が基礎疾患のある子どもを診察する際は，患者の把握のために，あらかじめ診療記録（特に初診時の記録）や退院サマリーに目を通しておく必要がある．

✓ すぐにするべきこと
▶ 検査や入院の基準を健常児よりも一段階下げることを検討する．基礎疾患がなくても，乳児院など血縁関係がない職員が世話をしている患者についても同様である．
▶ 基礎疾患がある子どもの担当医は診療録の目につく場所に「患者要約」を掲示しておく．「要約」に必要なのは診断名，簡単な病歴，緊急時の処置，診療上配慮すべき点などである．

✓ してはいけないこと（気をつけること）
▶「担当医でないからわからない」という態度をとらないこと．「担当医でないからわからない」ことは患者家族の方が「わかって」いる．「わかる範囲」で真摯に向きあう必要がある．

基礎疾患のある子ども（障がい児など）の外来診療
- 障がい児にはそれぞれ固有の身体的状況，社会的な背景がある．画一的な診療手順にとらわれることなく，患者にとって最善の治療を心がけなくてはならない．
- 家族が検査や入院を希望した場合は，家族の希望を尊重する．基礎疾患がある患者を一番よく把握，理解しているのは家族である．

〔船曳哲典〕

診察

002 心音聴診のコツは？

☑ 最初に診るべきポイント
- ▶ 患児の体型や体位を念頭に聴診する．
- ▶ 聴診前の視診・触診は診断や重症度判定に重要である．

☑ 聴診する際のポイント
- ▶ 頭の中に心室・大血管の位置関係を想い浮かべ血流の方向に沿って聴診器を移動させる．
- ▶ 同じ肋間で胸骨の左右を比較する．
- ▶ 頸動脈 bruit や心雑音最強点での thrill，背部での聴診にも注意を払う．

☑ してはいけないこと
- ▶ 心雑音だけに捉われてはいけない．まず心音，次いで心雑音に集中する．

聴診のコツ

- まず，心音の聴診に適した聴診器は管（チューブ）が太めで，長さはイヤーピースを耳に入れた時にチェストピース（聴音部）が自分の臍に届く程度がよいとされる．

- 乳児の聴診では何より啼泣させないことが重要である．小児科外来における子どもの鳴き声は BGM といってもよいくらいであるが，採血などの処置や予防接種を行っている隣のブースで診察するのは避けたい．

- 心音の聴診には，まずⅠ音，Ⅱ音に集中し，Ⅲ音やⅣ音などの過剰心音の有無も確認する．我々が分裂を認識できる限界は 0.03 秒以上とされており，新生児でⅡ音が割れて聞こえたら分裂幅が広いといえる．またⅡ音の亢進は胸壁の厚さや漏斗胸などにも左右されるが，肺動脈弁から遠く位置する胸骨左縁第 5 肋間〜心尖部にかけても大動脈成分と肺動脈成分がほぼ同じ強さで聞こえたら，IIp の亢進があると判断してよいであろう．

- 短絡性心疾患における拡張期ランブルは短絡量の多寡を判断する重要な所見である．短絡量が多いと三尖弁（心房中隔欠損など）もしくは僧帽弁（心室中隔欠損など）の相対的狭窄が原因でランブルが聴取される．目安はⅡ音が

明瞭に聞こえたらランブルなし，逆にII音がはっきり聴取できずドロドロという音が重なるようならランブルありである．房室弁が正常であることを前提にすれば，ランブルが明らかに聴取できる場合，左右短絡率は 40 ～ 50% 以上あるとされる．

参考文献 1）Bickley LS, Szilagyi PG. The cardiovascular system. In: Bate's Guide to Physical Examination and History Taking. 11th ed. Philadelphia: Wolters Kluwer; 2009. p.333-403.

〔松裏裕行〕

診察

003 速脈（bounding pulse）と判断するには？

☑ **最初に診るべきポイント**
▶ 心不全徴候の有無，特に多呼吸・努力呼吸に注意する．

☑ **すぐにするべきこと**
▶ 原則として四肢の末梢動脈すべてを触知する習慣をつける．

☑ **してはいけないこと**
▶ 心血管系手術の既往を確認することは重要である．Blalock-Taussig 短絡術の既往があると同側の脈拍が触れにくい．

診察時のポイント

- 速脈は脈波が速やかに上昇しただちに下降する場合の脈拍をいい，脈圧が大きい時，すなわち有意な短絡のある動脈管開存症や大動脈弁閉鎖不全，甲状腺機能亢進症などの場合が典型的である．
- 触診すると脈拍が急に触れ，たちまち消失するが，これをより平易な言葉で表現すれば「触診する指の腹を動脈がツンツンとつつく感じ」といえる．血圧が幼児に比べ低く脈拍が意外にわかりにくい新生児の末梢動脈で，「ツンツン」と感じた場合には，bounding pulse ありと判断してよい場合が多い．
- もし橈骨動脈，特に右橈骨動脈でこの所見を認め，足背動脈や後脛骨動脈で脈拍が触知しにくければ大動脈縮窄症の鑑別が重要である．ちなみに新生児の後脛骨動脈を触知する際には，左手で軽く足底を押して軽度に背屈させると触知しやすくなる．

参考文献
1) Bickley LS, Szilagyi PG. The cardiovascular system. In: Bate's Guide to Physical Examination and History Taking. 11th ed. Philadelphia: Wolters Kluwer; 2009. p.333-403.

〔松裏裕行〕

診察

004 立って歩けない時，どうする？

☑ 最初に診るべきポイント
▶ 発熱や歩行時の疼痛，関節可動域制限があれば関節炎を疑う．
▶ 発熱や疼痛がなく，脱力や失調があれば神経筋疾患を疑う．

☑ すぐにするべきこと
▶ 関節炎が疑われる場合は，関節部の発赤，腫脹，圧痛の有無を確認し，関節可動域の左右差をチェックする．
▶ 関節炎が否定的な場合は，神経筋疾患が鑑別に挙がる．急性小脳失調症では体幹動揺（坐位が保持できない），失調歩行，企図振戦，眼振，構音障害がヒントになる．不機嫌や麻痺，けいれんなどの神経症状を伴う場合は，急性散在性脳脊椎炎（ADEM）を疑う．ギラン・バレー症候群は四肢の筋力低下および腱反射の消失が特徴で，症状は左右対称かつ進行性である．

☑ してはいけないこと（気をつけること）
▶ 化膿性関節炎は急速に進行し，治療が遅れると関節破壊による可動域制限や関節障害などの障害が残る．化膿性関節炎が否定できなければ，ただちに血液検査と関節の超音波検査またはMRIを施行すべきである．

化膿性関節炎の診断と治療

- 化膿性関節炎の児は，高熱と関節部の強い疼痛を訴えるが，病初期には発熱のみ，あるいは疼痛のみのパターンもあるので注意が必要である．
- 化膿性関節炎では強い痛みのために関節が伸展できず，屈曲させていることが多い．
- 化膿性関節炎の部位としては股関節の頻度が高いが，稀には膝関節や肘関節の化膿性関節炎もある．
- 単純性関節炎やウイルス性関節炎との鑑別はしばしば困難である．化膿性関節炎の可能性があれば，血液培養，関節穿刺液培養をためらってはならない．

［船曳哲典］

005 首がまわらない時，どうする？

☑ 最初に診るべきポイント
- 発熱がなく「突然，首がまわらなくなった」症例は，環軸椎回旋位固定を疑う．
- 発熱と頸部の痛みがあり，かつ首がまわらなくなった症例は，化膿性頸部リンパ節炎，EB ウイルス感染症，川崎病，深頸部膿瘍などの炎症性疾患を念頭に置いて診察をすすめる．

☑ すぐにするべきこと
- 単純 CT で，歯突起と環椎の距離が左右非対称であれば，環軸椎回旋位固定の診断が確定する．3D-CT を用いると診断は容易である．
- 小児では単純 X 線写真（正面開口位）で環軸椎回旋位固定を診断することは困難である．

☑ してはいけないこと（気をつけること）
- 炎症により首がまわらなくなった症例の多くは，炎症が深頸部に及んでおり，気道閉塞の危険性がある．早急に造影 CT を施行する必要がある．

環軸椎回旋位固定の診断と治療
- 環軸椎回旋位固定の主な原因は外力と考えられているが，急に振り向く，ソファーから転落したなど，本人，家族が覚えていないような軽微なエピソードが大半である．耳鼻科領域の感染症が誘因になっているとの意見もある．
- 環軸椎回旋位固定は自然経過もしくはネックカラー装着のみで改善することが多いが，入院にて頸椎牽引を行う場合もある．適当なサイズのカラーがなければ，タオルを丸めて首のまわりに巻いてもよい．斜頸の程度が重度で痛みが強い場合には，整形外科医の診察が必要となる．

〔船曳哲典〕

診察

006 開口できない時，どうする？

☑ 最初に診るべきポイント ·
▶ 個人差はあるが，疼痛のために手指3本を縦にそろえて口に入れることが
できなければ開口障害と診断する．

☑ すぐにするべきこと ·
▶ 深頸部感染症が開口障害の原因になっていることが多い．開口障害を訴える
症例はすべて重症感染症であり，造影CTの適応である．

☑ してはいけないこと（気をつけること）· ·
▶ 幼児に指示して開口させることは難しいが，食事や飲水を促しても口を開け
ようとしなければ，開口障害を疑う．

開口障害の診断の進め方

- 開口障害をきたす疾患には，扁桃周囲膿瘍，咽後膿瘍，深頸部膿瘍などがあ
る．いずれも高熱と強い咽頭痛・嚥下痛が特徴である．
- 臨床所見から上記疾患を鑑別することは難しい．これらの疾患の診断は画像
検査（造影CT）によって行う．画像検査の目的は気道開通の確認と緊急性
の評価，穿刺排膿・切開排膿などの外科的処置に関する検討である．
- 開口障害をきたす疾患には，外傷性顎関節症もある．口腔内の病変が乏し
く，顎関節部に圧痛があるため，上記疾患との鑑別は比較的容易である．

［船曳哲典］

診察

007 Precordial catch syndrome とは？

✓ 最初に診るべきポイント
▶ 患者は，突然出現し短時間で消失する胸痛を主訴に来院するが，診察時には胸痛がないことが多い．身体所見が乏しいため，診断は問診に頼らざるを得ない．質問のポイントは胸痛部位，持続時間，胸痛出現の時間帯，誘因，呼吸による変動などである．

✓ すぐにするべきこと
▶ 胸部 X 線写真と心電図検査を行う．肋骨骨折，気胸など器質的疾患や頻拍性不整脈がないことを確認する．

✓ してはいけないこと（気をつけること）
▶ 誘導的な質問にならないよう気をつける．できるだけ自分の言葉で話してもらう．

Precordial catch syndrome の特徴

- Precordial catch syndrome は突然発症し短時間で消失する胸部痛で，小学校高学年から中学生に多くみられ，性差はない．誘因なく発症するが，疼痛範囲は比較的狭く，多くの場合，本人が指で示すことができる．痛みの持続時間は数秒から数分で，長期間続くことはない．痛みが出現する時間帯は一定ではなく，呼吸や運動とは無関係である．胸痛の原因は局所的な肋間筋けいれんと考えられており，胸部 X 線写真や心電図に異常を認めないことが診断のポイントである．家族には「肋間筋の成長痛」と説明するとわかりやすい．有効な治療法はないが，身体の成長とともに消失していく．

〔船曳哲典〕

診察

008 呼んでも返事をしない時，どうする？

✓ 最初に診るべきポイント
- ▶ バイタルサインを確認し，ショック状態ではないことを確認する．
- ▶ 外傷のエピソードがないこと，けいれん発作ではないことを確認する．

✓ すぐにするべきこと
- ▶ 嘔吐，下痢などの胃腸炎症状の有無，最後の食事時間（飢餓期間）を確認し，血糖値を測定する．
- ▶ 低血糖が確認されたら，ブドウ糖を投与する．投与量の目安は 0.5 〜 1.0 g/kg．20％ブドウ糖液なら 2.5 〜 5.0 mL/kg を静注する．

✓ してはいけないこと（気をつけること）
- ▶ 「血糖を測定するまでは何もするな」という言葉もある．意識障害の患者を目前にすると，頭蓋内病変が脳裏に浮かび，最初に CT や MRI をオーダーしがちだが，血糖値測定を忘れてはいけない．

低血糖の診断と治療

- 胃腸炎患者が嘔吐や下痢でぐったりしていると，まず脱水症の治療が開始されるが，低血糖症状である可能性を忘れてはならない．
- 小児は肝臓や筋肉内のグリコーゲン蓄積量が少なく，低血糖を起こしやすい．基礎疾患のない幼児であっても，運動会などでの激しい運動の後，疲労のために夕食を摂取せずに眠ると，翌朝，低血糖のために目を覚まさないことがある．
- 低血糖症状を繰り返すケトン性低血糖の児に対しては，低血糖の誘因になる発熱や嘔吐などの胃腸炎症状が見られたら，早めにジュースなどで糖分を補給するよう指導しておく．
- インスリン使用中の 1 型糖尿病患者の低血糖発作では悪心や冷汗などの自律神経症状を伴うことが多い．低血糖によるけいれんにはジアゼパムなどの抗けいれん薬は無効である．ブドウ糖液の静注以外にけいれんを頓挫させる方法はない．

〔船曳哲典〕

> 診察

009 小児救急臨床において軽度意識障害を早期に診断することの重要性は？

☑ 最初に診るべきポイント
- ▶ 意識障害には必ず原因が存在し，初期対応の良否が神経学的予後に影響するため，予後改善のためには早期診断・早期治療開始が不可欠である．
- ▶ 意識レベルの評価には Japan Coma Scale（JCS，表 1），Glasgow Coma Scale（GCS，表 2）を用いるが，乳幼児は言葉が理解できないため乳幼児用に修正された評価法（表 1，2 の右）を利用する．

☑ すぐにするべきこと
- ▶ 中等度～重度の意識障害（JCS 10 以上，GCS 13 以下）は誰が見てもわかるが，軽度の意識障害は医療スタッフでさえも気付かないことがある．
- ▶ 具体的には，普通に開眼してバイタルサインも安定しているが，言葉をしゃべらない，笑わない，食事を食べない，遊ぼうとしない，ずっとベッド上でゴロゴロしている，持続性頭痛，視覚障害（複視，幻視など）などの家族からの訴えが軽症の急性脳炎・脳症（可逆性脳梁膨大部病変を有する軽症脳炎・脳症〔mild encephalitis/encephalopathy with reversible splenial lesion: MERS〕，急性限局性脳炎，急性散在性脳脊髄炎〔acute disseminated encephalomyelitis: ADEM〕，可逆性後頭葉白質脳症〔posterior reversible encephalopathy syndorme: PRES〕），非けいれん性てんかん重積状態（nonconvulsive status epilepticus: NCSE）などを診断するきっかけになることがある．
- ▶ 上記のような訴えがあった場合には必ず頭部 MRI（拡散強調像，ADCmap を含む），EEG を速やかに検査する．

☑ してはいけないこと
- ▶ 保護者からの「いつもと様子が違う」という訴えを無視する，あるいは「とりあえず様子をみましょう」といって，すぐに検査（MRI，EEG: ともに非侵襲的である）をしないという対応をしてはならない．

表1 Japan Coma Scale（JCS）: 3-3-9度方式による分類

	幼児以上の場合	乳児の場合
刺激をしても覚醒しない（3桁で表現）		
300	痛み刺激に反応しない	痛み刺激に反応しない
200	痛み刺激で少し手足を動かしたり，顔をしかめる	痛み刺激で少し手足を動かしたり，顔をしかめる
100	痛み刺激に対し，払いのけるような動作をする	痛み刺激に対し，払いのけるような動作をする
刺激をすると覚醒する状態（2桁で表現，刺激をやめると眠り込む，〔　〕は何らかの理由で開眼できない場合の判定基準）		
30	痛み刺激を加えながら呼びかけを繰り返すと，かろうじて開眼する	呼びかけを繰り返すと，かろうじて開眼する
20	大きな声かけまたは体をゆさぶると開眼する〔簡単な命令に応じる（たとえば，握手）〕	呼びかけると開眼して目を向ける
10	普通の呼びかけで容易に開眼する〔合目的な運動（右手を握れ，離せなど）もするし，言葉も出るが，間違いも多い〕	飲み物を見せると飲もうとするあるいは乳首を見せれば欲しがって吸う
刺激をしないでも覚醒している状態（1桁で表現）		
3	自分の名前・生年月日がいえない	母親と視線が合わない
2	見当識障害がある	あやしても笑わないが，視線は合う
1	意識清明とはいえない	あやすと笑う，ただし不十分で，声を出して笑わない
0	意識清明	意識清明
軽度の意識障害で意識内容の変化を伴い，JCSではうまく判定できない場合の判定法		
せん妄	軽度または中等度の意識障害に精神的興奮が加わり，大声をあげたり暴れたりしている状態．この間，意識の清明度は動揺する	
もうろう状態	意識の広がりが狭くなり，周囲の状況を認識して全体を判断する能力が低下している状態	
錯乱	ぼんやりとしていて，見当違いの答えや反応をする状態	

診察

表2 Glasgow Coma Scale（GCS）による分類

観察項目	スコア	Teasdale G, Jannett B（Acta Neurochir. 1974）成人～年長児	Kirkham FJ（Arch Dis Child. 2001）5歳以上	5歳未満
開眼（eye opening）	E4	自発的に開眼する	自発的に開眼する	
	3	言葉により開眼する	声で開眼する	
	2	痛み刺激により開眼する	痛みで開眼する	
	1	開眼しない	開眼しない	
最良言語反応（best verbal response）	V5	見当識あり	見当識良好	哺語，単語，文章
	4	錯乱状態	会話混乱	普段より低下，不機嫌に泣く
	3	不適当な言葉	言葉混乱	痛みで泣く
	2	理解できない声	理解できない声	痛みで呻く
	1	発声がみられない	発声がみられない	発声がみられない
最良運動反応（best motor response）	M6	命令に従う	命令に従う	正常自発運動
	5	痛み刺激部位に手足をもってくる	上眼窩刺激に手をもってくる（ただし9カ月以上）	
	4	四肢を逃避的に屈曲する	爪床刺激で逃げる動き	
	3	四肢を異常屈曲する	上眼窩刺激で屈曲	
	2	四肢伸展	上眼窩刺激で伸展	
	1	まったく動かさない	まったく動かさない	

3項目の合計点で重症度を判定する（最重症は3点，意識清明は15点となる.
運動反応の左右差を認める場合は，よい方の運動反応の点数を（Best Motor）とする.
GCS 8点以下では誤嚥，無呼吸などによる二次的脳損傷回避のため気管挿管を行う.
一方，気管挿管時や顔面外傷では点数加算ができない.

軽度意識障害のピットフォール

- 意識障害の原因は多様であるが，約半数は脳以外の原因でも起こりうる.
- 意識レベルは時間経過とともに刻々と変化していくため，バイタルサインとともに繰り返し判定し，それらの結果は必ず記録に残す.
- JCS は軽～中等度の意識障害を過小評価する傾向がある.
- 軽度の意識障害が遷延する場合や意識障害が軽度まで改善してきた場合の評価では乳幼児の発達に個人差があることを考慮して普段の様子との比較が重要で，その際は家族（母親）の協力が欠かせない.

〔長村敏生〕

診察

010 乳児は姿勢を見るだけで発達レベルが簡単にわかる？

☑ 最初に診るべきポイント
- 生後6カ月までの乳児期前半については，脳性麻痺を早期発見するためのボイタ法の7つの姿勢反応すべてに精通していなくても，背臥位（あお向け）と腹臥位（うつ伏せ）での姿勢を見るだけで，子どもの発達レベルを評価できる[1].

☑ すぐにするべきこと
- 図1に示したように，乳児の背臥位，腹臥位の姿勢はともに1カ月ごとに変化していくため，まず正常発達を認識する．
- 観察時には，裸（オムツ1枚）にして機嫌のよい状態でベッドの上にあお向けに置き，その後うつ伏せにして姿勢を見守る．
- 6カ月までの姿勢発達に遅れがない場合は将来の痙直型脳性麻痺のリスクをほぼ否定できる．

☑ してはいけないこと
- 着衣のままであるいは機嫌が悪い時には姿勢発達の正確な評価はできない．
- 運動発達には個人差があるため，遅れが疑われても1回の診察だけで遅れを断定せずに，その後 catch up していく可能性も含めて注意深く経過をみていく必要がある．

運動発達の遅れのため専門医の診察が必要な場合
- 5カ月を過ぎても首がすわらない．
- 10カ月を過ぎてもお座りができない．
- 12カ月を過ぎてもつかまり立ちをしない．
- 1歳6カ月を過ぎても歩かない．

参考文献
1) 吉岡 博．乳児の発達のみかたのエッセンス．2版．東京：診断と治療社；2007．p.18-32.
2) 長村敏生．精神運動発達．In: 田中哲郎，監修．子育て支援における保健相談マニュアル．3版．東京：日本小児医事出版社；2013．p.195-9.

	背臥位（あお向け）	腹臥位（うつ伏せ）
新生児 1 カ月	顔はどちらかに向き，手は半握りで，膝は床に着いていない	手足は屈曲し，尻が首より高い
2 カ月 3 カ月	手と手を合わせて口へもっていく	頭を斜め 45° まで挙げて，首と尻の高さは同じ，肘より肩の方が前にある（前腕支位）
4 カ月	両足を浮かせて足の裏どうしをすり合わせる	顔が床に対して 90° になり，手足が伸びてきて，肩より肘の方が前にある（肘支位）
5 カ月	手で膝を触る	
6 カ月	手で足のつま先を触る 手で足を口へもっていき吸う	膝をしっかり伸ばして，両手の指が開いて伸びて，手のひらで身体を支える（掌支位）
7 カ月		
8 カ月	手で股を触る	
9 カ月		両手，両膝で身体を支える 四つばい姿勢をとる
10 カ月	イラストは子どもの頭が観察者の左側にくるようにあお向けに寝かせ，観察者が子どもを上から見おろした時の姿勢を示したものである．	イラストは子どもの頭が観察者の左側にくるようにうつ伏せにし，観察者が子どもを横から見た時の姿勢を示したものである．

図 1　乳児の姿勢発達（長村敏生. In：田中哲郎, 監修. 子育て支援における保健相談マニュアル. 3 版. 東京：日本小児医事出版社；2013. P.195-9[2]）

〔長村敏生〕

診察

011 急に首に柔らかなプヨプヨした腫瘤ができた（新生児では生下時より存在）．痛みはないが，徐々に大きくなってくるようで心配だと来院した．まず何を考える？

☑ 最初に診るべきポイント
- ▶ 病変は1カ所か，他にないか，をよく確認する（特に反対側や腋窩，背部などをよく視診，触診にて確認する）．
- ▶ 嚢腫なのか充実性腫瘤なのかでまず鑑別すべし．
- ▶ 過去に呼吸困難などがなかったかも確認する（特に新生児や乳児では要注意）．

☑ すぐにするべきこと
- ▶ 超音波検査（腫瘤の形態，嚢腫内容の確認）を行う．さらに腹腔内も念のために検索しておくこと．また胸部の病変スクリーニングのため胸部単純X線検査も確認しておく．
- ▶ 呼吸状態や腫瘤の大きさにもよるが，気道圧迫の可能性があれば，CTをオーダーして，気管の状態を確認すべきである．
- ▶ まずは漢方薬の投与を試みて，経過観察する．

☑ してはいけないこと
- ▶ 嚢胞性であっても，いきなり穿刺吸引をしてはいけない．

嚢胞性リンパ管腫

- リンパ管腫は「腫」という文字がついてはいるが，腫瘍性（新生物）の病変ではなく，リンパ管の先天的な形成異常（lymphatic malformation：LM）という概念で説明される．生下時より頸部や下顎部，腋窩などに認められる症例もあるが，幼児期になって急に局所的に発症する場合も多い．多くの場合はリンパ液を含む単房性嚢腫の形態であるが，多房性のものや微小な嚢胞が散在して一見充実性腫瘤に見える海綿状型のもの，あるいはその混合型の形態を示す．また lymphangioma というように一部に血管腫の成分をもつ例もあり，時に嚢胞内の出血・感染を起こしたりする．現在，cystic hygroma（囊胞性リンパ管腫と同義）という名称は，腫瘍的性格をもつものとして使用されなくなった．

- 本症はリンパ管が存在する部位であれば体表だけに限らず，胸腔内，腹腔内，後腹膜腔およびそこに存在する各臓器にも発症する．この疾患ほど，どこに，どのような形態で発症したかにより予後と QOL が異なり，治療難度の較差が大きいものはない．良性の疾患ではあるが，胸部に広範囲に発症する特殊型（lymphangiomatosis）や，後腹膜に存在して破綻し乳び腹水が持続する例では時に生命予後さえ危うくなる．最近，これら重症病態を示すリンパ管腫症などに対して，mTOR 阻害薬であるシロリムスの有効性が報告され，本邦でも臨床治験が開始されている[2]．

- はじめに示したような例は幼児期に単発に発症する比較的軽症例で，頻度も高い．このようなケースでは，まず漢方治療を試みるのがよい．以前は①経過観察のみ（自然縮小もあり得るため），②硬化療法（OK-432［ピシバニール®］や無水エタノールなどを使う），③外科的切除という順序で治療を勧めたが，近年漢方薬が注目されてきており，著者も積極的に第一選択の治療としている．少々時間はかかるが（3 カ月～1 年），何より安全面で安心して使えることが利点である．頸部のリンパ管腫に硬化療法をピシバニール®で行うと，炎症反応のため腫脹・疼痛が激しく，気管圧迫のため挿管管理を余儀なくされることもある．この管理中に不幸な事故が発生したこと

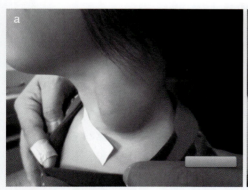
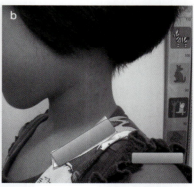

図 1　2 週間ほどで大きくなってきた囊胞状リンパ管腫
多房性であったが，越婢加朮湯と黄耆建中湯を投与して 6 カ月で縮小．エコー上も確認できなくなった．
a：発症時，b：内服中止して 4 カ月後（発症から 10 カ月後）

は，我々の記憶に新しい．それだけに本疾患の治療には安全性や QOL の面で神経を使うことが多く，第一選択の治療はその効果が注目されている漢方薬を選ぶのが理にかなっている．

- 具体的には越婢加朮湯や黄耆建中湯などを期間別に投与するが，投与法としては，施設間で多少の差があるものの，当院では，越婢加朮湯を 0.3 ～ 0.5 g/kg/日にて投与開始し，14 日間ごとに経過観察．腫瘤が残存していれば 5 カ月後からは，黄耆建中湯を同量で投与するようにしている．著者が外来で投与したケースでは 13 例中 12 例に効果があり，現在は硬化療法や手術症例はまったくない状況に変化してきた．少々時間はかかるが，ぜひ試してみるべき治療であるといえる（図 1）．

参考文献　1）「難治性血管腫・血管奇形・リンパ管腫・リンパ管腫症および関連疾患についての調査研究」班，編．血管腫・血管奇形・リンパ管奇形診療ガイドライン 2017（第 2 版）．厚生労働科学研究費補助金難治性疾患等政策研究事業．2017．
　　　　　　2）Hammill AM, Wentzel M, Gupta A, et al. Sirolimus for the treatment of complicated vascular anomalies in children. Pediatr Blood Cancer. 2011; 57: 1018-24.

〔靏　知光〕

検査

012 小児の心電図の基本的なとり方は？

✓ 最初に診るべきポイント
- 筋電図やアーチファクトの入らないきれいな心電図記録を目指す．
- なるべく泣かせず，なるべく鎮静せずに純粋な安静時心電図記録を目指す．

✓ すぐにするべきこと
- 電極のつけ間違いがないか：aVR の P 波が上向きであれば左右つけ間違い，あるいは右胸心を疑う．
- 感度を確認する：通常は縦軸 10 mm が 1.0 mV．
- 紙送り速度を確認する：通常は横軸 25 mm/秒のスピードで，1 mm＝

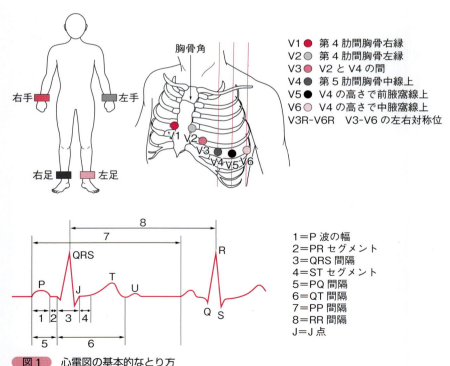

図1　心電図の基本的なとり方

18

0.04 秒.

☑ **してはいけないこと**···

▶ フィルターを入れると見た目はきれいな心電図になるが，小さな q 波や r 波が見えにくくなることがあるので注意する.

小児の心電図

- 基本的なとり方を図 1 に示す.

〔原田雅子，髙木純一〕

検査

013 初学者が心エコーで初期診断をする時のポイントは？

☑ 最初に診るべきポイント
▶ 視診，触診，聴診をまず行い，臨床診断を行う．
▶ チアノーゼ・心不全徴候の有無を確認する．

☑ すぐにするべきこと
▶ 心エコー検査の前に胸部単純 X 線と心電図を必ず行う．

☑ してはいけないこと
▶ 1 人で納得しない．必ず上級医に確認を求める．

初学者が心エコーで診断する際の注意点

- 心疾患を疑うと真っ先に心エコーに頼る若手医師は少なくない．しかし診察所見はもちろん，胸部 X 線と心電図から得られる情報は多く，かつ思い込みによる心エコーでの誤診を防ぐためにも重要である．まず診察所見で心不全徴候やチアノーゼ・脈拍異常の有無などを確認する．病態（非チアノーゼ性かチアノーゼ性か，短絡性疾患か圧負荷をきたす疾患か，肺血流増多性か減少性かなど）を判断した後，心エコーで診断するように心がける．

- そして心エコーで診断した後，もう一度胸部 X 線，心電図を振り返り矛盾がないか確認することは重要である．たとえば，心エコーでファロー四徴症と診断したのに，X 線で肺血流が増多していたり心電図で左室負荷があれば，診断を見直す必要がある．MAPCA（主要大動脈肺動脈側副動脈）の存在を見落としていたり，両大血管右室起始をファロー四徴症と診断しているかもしれない．著者自身の経験では「心血管系に異常なし」と若手医師が心エコーで診断した例で，完全大血管転位Ⅰ型，総肺静脈還流異常，冠動脈左室瘻，心室中隔小欠損などの例がある．詳細は成書に譲るが，まだ自信を持って 1 人で実施できない初学者を想定すると，画像を描出する際のポイントは次のとおりである．
  - 胸骨に近い位置にプローベを当てると肺の影響が出にくい．
  - 左室長軸と四腔断面像を出せるように習熟すると，正確な診断はできなく

ても異常の有無は判断しやすい.

• 左右の心房・心室の大きさがほぼ同程度であるか？ 両心室から起始する大動脈・肺動脈の太さはほぼ同等か？ を確認する.

参考文献 1) 里見元義. 超音波診断. In: 高尾篤良, 他編. 臨床発達心臓病学. 3版. 東京: 中外医学社; 2001. p.191-214.

〔松裏裕行〕

検査

014 髄液検査前の頭部 CT 検査は必要か？

☑ 最初に診るべきポイント
- ▶ 髄液検査は髄膜炎の診断に不可欠であり，急性散在性脳脊髄炎（ADEM），多発性硬化症（MS），ギラン・バレー症候群（GBS）など神経疾患の鑑別にも有用である．
- ▶ 頭蓋内占拠性病変や血管障害による頭蓋内圧亢進症が存在する場合，髄液検査を施行することにより脳ヘルニアを併発する危険性がある．

☑ すぐにするべきこと
- ▶「熱性けいれん診療ガイドライン 2015」[1] では「髄膜刺激症状，30 分以上の意識障害，大泉門膨隆など細菌性髄膜炎をはじめとする中枢神経感染症を疑う所見を認める例では髄液検査を積極的に行う」ことが推奨されており，さらに「髄液検査前には積極的に頭部 CT 検査を施行することが望ましい」とされている．
- ▶ 発熱はあるが，けいれんや意識障害などの神経症状がなく，髄液検査が感染病巣の検索目的で行われる症例では，検査前の頭部 CT は省略できる．
- ▶ 急性散在性脳脊髄炎（ADEM），多発性硬化症（MS），ギラン・バレー症候群（GBS）などの神経疾患では，髄液検査前に頭部 CT もしくは MRI が施行されていることが多い．

☑ してはいけないこと（気をつけること）
- ▶ 呼吸状態や循環動態が不安定な状況での髄液検査は禁忌である．通常，髄液検査は側臥位かつ前屈位で行われるが，側臥位では呼吸状態の観察が不十分になり，前屈位では胸郭が圧迫され呼吸が抑制される．髄液検査を施行する時は，必ず SpO_2 モニターを装着しなくてはならない．

髄液検査施行前の頭部 CT 検査の必要性

- 日本小児神経学会監修の「熱性けいれん診療ガイドライン 2015」[1] には「診断されるべき疾患が細菌性髄膜炎であれば必ずしも頭部 CT 検査は必要ないが，頭蓋内圧亢進状態が適切に評価されない可能性や予期できない占拠性

病変の可能性を考慮し，さらに，現在の日本の救急外来での頭部 CT 検査の普及状況を考慮して，髄液検査前には積極的に頭部 CT 検査を施行することが望ましい」と記載されている．

参考文献 1） 熱性けいれん診療ガイドライン 2015. 日本小児神経学会，監修．熱性けいれん診療ガイドライン策定委員会，編．東京: 診断と治療社; 2015.

〔船曳哲典〕

検査

015 熱性けいれんはどこまで検査をするか？

☑ 最初に診るべきポイント
- いわゆる単純型熱性けいれんであれば，血液検査，髄液検査，頭部CT/MRIをルーチンに行う必要はない．

☑ すぐにするべきこと
- 全身状態不良などにより重症感染症を疑う場合，けいれん後の意識障害が遷延する場合，脱水を疑う所見がある場合などに血清電解質，血糖値，白血球数，血液培養を考慮する[1]．
- 髄膜刺激症状，30分以上の意識障害，大泉門膨隆など細菌性髄膜炎をはじめとする中枢神経感染症を疑う所見を認める例では髄液検査を積極的に行う[1]．
- 発達の遅れや発作後麻痺を認める場合，焦点性発作（部分発作）や遷延性発作（持続時間15分以上）の場合などは，頭部CT/MRIを考慮する[1]．

☑ してはいけないこと（気をつけること）
- 有熱時けいれんの診察時に検査を行う理由として，かつては細菌性髄膜炎の見逃し防止が強調されたが，最近は肺炎球菌ワクチン，インフルエンザ菌ワクチンの定期接種化により細菌性髄膜炎が減少し，相対的に脳炎・脳症の比率が増加したため，脳炎・脳症を意識した診察プロセスが求められている．

熱性けいれんと検査
- 有熱時けいれんにおける検査については様々な見解があり標準化されていなかったが，日本小児神経学会監修の「熱性けいれん診療ガイドライン2015」[1]では主要文献のレビューをもとに検査の必要性や適応が詳しく解説されており，診療に際してはぜひ目を通しておきたい．

参考文献 1) 熱性けいれん診療ガイドライン2015. 日本小児神経学会，監修. 熱性けいれん診療ガイドライン策定委員会，編. 東京：診断と治療社；2015.

〔船曳哲典〕

検査

016 無熱性けいれんはどこまで検査をするか？

✓ 最初に診るべきポイント
- 無熱性けいれん＝「てんかん」と決めつけてはいけない．まず，てんかん以外の疾患を除外する．
- けいれん発作の状況を聴取する．場所，時間帯，眼球の動き，四肢の動き，発作の持続時間などがポイント．
- 周産期異常や精神運動発達の遅れについて確認する．

✓ すぐにするべきこと
- 低血糖，電解質異常をチェックする．
- 失神を伴う心疾患，不整脈を除外するために胸部 X 線写真，心電図検査を施行する．
- 頭部 CT または MRI を施行し，脳腫瘍や脳血管障害を除外する．
- 迷走神経反射，起立性調節障害を除外する．
- てんかんの鑑別のために脳波検査を行う．

✓ してはいけないこと（気をつけること）
- 本人に対する病名告知は慎重に行う．仮にてんかんが疑われたとしても，本人に不安を抱かせるような説明をしてはいけない．最初は保護者のみに検査結果や治療方針を伝え，タイミングを見計らって本人に話をする方法もある．

無熱性けいれんと検査
- 脳腫瘍や脳血管障害が否定され，患者をてんかんとして治療していく場合でも，MRI による中枢神経系の形成異常や変性疾患の鑑別は必要である．
- 精神運動発達の遅れがあれば，代謝疾患や染色体異常の評価が必要になる．2014 年から全国的に新生児タンデムマススクリーニング検査が開始され，代謝疾患の多くは早期に診断されるようになった．

〔船曳哲典〕

検査

017 小児の神経救急診療において緊急ポータブル脳波検査は有用か？

✓ 最初に診るべきポイント

▶ 緊急ポータブル脳波検査はベッドサイドで，いつでも，非侵襲的に実施可能であるため，重篤な患者であっても負担はほとんどない．

▶ 通常の緊急ポータブル脳波検査は8チャンネルで記録するため装着する電極数は11個であるが，心電図でも10個の電極装着を要することを考えると，容易に実施可能な検査といえる（自ら何度か経験すれば，3〜5分以内に電極装着が可能である）．

✓ すぐにするべきこと

▶ 緊急ポータブル脳波検査の適応は以下の3つの場合である．

①熱性，無熱性にかかわらず，けいれん重積で搬入された場合（けいれんの原因診断に有用で，脳波をモニターしながら鎮痙のための治療を行った場合は治療効果の判定ができる）

②軽度か重度かを問わず，意識障害を認める場合（急性脳炎，急性脳症，非けいれん性てんかん重積状態，薬物中毒，偽発作〔ヒステリー，心因反応〕，錯乱型片頭痛などの原因診断の補助検査として有用で，原因によってはモニター下の治療の効果判定が可能である）

③搬入時には鎮痙している初回の無熱性けいれんの場合（てんかん性脳波異常はけいれん発作直後が検出しやすく，てんかんの診断確認に有用で，さらにモニター下に抗けいれん薬を投与することにより発作波の消失を確認しておくと，けいれん発作の群発予防に有効である）

▶ 緊急ポータブル脳波検査は小児神経救急診療における多くの病態に有用であるため，神経救急診療を実践する施設では常時検査可能な体制が望ましい（脳波判読上達の最良の方法は自ら脳波検査を施行することであり，研修医教育の有力なツールの1つである）．

▶ 緊急脳波検査を行うだけで患者の状態が改善するわけではなく，モニター下に治療をただちに開始することが有益であることを考えると，緊急ポータブル脳波検査は技師に任せるのではなく，医師が自ら実施すべきである（on the job training として有用な方法の1つである）．

☑ してはいけないこと ‥‥‥‥‥‥‥‥‥‥‥‥‥‥‥‥‥‥‥‥‥‥‥‥

▶ 脳波判読に習熟していない当直医が自らの判断で治療するのは危険な場合がある（指導医のバックアップ体制が不可欠である）.

緊急ポータブル脳波検査の有用性

- 緊急ポータブル脳波検査はベッドサイドで，24時間いつでも実施可能で，非侵襲的かつ簡便に実施できるため，小児神経救急の臨床においては不可欠な緊急検査の1つである.
- 緊急ポータブル脳波検査はけいれん・意識障害の原因診断に有用であるばかりか，脳波連続記録下に抗けいれん薬を投与した場合には治療効果の指標としても有用である.
- 脳波判読に上達する最良の学習方法は自ら脳波検査を実施することであり，指導医または上級医による指導体制が構築された施設における緊急ポータブル脳波検査は研修医に対する on the job training として有用な教育ツールの1つである.

〔長村敏生〕

検査

018 小児の神経疾患急性期にMRI検査は有用か？

✓ 最初に診るべきポイント
- ▶ MRIはCTに比べて空間分解能と質的診断に優れている．
- ▶ 拡散強調像（diffusion weighted image：DWI），ADC（apparent diffusion coefficient）mapはT2強調像やFLAIRでも所見が出ない超急性期病変を描出できるため，脳浮腫の早期診断に優れている（DWIを撮像すれば，ADCmapは計算して画像化できる）．

✓ すぐにするべきこと
- ▶ けいれん，意識障害，頭痛，視覚障害などの症状（急性脳症では発熱も伴う）がみられた場合は，たとえ症状が軽度であってもDWI，ADCmapをあわせて評価して浮腫の有無を確認する．
- ▶ 表1に示したようにT1，T2，FLAIRでは細胞性浮腫と血管性浮腫の区別が判然としない場合も多いが，DWIとADCmapは対照的な所見を呈する[1]．
  ① 細胞性浮腫はDWI高信号，ADCmap低信号を示し，けいれん重積型急性脳症（3病日以降），可逆性脳梁膨大部病変を有する軽症脳炎・脳症（mild encephalitis/encephalopathy with reversible splenial lesion：MERS），脳梗塞急性期などでみられる（図1A）．
  ② 血管性浮腫はDWI低信号，ADCmap高信号を示し，可逆性後頭葉白質脳症（posterior reversible encephalopathy syndorme：PRES），脳腫瘍周囲の浮腫などでみられる（図1B）．
- ▶ MRIは撮像断面を自由に選べ，病変の構造は撮像断面を変えることにより明瞭にでき（図2），正中に存在する小脳・脳幹・脊髄病変では矢状断，冠

表1　脳浮腫のMRI所見の比較

	T1	T2	FLAIR	DWI	ADCmap	その後の経過
細胞性浮腫	低～等	等～高	等～高	高	低	後に萎縮することが多い
血管性浮腫	等～低	高	高	等～低	高	可逆性で萎縮しないことが多い

細胞性浮腫と血管性浮腫との鑑別にはDWIとADCmapの所見が有用である．

状断の方が水平断より情報量が多いことがある．

☑ してはいけないこと

▶ ペースメーカー，人工内耳装着児は禁忌であり，体内金属（脳室シャント，歯列矯正具など）は撮像前に放射線科に確認する必要がある．

▶ 鎮静を必要とする乳幼児は呼吸抑制などの合併症に備えて専従医師のモニターなしに撮像してはいけない[2]．

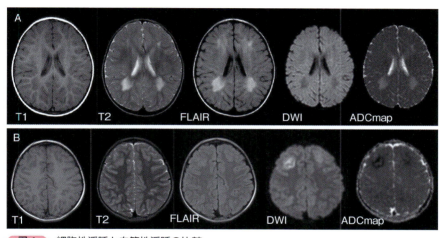

図1 細胞性浮腫と血管性浮腫の比較
A：血管性浮腫（PRES，1歳女児），B：細胞性浮腫（けいれん重積型急性脳症，6歳女児）

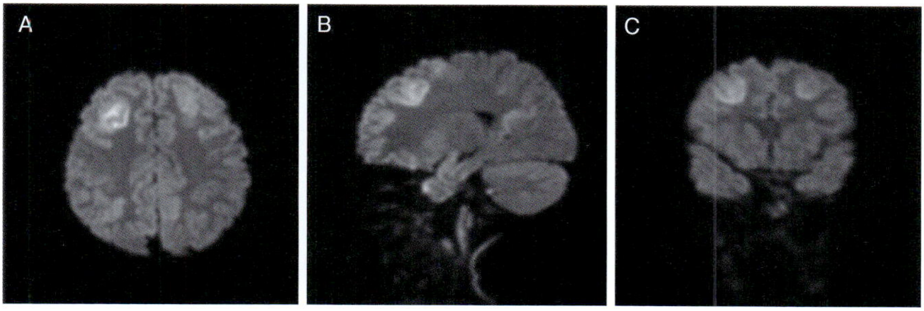

図2 撮影断面別にみた MRI 像の比較（図1BのDWI）
A：水平断（横断），B：矢状断，C：冠状断

細胞性浮腫と血管性浮腫の違い[3]

- 細胞性浮腫では神経・グリア細胞のミトコンドリア障害により細胞膜の水・電解質輸送チャンネルの機能低下をきたし，細胞内に水が過剰に流入する．
- 血管性浮腫では血液脳関門の血管内皮細胞の障害により血管内腔から細胞間隙に水や電解質が漏出する．
- 多くの急性脳症の脳浮腫合併には高サイトカイン血症や興奮性アミノ酸，アポトーシスの関与も重視されている．

参考文献　1) 前垣義弘. 頭部 CT/MRI. 小児科学レクチャー. 2012; 2: 795-801.
2) 日本小児科学会・日本小児麻酔学会・日本小児放射線学会. MRI 検査時の鎮静に関する共同提言（2013 年 5 月 26 日）. 日本小児科学会ホームページ.
3) 長村敏生. 急性脳症. 小児科臨床. 2010; 73: 971-9.

〔長村敏生〕

> 検査

019 脳波・MRI 検査時の催眠方法は？

検査

✓ 最初に診るべきポイント

▶ 検査にあたり，以下の注意点を保護者に事前に十分指導しておく．
 ①午前の検査なら普段より 1 〜 2 時間前に起こし，午後の検査なら昼寝はさせずに，来院途中の交通機関の中でも眠らせないようにする．
 ②検査前最低 3 時間は絶食とする．

✓ すぐにするべきこと

▶ 図 1 に示したように，まず①トリクロホスナトリウム（トリクロリール® シロップ：100 mg/mL），②抱水クロラール注腸（エスクレ® 注腸：1 本＝ 500 mg）または②′抱水クロラール坐薬（エスクレ® 坐剤：1 本＝ 500 mg）を用い，眠らなければ，③ヒドロキシジン（アタラックス P®：1 A ＝ 25 mg/mL），④ミダゾラム（ドルミカム®：1 A ＝ 10 mg/2 mL），⑤チオペンタール（ラボナール®：1 A ＝ 500 mg，蒸留水 20 mL で溶解し，5％ TZ または生食で希釈して使用）などを追加する[1]．

▶ ①は内服後 15 〜 30 分，②は注腸後 5 〜 10 分，②′は挿入後 15 〜 30 分，③は静注後 5 〜 10 分，④，⑤は 2 〜 3 分以内に効果がみられる．

▶ もともと眠りにくい小児に対しては，① 0.7 mL/kg/回と②または②′20 mg/kg/回を同時に投与すると効果的なことがある．

▶ 血管確保をして③〜⑤の薬物を静注する場合は，入院の上実施することが望ましい．

✓ してはいけないこと

▶ ①，②，②′は過敏症の既往歴がある者とポルフィリン症は禁忌である（さらに②′はゼラチンアレルギー児にも禁忌である）．

▶ ⑤はヒスタミン遊離作用があるため，喘息患者には禁忌である．

▶ ④，⑤は脳波の基礎活動を抑制して棘波を消してしまうため，脳波検査には不適である．

▶ すべての鎮静薬は推奨量を用いていても呼吸抑制，気道閉塞，無呼吸などの合併症を起こす可能性があるため，検査の安全確保体制を整備せずに実施されることがあってはならない[2]．

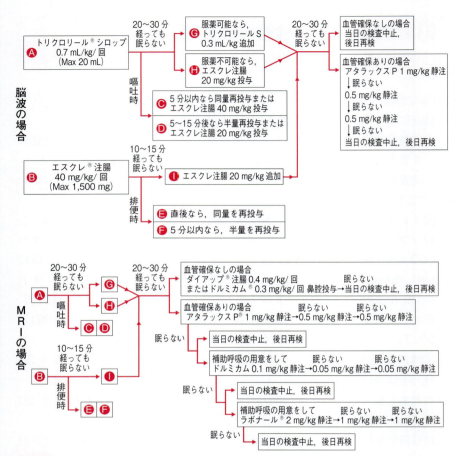

図1 脳波とMRIに対する催眠・鎮静方法

催眠・鎮静のピットフォール

- 臨床現場において，本人の協力が得られない乳幼児の鎮静は多くの因子が関与するため必ずしも容易ではなく，検査の予約を入れた時点で保護者に前もって十分指導しておくことが重要である．
- 呼吸抑制，気道閉塞，無呼吸などの合併症早期発見のためには，可能ならMRI室専用のパルスオキシメーター装着が望ましい．

■ 検査の安全性確保のための危機管理意識が不可欠で，催眠・鎮静不成功による検査中止の決定のタイミングを誤らないようにしなければならない．

参考文献　1）長村敏生．検査のときの催眠薬，鎮静薬の使い方にコツがあれば教えてください．小児内科．2008; 40: 441-3.
　　　　　　2）日本小児科学会・日本小児麻酔学会・日本小児放射線学会．MRI 検査時の鎮静に関する共同提言（2013 年 5 月 26 日）．日本小児科学会ホームページ．

〔長村敏生〕

検査

Q20 気道感染症における細菌培養提出の際の注意点は？

☑ 最初に診るべきポイント
▶ 下気道感染症（気管支炎，肺炎）の診断にあたっては喀痰培養が理想的であることはいうまでもないが，人工呼吸管理をしていない年少児では喀痰採取は現実的に困難である．

☑ すぐにするべきこと
▶ 小児では下気道感染症の原因菌の推定を後鼻腔あるいは上咽頭培養で代用することが多い．

▶ 小児科入院患児の細菌培養提出検体の菌分離陽性率を比較すると，鼻腔分泌物は 63.9% であったのに対して咽頭分泌物は 25.3% と低く[1]，気道感染症の細菌培養には鼻腔分泌物からの採取が有用である（分離菌としては *Moraxella catarrhalis*，肺炎球菌，インフルエンザ菌が多い）．

▶ 菌血症を合併する細菌性肺炎の原因菌としては肺炎球菌が最も多く[2]，症状の重い肺炎では血液培養を施行すべきである（可能な限り 2 セット以上採取）．

▶ 上気道感染症（急性咽頭炎，扁桃炎）の病原診断で重要なのは A 群溶連菌であり，A 群溶連菌の診断は迅速キットでも可能ではあるが，感受性試験を行うためには咽頭培養が必要となる（細菌培養から原因菌が特定できれば，感受性試験によって治療薬を選択できる意義は大きい）．

☑ してはいけないこと
▶ 下気道感染症の原因検索として咽頭培養のみを行ってはいけない（小児呼吸器感染症診療ガイドライン 2017[3] には下気道感染症の原因微生物の推定は鼻咽頭培養で行うべきで咽頭培養は無意味であると明記されている）．

抗菌薬による初期治療を的確に実践するために
- 施設によって抗菌薬の使用状況は異なり，耐性菌のパターンも異なる．
- より的確かつ効果的な初期治療を行うためには，自施設で分離された株の抗菌薬感受性率の結果（local factor）を活用する必要がある．

- さらに，local factor に基づく施設独自の antibiogram（病原微生物ごとの抗菌薬感受性率一覧）を定期的に更新して情報発信する体制構築が不可欠である．

参考文献
1) 長村敏生，大前禎毅，田川晃司，他．当院小児科入院患者の現状—一般小児病棟における感染症入院患児の実態—．京都第二赤十字病院医学雑誌．2011; 32: 70-87.
2) 清水博之，船曳哲典．ヒブワクチン，肺炎球菌結合型ワクチン導入後の小児菌血症の経年的変化．日児誌．2014; 118: 1073-8.
3) 日本小児呼吸器学会・日本小児感染症学会．小児呼吸器感染症の原因微生物とその検出法．In: 尾内一信，他監修．小児呼吸器感染症診療ガイドライン 2017. 1版．東京: 協和企画; 2016. p.181-91.

〔長村敏生〕

処置

021 鼻血が止まらない時はどう対応する？

☑ 最初に診るべきポイント
- ▶ まずはバイタルサインや意識状態，循環不全兆候などをチェックする．
- ▶ 家族や患児は興奮していることが多いので，不安の解消を心がける．必要であれば薬剤による鎮静を図る．
- ▶ 問診によって，出血した側，出血の持続時間，おおよその出血量，誘因，基礎疾患の有無，抗凝固薬服用の有無，過去の出血歴などを聞く．
- ▶ 可能であれば鼻鏡による鼻内の観察を行い，出血点を確認する．

☑ すぐにするべきこと
- ▶ 処置する時にはスタンダードプレコーションを行う．
- ▶ 止血を行う．
- ▶ 出血量が中等量以上であったり，バイタルサインの異常（心拍数の上昇，意識レベルの低下，多呼吸など）や末梢循環不全兆候（四肢冷感，脈拍微弱，毛細血管充填時間の延長）などがみられたら，輸液路を確保し細胞外液を輸液する．大量出血の場合には輸血もオーダーする．
- ▶ 上記の場合には血液検査を行う．血算，血液型，クロスマッチを提出する．その他一般状態を知るための検査や原因検索のための検査も可能であれば行う．

☑ してはいけないこと
- ▶ 血液の嚥下は嘔吐や窒息の原因となりうるため，血液は嚥下させず吐き出させ，臥位はとらせないようにする．

鼻出血の考え方・対処法
- ■ 小児では約 70％が鼻中隔前部にある Kiesselbach 部位からの出血である．
- ■ 小児においては鼻出血による失血死は稀であるが，出血量が多い場合には輸液路確保をした方がよい．
- ■ 鼻出血の多くは特発性であるが，症候性出血もある．症候性には，外傷や炎症，異物，血液凝固異常などがある．小児ではアレルギー性鼻炎などにより

局所をいじることで出血することが多い．鼻出血から ITP や白血病などが
みつかることもあるため，止まらない時や繰り返す時は精査を考慮する．
- 止血方法は Trotter's method が原則である．坐位とし頭を下げ，口呼吸さ
せながら人差し指と親指で両鼻翼を 10 分以上強くつまむ．
- 5,000 倍ボスミン® 液を浸した綿球やガーゼを鼻腔に挿入すると効果的で，
鼻腔前方からの出血はこの方法で止血可能である．軟膏ガーゼやアルギン酸
塩被覆剤（カルトスタット®）などを用いることもある．
- 後鼻腔からの出血に対してはは Bellocq タンポンが有効である．尿道バルー
ンカテーテルによる後鼻腔パッキングで代用することができる．
- それでも止血困難な場合は耳鼻科にコンサルトし，電気焼灼などを行う．

〔梶原伸介，上谷良行〕

処置

022 骨髄針はどうやって入れる？

☑ 最初に診るべきポイント
- ▶ 心肺蘇生時に骨髄針を挿入する際は，胸骨圧迫や気道確保が優先される．
- ▶ 心肺蘇生時の輸液路の第一選択と考えてもよい．

☑ すぐにするべきこと
- ▶ 適応と禁忌の確認
- ▶ 物品の準備（骨髄針は患児に合ったサイズを選択する．またスプリング発射式〔BIG: Bone Injection Gun™〕や電動式〔EZ-IO®〕の骨髄路確保法もある）
- ▶ 患児に意識がある場合は，骨膜まで浸潤麻酔を行う．

☑ してはいけないこと
- ▶ 絶対的禁忌：挿入する骨の骨折，骨形成不全などの基礎疾患を有する患者
- ▶ 相対的禁忌：挿入部位の皮膚の蜂巣炎

骨髄針の挿入について

①脛骨近位（脛骨結節より 1～2 cm 遠位で脛骨前縁と内側縁のほぼ中央）の挿入部位周囲を消毒する．
②針先は関節から遠ざかる方向に，回旋させつつ徐々に一定の圧をかける．針

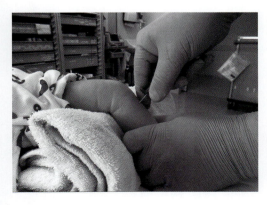

図1　骨髄針の持ち方
骨髄針は利き手の母指と示指ではさんで持つ．針が滑ったり，貫通したりした時に介助の手が傷つかないよう注意する．

先が骨皮質を貫くと突然抵抗がなくなる．さらに数 mm 進めると針先が骨髄内に挿入される（図 1）．

③骨髄液を吸引してみる，あるいは生理食塩液を注入し周囲に漏れがないことを確認し，骨髄内に挿入できていることを確認する．

④脛骨近位が利用できない場合，脛骨遠位や大腿骨遠位への挿入も考慮する．

参考文献　1）井上信明．骨髄路確保．In：井上信明，編．こどもの救急手技マニュアル．1 版．東京：診断と治療社；2014．p.36-7.

〔井上信明〕

処置

023 救急室における鎮静はどう行う？

☑ 最初に診るべきポイント
- 処置の必要性の評価
- 鎮静の必要性の評価→鎮静の使用を避けつつも，泣かせない工夫（気をそらせるなど）ができないか配慮する．

☑ すぐにするべきこと
- 処置前の患者リスク評価
  - 米国麻酔科学会によるリスク分類（クラスⅢ以上は麻酔科管理）
  - 使用予定薬剤に対する禁忌事項の有無
  - 既往歴
  - 最終飲食（固形物は 6 時間，清澄水は 2 時間）
  - 感冒症状の有無
  - 困難気道の可能性など
- 急変対応できる人員（医師，看護師），物品（酸素，吸引，モニターなど）を準備する．

☑ してはいけないこと
- 鎮静前の患者評価が不十分な状態での鎮静
- 適切な人員の配置や物品の整備ができていない環境での鎮静
- 気道緊急に対するプランのない状況での鎮静

救急室における鎮静について
- 救急室における鎮静は，絶飲食ができていないなど患者側の準備が不十分であることが多い．したがって安全確保のために医療者側が人員の確保や物品の配置などの準備が必要である．
- 鎮静施行時は，使用薬剤の禁忌や合併症への対応などの知識と気道確保の技術を有する人員を処置する医師とは別に最低 1 名配置する．
- 鎮静薬の選択は，実施する処置の内容や所用時間と薬剤の特性を合わせて検討する（表 1）．

表1 薬剤の選択

処置内容	目的	使用薬剤
痛みのない処置	鎮静	ミダゾラムなど
軽度の痛みを伴う処置	鎮痛のみ	局所麻酔薬
軽度の痛みを伴う処置	鎮静	ミダゾラム・笑気ガスなど
強い痛みを伴う処置	鎮痛＋鎮静	ケタミン・フェンタニル＋ミダゾラムなど

表2 鎮静後の帰宅の基準（東京都立小児総合センター「救急室における処置あるいは検査のための鎮静ガイドライン」より抜粋）

以下の条件をすべて満たすことができれば，救急室からの帰宅を許可する．
1. 意識レベルが鎮静を行う前のレベルに限りなく近づくこと
2. （発達レベルに応じて）自力歩行が可能になること（ただし必要に応じて介助を行う）
3. 介助なしで坐位を保持することができること
4. （発達レベルに応じて）意味のある発語を認めること
5. 飲水を問題なく行うことができること
6. バイタルサインに異常を認めないこと
7. 自宅で観察を続けることのできる保護者が確保できること
8. 保護者に対し帰宅時の説明を行い，説明書にサインを得ること

- 鎮静中は生体情報モニター下で経時的に監視し，バイタルサインなどの記録を行う．監視と記録は，患児が帰宅の基準（表2）を満たし，帰宅するまで継続する．

参考文献 1) 井上信明. 救急室での小児の鎮静・鎮痛. In: 堀本 洋, 編. こどもの検査と処置の鎮静・鎮痛. 1版. 東京: 中外医学社; 2013. p.64-74.

〔井上信明〕

処置

024 採尿がどうしても必要なのに，カテーテルが挿入できない時は？

☑ 最初に診るべきポイント
- ▶ 外表奇形がないかどうかを慎重に評価する．
- ▶ 男児では包茎が強い場合には入れにくいことが多いので，包茎の程度の確認は必要である．

☑ すぐにするべきこと
- ▶ 男児の包茎では外尿道口が確認できるかどうかを視認するが，視認できれば挿入は可能である．
- ▶ 女児の場合には外尿道口の位置確認が最も重要であるので外尿道口を探す．

☑ してはいけないこと
- ▶ 外尿道口の確認ができない（強い包茎）のに盲目的に無理な挿入は行わない．

カテーテル採尿の方法
- 性器をよく消毒して，医原性感染防止を徹底する．
- 無菌的処置で採尿するが，愛護的に行い，尿道損傷を起こさない．
- 男児の場合にはペニスを臍方向へ少し倒して入れると入りやすい．
- カテーテル採尿禁忌症例は次のとおり．
  - 陰唇癒合症例
  - 尿道の開口が確認できない完全包茎の症例
  - 生殖器全体の感染症例

膀胱穿刺法
- 患児を仰臥位にしっかり固定する．特に腰を浮かせるような回避運動を起こさせないように腰部を固定する．

■ 穿刺部位
- 臍から恥骨までの直線上で，恥骨からおおよそ1〜1.5横指上部を穿刺部位とする．
- 12カ月未満児では1横指上，2歳までの乳児は1.5横指上，または図1の

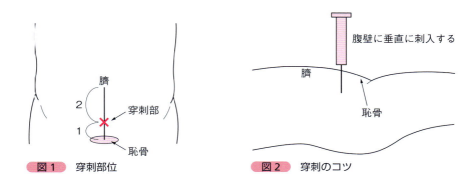

図1 穿刺部位　　　図2 穿刺のコツ

ように恥骨から臍部までの距離において，恥骨から上方へ1/3の位置を穿刺することを一応の目安としてもよいが，正中部を穿刺することが重要である．
- 膀胱に尿が充満（貯留）していることを超音波検査で確認するとともに，穿刺部位の推定も行う（最も充満している部位に印をつけておく）．

■ 穿刺におけるコツ
- シリンジ，注射針を腹壁に垂直に刺すことが一番のコツである（図2）．
- 吸引中はシリンジを持つ手に力が入り，注射針がさらに深い位置に進むことが多いため（※），注射針の位置確認を十分に行いながら吸引する必要がある．
- ディスポシリンジよりガラスシリンジが膀胱内圧を反映して，吸引しなくても半ば自動的に尿が採取できるメリットがある．

 ※危険性を回避するためには，三方活栓付き延長チューブを介してシリンジを接続して採尿した方が，注射針の固定が安定し，針先が偏位しなくて安全である．

■ 膀胱穿刺上の禁忌
- 出血傾向や穿刺部位に感染巣がある場合には禁忌となる．
- 膀胱は腹壁直下にあるため，カテラン針など長い針や留置針など径の大きい針は不要であり，決して深く刺入してはいけない（直腸を穿刺する）．
- 穿刺方向が上方に向かい過ぎると腹腔内臓器を，下方に向かい過ぎると静脈叢を損傷するため，垂直に穿刺することに専念する．

〔市川光太郎〕

処置

025 橈骨動脈に留置針を挿入する時のコツは？

☑ 最初に診るべきポイント
- 全身状態と末梢動脈の触知が良好であることを確認する．
- 穿刺部位周囲に皮膚病変（特に感染症）がないことを確認する．

☑ すぐにするべきこと
- 心電図，SpO_2 モニターを装着し全身状態の変化に注意を払う．
- Allen テストを行い橈骨動脈が使用できることを確認する[1]．

☑ してはいけないこと
- 処置に夢中になって不潔操作にならないよう，術野の消毒と滅菌覆布の準備をする．
- 何度も穿刺を繰り返し血腫を作らないよう留意する．

橈骨動脈に留置針を刺入する際のコツ

- 集中治療での観血的動脈圧モニタリングや新生児の逆行性橈骨動脈造影検査目的で橈骨動脈に留置針を挿入する機会は少なくない．左心低形成症候群や低血圧などでは橈骨動脈の触知が困難で切開せざるを得ない場合もありうるが，その場合でも下記は応用可能である．
  - 手関節を伸側へ 30 〜 45°程度屈曲させた状態で手掌と前腕を固定すると橈骨動脈が触知しやすい．また，小さめの砂嚢を土台に固定すると安定する．
  - 好みと慣れもあろうが，外筒は弾性がある方が操作しやすい．
  - 穿刺は 2 段階で行い，まず軽く皮膚のみ穿通した後に動脈を刺す．穿刺部位は，橈骨動脈がなるべく骨のすぐ上を走行する部位を選択する．すなわち，拇指外側に沿って指を下方に向かって移動させた時に触知する陥凹（長拇指外転筋腱が橈骨に付着する部位）のすぐ近位側が，橈骨動脈が橈骨茎状突起の上を走行する部位である．これよりわずかでも中枢側で刺入しようとすると，橈骨動脈は筋肉内を走行するので，穿刺の成功率が低くなる（図1）．

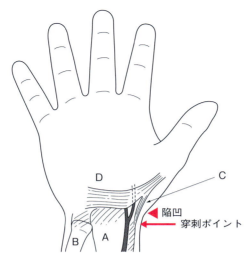

図1 右手掌模式図
A：橈骨，B：尺骨，C：長拇指外転筋腱，D：横手根靱帯

参考文献 1) Walton DM, Short BL. Arterial puncture. In: MacDonald MG, et al, editors. Atlas of Procedures in Neonatology. Philadelphia: Wolters Kluwer; 2007. p.89-92.

〔松裏裕行〕

処置

026 中心静脈ライン確保のコツは？（鼠径静脈穿刺の場合）

☑ 最初に診るべきポイント
- ▶ 穿刺部位が清潔か，湿疹など皮膚病変がないか確認する．
- ▶ 処置台が柔らかすぎないか確認する．
- ▶ 消毒時から患児の体位を穿刺に適した肢位に固定する．

☑ 穿刺の際のポイント
- ▶ 穿刺する側だけでなく対側鼠径部を含め広範囲に消毒する．
- ▶ 乳幼児では処置中の汚染を防ぐため採尿パックを貼る．
- ▶ 穿刺に適した体位を確保するために，特に乳児では腰から臀部に厚手のタオルを敷き，腰が沈み込まないようにする．

☑ してはいけないこと
- ▶ 必ず，手技に熟練した上級医の指導のもとに実施する．
- ▶ 中心静脈ラインを留置することを念頭に清潔操作に十分すぎるくらい留意する．
- ▶ 穿刺針やガイドワイヤーの操作は丁寧・慎重に行い，決して力を入れて挿入してはいけない．

穿刺時のポイント

- 小児の心臓カテーテル検査やCVライン挿入を日頃行っている医師にとっては，鼠径静脈穿刺は比較的容易な手技の1つであろう．しかし油断すると膀胱穿刺や後腹膜血腫などの合併症も起こりうるので，あくまでも基本に忠実に，慎重に行うべきであることはいうまでもない．

- 股関節を約30°回外し，左手第2～4指で体格により鼠径靭帯から1～2cm末梢側で鼠径動脈を触知する．2ないし3本の指を使うことにより，動脈の走行がより正確に把握でき，静脈の部位のイメージが掴みやすくなる．穿刺予定部位を中心に，特に中枢側皮下組織の局所麻酔を行う．

- 穿刺は一挙に血管を狙うのではなく，まず皮膚を穿通した後，再度動脈の位置を確認して刺入針を進めると静脈が皮下組織と共に移動しにくい．乳児や

年少幼児では，真上から触知した動脈の拍動をごくわずか手前に引きなが
ら，すぐ内側を狙うつもりで穿刺するとよい．指の真下に動脈，そのわずか
指先寄りに静脈があるイメージである．

- 実施にあたっては極力透視室を利用すると共に，エコーガイド下に穿刺する
  よう心がける[2]．

参考文献　1）Schexnayder SM, Khilnani P, Shimizu N, et al. Invasive
procedures. In: Nichols DG, et al, editors. Roger's Textbook of
Pediatric Intensive Care. Philadelphia: Wolters Kluwer; 2008.
p.355-71.

2）竹内義人，坂本憲昭，祖父江慶太郎，他．エコーガイド下中心静脈
穿刺法の技術．http://www.jsir.or.jp/docs/member/hinto/25_2/
hinto25_2_1.pdf

〔松裏裕行〕

> 処置

027 中心静脈ライン確保のコツは？
（鎖骨下静脈穿刺の場合）

☑ 最初に診るべきポイント
- ▶ 処置台が柔らかすぎないか確認する．
- ▶ バイタルサインが安定しているか確認する．処置中は心臓マッサージや気管挿管が困難である．
- ▶ 胸郭変形や気胸がないか確認する．

☑ 穿刺の際のポイント
- ▶ 穿刺に適した体位を確保する．固い処置台の上で仰臥位，顔を正中に向け両肩を下げて両上肢を体側に揃えた（いわゆる"気をつけ"の）状態を基本とする．体格により軽く肩枕を入れてもよい．

☑ してはいけないこと
- ▶ 手技に熟練した上級医の立ち会いなしには行わない．
- ▶ 穿刺針やガイドワイヤーの操作は丁寧・慎重に行い，決して力を入れて挿入してはいけない．

穿刺時のポイント

- PIカテーテルの普及や事故防止の観点から，年齢を問わず胸壁側から鎖骨下静脈穿刺が行われる頻度は著しく減少したと思われる．しかし，ショック時にも血管の虚脱が少なく，かつ鎖骨が明確な穿刺目標になるので，熟練した医師にとっては今でも有用である．ただし血気胸や気管穿刺など重篤な合併症も稀ではないので，いたずらに何度も穿刺してはならない．体位と穿刺の方向が適切であれば通常1回，多くても2回目には穿刺可能である．
- 第1のポイントは体位の確保で，消毒して滅菌覆布を患児にかぶせる前に穿刺に適した体位を正確に確保する．左右どちらかに体が捻じれていると穿刺は成功しない．
- 第2のポイントは穿刺針の選択で，特に乳幼児では第1・2肋骨との距離が短いため，鎖骨の下を通過する際に肋骨に押されて意図した方向・深さを維持できないことがある．体格が小さくても，固い18Gがよい．

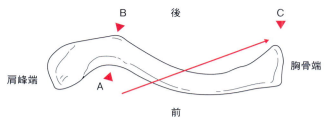

図1 右鎖骨下静脈穿刺
A：左手親指，B：左手中指，C：左手人差し指，→：穿刺方向

- 第3のポイントは自身の指を穿刺目標に利用する点である．鎖骨外側1/3にある屈曲点を左手親指と中指で挟むように保持し，人差し指を胸骨上窩に当てる．その親指先端をガイドにして皮膚を穿通し，鎖骨の側面に針先を当てる．次いで鎖骨の表面を針先でなぞりながら鎖骨下面に針先を移動する．そして穿刺針に付けたシリンジは常に陰圧をかけ続け，伸ばした右手人差し指で針をコントロールしながら，胸骨上窩に置いた自身の人差し指先端に向けてゆっくりと進める（図1）．
- 極力透視室を利用すると共に，エコーガイド下に穿刺することを原則とする[2]．

参考文献
1) Schexnayder SM, Khilnani P, Shimizu N, et al. Invasive procedures. In: Nichols DG, et al, editors. Roger's Textbook of Pediatric Intensive Care. Philadelphia: Wolters Kluwer; 2008. p.355-71.
2) 竹内義人，坂本憲昭，祖父江慶太郎，他．エコーガイド下中心静脈穿刺法の技術．http://www.jsir.or.jp/docs/member/hinto/25_2/hinto25_2_1.pdf

〔松裏裕行〕

治療

028 乳幼児の維持輸液量の簡単な覚え方は？

☑ 最初に診るべきポイント
- ▶脱水の重症度評価を行う．
- ▶脱水のタイプを確認する（低張性・等張性・高張性）．

☑ すぐにするべきこと
- ▶疾患の特性と病態を考慮して輸液量と輸液内容を決定する．

☑ してはいけないこと
- ▶高張性脱水に等張液を輸液してはならない．
- ▶利尿の有無だけを目安に安易に初期輸液を継続しない．必ず途中で再評価を行う．

簡便な維持輸液量の覚え方

- 1日当たりの維持輸液量は体重ごとに以下の計算式が簡便であるが，これをさらに簡略化した図1は便利である．
    - ① 10 kg 以下　：　100 mL/kg
    - ② 10〜20 kg：1,000 mL ＋（体重 − 10 kg）× 50 mL
    - ③ >20 kg　　：1,500 mL ＋（体重 − 20 kg）× 20 mL
- 横軸に体重を，輸液量を縦軸に示す．体重は 10, 15, 20 kg，輸液量は 25 mL, 50 mL, 100 mL の目盛りをふる（覚えやすい！）．1日の維持輸液量は，網掛け部分の面積として算出できる．図1では体重 12 kg を例に示す．

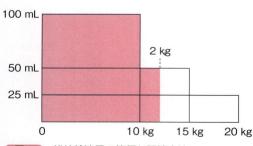

図1 維持輸液量の簡便な記憶方法
網掛けの面積を計算する．
体重 12 kg なら，100 × 10 ＋ 50 × 2 ＝ 1,100（mL）

〔松裏裕行〕

治療

029 低体温を診たら，どうする？

☑ 最初に診るべきポイント
- バイタルサインと意識レベルを確認する．ショックによる低体温でなければ慌てなくてよい．
- 直腸温が 35℃以上で，寒冷環境に長時間曝露されたのでなければ，臓器障害の危険性は低い．
- 受診時の体温が 35℃未満であれば，甲状腺機能低下症などを念頭に置いて原因を検索する．

☑ すぐにするべきこと
- 毛布にくるみ保温に努める．電気毛布や湯たんぽの使用も有用である．
- 基礎疾患のない小児では低体温の原因が脱水症であることが多い．急速輸液や生理食塩水 20 mL/kg の急速静注を行う．暖かい飲み物を与えるのもよい．

☑ してはいけないこと（気をつけること）
- 不適切な養育環境（虐待）を見逃してはいけない．

低体温の診断と治療

- 家族が「身体が冷たい」と言って早朝に駆け込んでくることがある．脱水症が原因であれば，輸液のみで体温が回復することが多い．
- 脱水の原因となるようなエピソードがなくても低体温になることがある．かつて朝食を食べない子に低体温が多いと報道されていたが，根拠はないようだ．

〔船曳哲典〕

治療

030 カテコールアミンの投与速度と希釈倍率を暗算するには？

☑ 最初に診るべきポイント
▶ 静脈ラインがカテコールアミン投与に適しているか，局所の浮腫や感染徴候がないことを確認する．
▶ 心電図モニター・観血的動脈圧モニター下での投与を原則とする．

☑ すぐにするべきこと
▶ 投与量と適切な希釈倍率を決定する．

☑ してはいけないこと
▶ 暗算で希釈倍率を計算できるが，必ず確かめ算を筆記で行う．
▶ 原則として医師2名によるダブルチェックで勘違いを防ぐ．

希釈倍率の簡便な計算方法

- 投与量の目安は表1の通りで，周知のようにμg/kg/分で調整する．ドパミン，ドブタミンの投与量はエピネフリン，ノルエピネフリン，イソプロテレノール，ミルリノンなどの10倍のオーダーであることにまず注意したい．
- ドパミン，ドブタミンの場合の投与量は
    体重（kg）×6（mg）/100 cc を 1 cc/時で注入すると 1μg/kg/分
  あとは体格・輸液総量を勘案して倍数で計算すればよい．

表1 主な陽性変力作用の薬剤と投与量の目安

	投与（μg/kg/分）	機序	効果
ドパミン	2〜20	β_1, β_2, ドパミン受容体刺激	陽性変力作用，陽性変時作用
アドレナリン	0.1〜1.0	β_1, β_2, α刺激	陽性変力作用，陽性変時作用
ドブタミン	3〜20	β_1, β_2刺激	陽性変力作用
ミルリノン	1〜10	PDE3阻害薬	陽性変力作用，血管拡張作用
ノルアドレナリン	0.1〜1.0	α, β_1刺激	血管収縮作用
イソプロテレノール	0.1〜1.0	β_1, β_2刺激	陽性変時作用

- **例 1**　体重 12 kg の幼児にドパミン 1 μg/kg/ 分を投与する場合

  12 × 6 = 72 mg を 100 cc に溶いて 1 cc/時で輸液する.

  確かめ算：72 mg/100 cc = 72,000 μg/100 cc = 720 μg/cc

  1 cc/時で輸液すると 720 μg/時＝720 μg/60 分＝12 μg/分＝1 μg/kg/分

- **例 2**　同じ患者で 2 μg/kg/分を 4 cc/時で投与する場合

  上記の 2 × 1/4 倍溶解すればよいから，目的の濃度・速度にするには

  12 × 6 × 2 × 1/4 = 36 mg を 100 cc に溶く.

  仮にシリンジポンプに 50 cc の注射器をセットして投与するなら

  36 × 50/100 = 18 mg を 50 cc に溶けばよいことになる.

- 同様にエピネフリン，ノルエピネフリン，イソプロテレノール，ミルリノン などの場合は

  体重（kg）× 0.6（mg）/100 cc を 1 cc/時で注入すると 0.1 μg/kg/分

参考文献　1）上村克徳. 小児救急医療における薬物療法の基本. 心肺蘇生薬と集中治療薬. In: 市川光太郎, 編. 小児救急治療ガイドライン. 2 版. 東京: 診断と治療社; 2011. p.32-9.

〔松裏裕行〕

治療

031 点滴が入らないけいれん重積への対応は？

☑ 最初に診るべきポイント
- 気道確保のため背臥位（あお向け）にして肩枕するか顔を横に向け，衣服を緩める．
- 吐物や気道分泌物が多ければ口腔内，鼻咽頭を吸引する．
- 酸素投与，モニター（特にSpO_2）を装着してバイタルサインを評価し，患児を低酸素・低灌流状態に曝さないようにする．

☑ すぐにするべきこと
- 以下の3つの方法のいずれかを行う．
  ① ミダゾラム（ドルミカム®：1 A＝10 mg/2 mL）注射薬の原液を0.2～0.3 mg/kg/回（成人で10 mg）口腔内・鼻腔内投与もしくは筋注する（鼻腔内投与では噴霧用デバイスを用いると有効である）．
  ② 抱水クロラール注腸（エスクレ®注腸：1本500 mg）を30～50 mg/kg/回（最大1,500 mg）注腸する．
  ③ ジアゼパム（セルシン®，ホリゾン®：1 A＝10 mg/2 mL）注射液の原液を0.2～0.5 mg/kg/回（成人で10～30 mg）注腸する．
- 上記の方法はいずれも呼吸抑制は少なく，即効性があり，実地臨床では有用である．特に抱水クロラール注腸に関して小児けいれん重積治療ガイドライン2017[1]では効果発現時間について明確なエビデンスはないとしているが，経験的には5～10分以内には効果が発現し，比較的安全に使用できる．
- 10分経過してもけいれんが持続する場合は，先とは異なる方法で鎮痙を試みる．
- 上記方法により鎮痙した後（あるいは部分的な鎮痙効果がみられた場合）には静脈路確保に再度挑戦する．

☑ してはいけないこと
- ジアゼパム坐薬（ダイアップ®坐薬）は基本的にけいれんの予防のために使用する薬剤であり，即効性はなく，鎮痙には適さない[1]（効果発現までに最低15分以上はかかる）．

▶ 鼻汁分泌が多い場合や鼻閉が強い場合は鼻腔内投与を避ける.

▶ 下痢症状が強い場合は注腸を避ける.

▶ 鎮痙目的のためだけに最初から骨髄針により輸液路を確保するのは現実的ではない（ただし，①〜③の方法で鎮痙できない場合は骨髄針を使用する）.

けいれん重積のピットフォール

▪ 来院時もけいれんが続いている場合はけいれん重積として対応する.

▪ 2時間以上続くけいれんは後遺症と強く関連するため，自施設の対応限界をわきまえ，高次搬送の時期を逸しないようにする.

▪ 乳幼児で虐待による急性硬膜下血種を伴う場合はけいれん重積を主訴に救急受診することが多い. 皮膚の外傷，眼底出血の有無にも注意する必要がある.

▪ 学童期以降で種々の検査に異常なく，抗けいれん薬にも反応がない場合は偽発作（ヒステリー，心因反応）の可能性を考える必要がある.

参考文献 1) 日本小児神経学会，監修. 小児けいれん重積治療ガイドライン策定ワーキンググループ，編. 小児けいれん重積治療ガイドライン2017. 東京: 診断と治療社; 2017.

〔長村敏生〕

治療

032 けいれん発作に対するジアゼパム・ミダゾラム静注時の注意点は？

☑ 最初に診るべきポイント
- ▶ 気道確保（肩枕・吸引），酸素投与，静脈路確保を行う．
- ▶ 多くのけいれん発作は数分以内に自然に止まるが，5分以上持続する場合は重積に至る可能性が高く，速やかにジアゼパムまたはミダゾラムの静注を開始して鎮痙を図る必要がある．

☑ すぐにするべきこと
- ▶ ジアゼパム（セルシン®，ホリゾン®：1 A ＝ 10 mg/2 mL）は以下の点に注意して 0.2 ～ 0.5 mg/kg/回（max 20 mg）を静注する．
    - ① ジアゼパムを他剤と混注すると，白濁を生じて血管痛，静脈炎をきたすことがあり，希釈せずに原液で使用する．
    - ② 投与にあたっては 2 mg/分以下の速度でゆっくり静注する．
    - ③ ジアゼパムは急速に静注すると呼吸抑制，血圧低下，徐脈を起こすことがあるので，必ず蘇生器具を用意しておく．
    - ④ 即効性で，多くのけいれんは 5 分以内に止まるが，作用時間も 20 ～ 30 分と短いため，他剤による再発予防が必要である．
- ▶ ミダゾラム（ドルミカム®：1 A ＝ 10 mg/2 mL）は以下の点に注意して 0.15 mg/kg/回を静注する．
    - ① 1 A を生食 8 mL で希釈すると 1 mg/mL となるため，投与量を計算しやすい．
    - ② 投与にあたっては 1 mg（1 mL）/分の速度でゆっくり静注する．
    - ③ 即効性で，2 ～ 3 分くらいで効果が出現するため，まず 0.1 mg/kg/回静注して，鎮痙しなければ 0.05 mg/mL/回追加し，それでも効果がなければ 0.05 ～ 0.1 mg/kg/回ずつ追加して，総量 0.3 mg/kg/回までは試みてもよい．
    - ④ ミダゾラムの抗けいれん作用はジアゼパムよりも 3 ～ 4 倍強力で，かつ呼吸抑制や血管痛が少ない（通常投与量では必ずしも人工呼吸管理を必要としない）．
    - ⑤ 鎮痙すれば再発予防と脳の安静を保つ目的で，持続投与（0.1 mg/kg/時

間で点滴）を開始する.

☑ してはいけないこと

▶ ジアゼパムは重症筋無力症や緑内障の患者への使用および動脈内投与は禁忌である.

▶ フェノバルビタールが併用されている場合はジアゼパムにより重篤な呼吸抑制が起こりやすいのでミダゾラムを使用する.

▶ ジアゼパム，ミダゾラムとも急速に静注した場合は通常量であっても呼吸抑制をきたしうる.

▶ ジアゼパム，ミダゾラムとも軽症胃腸炎関連けいれん・良性乳児けいれんによるけいれん群発状態，テオフィリン関連けいれん，難治頻回部分発作重積性脳炎（acute encephalitis with refractory, repetitive partial seizures: AERRPS）には無効なことが多い.

ジアゼパム・ミダゾラム静注で呼吸抑制をきたした場合

- ベンゾジアゼピン受容体拮抗薬であるフルマゼニル（アネキセート®: 1 A = 0.5 mg/5 mL）を静注すると即効が得られる.
- 成人では初回 0.2 mg を緩徐に静注し，投与後 4 分以内に望まれる覚醒状態が得られない場合は 0.1 mg を追加投与し，以後必要に応じて 1 分間隔で 0.1 mg ずつを総投与量 1 mg（ICU 領域では 2 mg）まで投与を繰り返す.
- 小児の投与量は成人量に比べて 1 歳で 1/4, 3 歳で 1/3, 7 歳で 1/2, 12 歳で 2/3 が目安となる.

〔長村敏生〕

治療

033 急性呼吸器障害時のステロイド薬の使い方のルールは？

☑ 最初に診るべきポイント
- ▶ 吸気性呼吸障害か呼気性呼吸障害かを正確に鑑別確認する．
- ▶ 吸気性呼吸障害の場合には呼吸苦以外に嗄声・流涎の有無をきちんと確認することが重要．
- ▶ 特に流涎や発語困難を認める場合には急性喉頭蓋炎を念頭に慎重な対応を行う．

☑ すぐにするべきこと
- ▶ 喉頭蓋炎が否定的で呼吸困難が強い場合は，喘息であってもクループ症候群であっても輸液確保しておくことが重要．
- ▶ 喘息発作ではβ刺激薬の吸入には気管支攣縮に対する十分な注意が必要であり，医師が傍にいての吸入が望ましい．

☑ してはいけないこと
- ▶ クループ症候群において，アドレナリン投与は第二選択であり，アドレナリン投与で軽快したかに見えても 1 時間の効果持続なので，リバウンドを警戒して，1 時間以上は帰宅させない．
- ▶ かかりつけの喘息患児に診察なしで先に吸入をさせるようなことはしない．

喘息時
- 中等症以上の発作時の急性治療薬として使用する．
- 通常の使用法は経口投与である．
- 内服後，3 〜 9 時間で効果発現すると考えてよい．
- 経口投与と経静脈的投与の効果は同等といわれている．
- 経静脈的投与の適応は
  - 経口摂取不能例
  - 嘔吐が持続する例，脱水の症例
  - 症状が重篤な場合
- 中等症以上の症例で，輸液治療を行う症例には，第一選択薬としては経口投

与ではなく，あえて経静脈的投与を選んでいる．

- ステロイド薬の投与方法
  - デキサメタゾン 0.3 mg/kg を救急部で経口投与して，その後，プレドニゾロン 1.0 mg/kg を 24 時間ごとに 4 ～ 5 日間使用する．
    - →当センターでは，デキサメタゾン 0.3 mg/kg を帰宅してすぐ服用し，その後は，同量の 0.3 mg/kg を 1 日 1 回 3 日間服用するよう指導している．
  - プレドニゾロン 2 mg/kg を救急部で経口投与し，その後，プレドニゾロン 1.0 mg/kg を 4 ～ 5 日間使用する．
  - 経静脈的投与を行う場合には，水溶性プレドニン（サクシゾン®）10 mg/kg を投与し，その後は必要なら同量を 6 ～ 8 時間ごとに使用する．
  - または，メチルプレドニン（ソル・メドロール®）1.0 mg/kg を投与し，その後は必要なら同量を 6 ～ 8 時間ごとに使用する．
- デキサメタゾンとプレドニゾロンの比較
  - 半減期が，プレドニゾロンが 24 ～ 30 時間であるのに対し，デキサメタゾンは約 50 時間と長い点が使いやすい．
  - デキサメタゾンの方が，投与量が少量で済み，味もよい．

クループ症候群

- 全例に，デキサメタゾン 0.6 mg/kg（0.15 ～ 0.3 mg/kg でも有用との報告あり）の単回経口投与を行う．
- 効果判定は 2 ～ 4 時間である．
- アドレナリン吸入は併用するが，半減期が 1 時間足らずであることを忘れず，必要例には反復して使用する（1,000 倍希釈液で 1 ～ 3 mL をネブライザーで行う）．

〔市川光太郎〕

治療

034 喀血した小児への対応は？

☑ 最初に診るべきポイント
- ▶ バイタルサインを確認する．
- ▶ 呼吸不全の有無と重症度，SpO_2 を確認する．
- ▶ 全身状態・呼吸状態により人工換気の適応を検討する．
- ▶ 鼻出血などの誤嚥・誤飲ではないか確認する．

☑ すぐにするべきこと
- ▶ 心電図，酸素飽和度モニターを装着する．
- ▶ 出血量が少量の場合を除き，静脈ライン確保を原則とする．
- ▶ 胸部 X 線写真および胸部 CT を実施する．

☑ してはいけないこと
- ▶ 安易に帰宅させてはならない．
- ▶ 状態が確認できるまで飲食を禁止する．

診察医としてなすべきこと

- 基礎疾患がない小児が喀血することは稀であるが，気管切開後やチアノーゼ性先天性心疾患，肺高血圧などが原因となる．著者らの検討では，肺動脈性肺高血圧やアイゼンメンジャー症候群における喀血は激しい咳嗽に惹起されるより冬季の寒冷刺激との関連が強く，気道症状がなくても喀血することがある．患児が学童以上であれば肺野に違和感を感じて自身で出血部位を指摘できることが多く，CT 所見とよく一致する．小児では通常少量であり，末梢気道からの出血は直接止血する方法がないので保存的治療を行う．
- 喀血量が多い時には呼吸困難を伴い患児も興奮状態にあるので，酸素投与を行いつつ落ち着かせることは重要である．中等度以上では下記の対応を原則とする．
  - 安静臥床と保温
  - SpO_2 モニタリングと酸素投与
  - 抗血小板・抗凝固作用のある薬剤の中止

- 感染徴候が軽度でも原則的に抗菌薬を経静脈的に投与する.
- 血算と凝固能を検査し，出血傾向と貧血の有無を確認する.
- 喀血を繰り返す場合にはプレドニゾロンコハク酸エステルナトリウム（水溶性プレドニン®）1 ～ 2 mg/kg を 1 日 3 回に分割して静注する.
- 専門医と相談して気管支鏡，血管造影，コイル塞栓を検討する.

参考文献 1）Young WF Jr, Stava M. Hemoptysis. In: Tjmtinalli JE, et al, editors. Emergency Medicine. 6th ed. New York: McGraw-Hill; 2004. p.465-7.

〔松裏裕行〕

神経関連

035 わが子のけいれんで動揺している保護者にどうアドバイスする？

☑ 最初に診るべきポイント
- わが子のけいれんを目撃して「このまま死んでしまうのではないか」と思う位の不安と恐怖を感じて動揺している保護者に対し，「けいれんが始まって1～2時間の内に急な心停止を起こすことはまずない」ことを説明する．

☑ すぐにするべきこと
- 「けいれん発作中は意識がないため，子ども自身は苦痛を感じておらず，発作中の記憶も残らない」ことを説明して，保護者を落ち着かせる．
- 次に，「成長途上の脳は未熟で刺激に反応しやすいためけいれんを起こしやすく，子どもの10人に1人はけいれんを経験する」ことを説明して，けいれんがありふれた症状の1つであることを理解させる．
- そして，「けいれんは5分以内に自然に止まることが多く，少なくとも15分以内のけいれん後に意識清明なら神経学的後遺症は残らない」ことを説明して，冷静な対応を促す．

☑ してはいけないこと
- 医療関係者が冷静さを欠き，保護者と一緒になってあわててはいけない．

けいれんが起こった後にやるべきこと
- まず，けいれんの原因を明らかにするために各種検査（脳波，MRI/CT，SPECT，血液・尿検査，心電図など）による診断確定が必要である．
- そして，原因疾患が判明すれば，ただちに治療を開始して，今後のけいれん再発を予防することが重要である．
- 有熱性けいれんの場合，頭蓋内圧亢進症状（頭痛，嘔吐，視力障害，圧脈：脈圧の増加と徐脈）があれば急性脳症・脳炎，なければ熱性けいれんの可能性をまず考える．
- 無熱性けいれんの場合，頭蓋内圧亢進症状があれば脳腫瘍，脳血管障害，なければてんかん，軽症腸炎関連けいれん，低血糖，電解質異常，不整脈などの可能性をまず検討する．

〔長村敏生〕

神経関連

036 けいれん発作時の応急手当として保護者に指導するべきポイントは？

✓ 最初に診るべきポイント
- 刺激（熱，光，音など）の少ない場所にあお向けに寝かせて，子どもの呼吸が楽になるように肩枕をする（タオルなどを丸めて首の下に入れる）．
- 吐物で窒息しないように顔は横へ向ける．

✓ すぐにするべきこと
- 胸部や腹部を圧迫しないように衣服を緩める．
- 発作中の子どもが転落したり，周囲の物にぶつからないように安全な場所に寝かせる（柵のないベッドやソファの上には寝かせない，けがの原因になりうる物は周囲から遠ざける）．
- けいれん発作の起こり方と持続時間をよく観察する．

✓ してはいけないこと
- 発作中の口の中に詰め物（スプーンや箸など）をすることは無意味で，かえって口の中を傷付けたり，窒息・舌根沈下・再度のけいれん誘発の危険がある．
- 5分以上持続するけいれんを保護者だけで経過をみることは危険である（5分以上続く時は救急車を呼ぶ）．

けいれん発作の観察ポイント

- けいれん発作中に観察すべきことは以下の通りであるが，保護者も動揺している場合は冷静な観察が難しく，携帯電話や家庭用ビデオがあれば動画記録することを勧める．
  - 発作時の状況（日時，場所，何をしている時か）
  - 誘因の有無（発熱，過労，睡眠不足，不規則な生活リズム，光刺激，入浴，生理，抗けいれん薬服薬中であれば怠薬の有無など）
  - 身体のどこから始まったか？
  - 目つき（一点凝視，上方視，左または右を偏視）はどうだったか？
  - 四肢は突っ張って硬くなっていたか（強直発作）？

- 四肢はがくがくと動いていたか（間代発作）？
- 四肢はだらんとしていたか？
- 体の左右でけいれん発作に差があったか？
- 発作の持続時間は？（発作をみて動揺すると実際より長く感じることが多いので，時計を見て始まった時刻と終わった時刻を確認するようにする）
- 発作後の様子は？（そのまま眠ってしまったか，四肢の麻痺はなかったか，開眼するもぼんやりしていたか，舌なめずり・舌を鳴らす・手もみをするなどの不随運動を繰り返していたかなど）
- 発作中にけがをしていないか？
- けいれんの家族歴はないか？

▪ 上記のポイントは医師が保護者から聴取すべきポイントでもある（けいれん発作直後で動揺している保護者の説明は不明瞭のことも多いが，後に冷静になってから思い出す場合もあるので時間をおいて再度聞き直すようにした方がよい）.

〔長村敏生〕

神経関連

037 熱性けいれんはどう対応し，どう予防する？

☑ 最初に診るべきポイント
- まずは呼吸，循環状態，けいれん，意識レベルを評価する．
- 神経症状の発生時の状況を詳しく聞きとる．
- 既往歴，家族歴を聞くこと．

☑ すぐにするべきこと
- 中枢神経の適切な酸素化と心肺機能の維持を行う．
- 臨床的・電気的発作をなるべく早く止める．
- 発作の再発を予防する．
- 低血糖，電解質異常，感染，発熱などの要因を同定する．特に髄膜炎の除外は必須．
- 代謝バランスの異常を是正する．
- 全身合併症を予防する．
- てんかん重積状態の原因のさらなる評価・治療を行う．
- 脳波モニタリングをしない場合には，完全に覚醒するまで意識の評価を続ける．

☑ してはいけないこと
- 見た目のけいれんが止まったことで，発作が止まったと判断してはいけない．散瞳している時はけいれん持続中と考えて，止痙したと考えてはいけない．
- 完全に覚醒するまでは，発作が連続的，断続的に続いている可能性があるため，夜間入眠中であっても意識レベルの確認を怠ってはいけない．
- 意識レベルの評価の妨げになるような抗けいれん薬の使用は，脳波モニタリング下以外では極力控える（非けいれん性発作がマスクされる）．
- 完全に覚醒していない，または麻痺が残存する状態で帰宅させてはいけない．

定義

- 熱性けいれんは 6 カ月から 60 カ月の月齢の子どもにみられる，中枢神経感染症を伴わない発熱時のけいれんと定義される．

熱性けいれん時

- けいれんが頓挫していない，または意識が清明になっていない段階では，てんかん重積状態にあると考え，上記の目標で治療する．プロトコルの 1 例を図 1 に示す．

髄膜炎との鑑別

- 熱性けいれんの鑑別で最も重要なのは，髄膜炎である．
- 熱性けいれんの児の 0 ～ 1.4％が髄膜炎である[3]．
- 熱性けいれんのみが症状（易刺激性，大泉門膨瘤，傾眠を認めない）の髄膜炎（occult meningitis）にきわめて稀である（約 0.1％）．
- 1 歳未満で occult meningitis のリスクが高いという証拠はない（0.44％）．
- Occult meningitis の約 40％は初期の髄液検査では細胞増多を認めない．
- 髄液検査よりも経過観察の方が髄膜炎の検出には有用である．

評価

- 熱性けいれんは単純型（全般性かつ，15 分以内かつ，24 時間以内に反復しない）と，単純型の条件を 1 つでも満たさない複雑型に分類される．
- 単純型と複雑型の分類は，当初はてんかんへの移行リスクの指標として分類されたが，その後急性期管理においてもこの分類が用いられるようになっている．
- 初発であっても完全に回復した単純型熱性けいれんに対し，ルーチンで推奨される検査はない（血液検査，髄液検査，CT）．
- 意識障害の続く場合は血糖を測定する．
- 脳波検査は不要である．複雑型熱性けいれんを含めて，てんかん予測には有用ではない．熱性けいれん後 1 週間以内では 1/3 で異常所見が見られる（後頭部徐波，広汎性棘徐波，局在性棘波など）が，臨床的意義は乏しい．

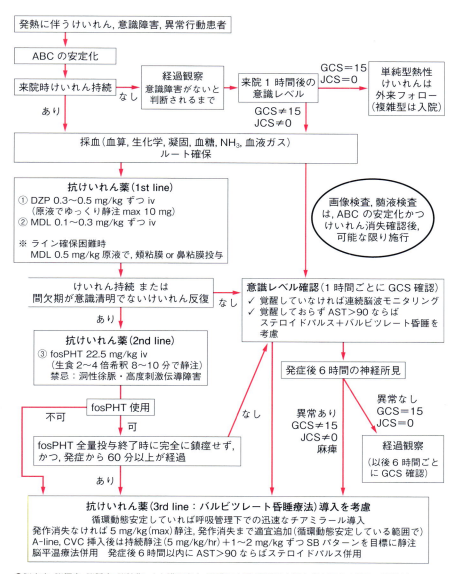

- 脳出血,脳梗塞,脳腫瘍,脳挫傷,くも膜下出血,硬膜下血腫,硬膜外血腫などを認める場合は脳外科 consult
- 明らかな中枢神経感染症,全身疾患に伴う神経症状の場合は原疾患治療を優先し,個々の症例で検討
- 胃腸炎に伴うけいれん群発(間欠期が意識清明となるけいれん反復)→リドカイン(1〜2 mg/kg/hr div) or CBZ 5 mg/kg 1 回内服

図 1 熱性けいれん治療プロトコルの例(永瀬裕朗,黒澤寛史.急性脳症の管理.小児科臨床.2018;71:790-801 より許諾を得て転載)

熱性けいれんの予防

- 37.5℃以上の発熱時にジアゼパム坐剤を 0.4 ～ 0.5 mg/kg 挿肛する．8 時間経過後に発熱が持続する場合には同量を追加してもよい．この予防措置で発作が約 1/3 に減少する．
- ジアゼパム坐剤と解熱薬坐薬を併用する場合には，解熱薬はジアゼパム坐剤使用後 30 分以上の間隔を空けて行うことが望ましい．
- 熱性けいれんの予防措置は，後のてんかん発症や認知機能など長期予後を改善するものではない．

参考文献

1) Fetveit A. Assessment of febrile seizures in children. Eur J Pediatr. 2008; 167: 17-27.
2) Carroll W, Brookfield D. Lumbar puncture following febrile convulsion. Arch Dis Child. 2002; 87: 238-40.
3) Lawrence DM, John MP. Status epilepticus. In: Kenneth FS, et al, editors. Pediatric Neurology: Principles & Practice. 5th ed. Philadelphia: Elsevier; 2012.
4) Statler KD, Van Orman CB. Status Epilepticus. In: Nichols DG, editor in chief. Roger's Textbook of Pediatric Intensive Care. 4th ed. Philadelphia: Lippincott Williams & Wilkins, a Wolters Kluwer business; 2008.
5) Subcommittee on Febrile Seizures; American Academy of Pediatrics. Neurodiagnostic evaluation of the child with a simple febrile seizure. Pediatrics. 2011; 127: 389-94.
6) Najaf-Zadeh A, Dubos F, Hue V, et al. Risk of bacterial meningitis in young children with a first seizure in the context of fever: a systematic review and meta-analysis. PLoS One. 2013; 8: e55270.
7) 日本小児神経学会，監修．熱性けいれん診療ガイドライン策定委員会，編．熱性けいれん診療ガイドライン 2015．東京: 診断と治療社; 2015.

〔永瀬裕朗，上谷良行〕

神経関連

038 非けいれん性てんかん重積状態（NCSE）とは？

✓ 最初に診るべきポイント
- 非けいれん性てんかん重積状態（nonconvulsive status epilepticus：NCSE）とは臨床症状として明らかなけいれんを認めないが，持続する脳波異常を伴って認知や行動の変化が 30 分以上続く状態をいう．
- 意識障害が主要症状となるが，小児では意識障害の有無が不明瞭な場合も多く，NCSE という概念を知らないと見逃される可能性がある[1]．

✓ すぐにするべきこと
- 軽度であっても意識障害が疑われた場合にはただちに緊急脳波検査を行う必要がある（NCSE は脳波検査以外では確認不可能である）．
- NCSE の意識障害は昏睡，昏迷，傾眠，異常行動，見当識障害，記銘力障害，脱力，繰り返す自動症などレベルが様々で，持続時間も数時間から数カ月と異なる．
- 軽度の意識障害は医療スタッフでも気付かないこともあり，保護者の「いつもと様子が違う」という訴えには謙虚に耳を傾ける必要がある（患児に精神遅滞や発達障害が併存するとその判断はより難しくなる）．
- 脳波検査により NCSE と診断された場合は，そのまま引き続いて脳波連続記録下に抗けいれん薬を使用して鎮痙を確認する[2]必要がある（図 1）．
- NCSE の意識障害の程度は脳波の異常所見と対応した変動がみられ，抗けいれん薬が有効であれば脳波所見の改善とともに臨床症状も改善する[3]．

✓ してはいけないこと
- 保護者や看護スタッフからの訴えがあるにもかかわらず，緊急脳波検査を行わずに様子をみてはならない（NCSE には脳波検査でのみ確認可能であるため，脳波検査を行わなければ診断・治療開始が遅れる）．

抗けいれん薬に反応しない NCSE の場合

- NCSE は部分発作に属する複雑部分発作重積状態と全般発作に属する欠神発作重積状態に分類されるが，NCSE が複雑部分発作の重積であればベン

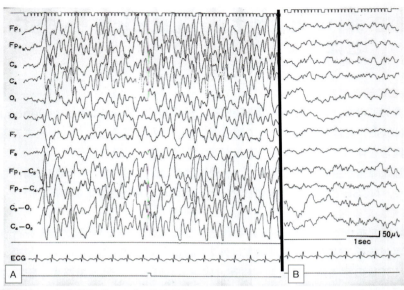

図1 NCSEの緊急ポータブル脳波所見

症例：6歳男児，前日から発熱がみられ，近医で内服薬を処方されていた．PM4:30全身性強直間代発作（15〜20秒）が出現，手足の動きはおさまったためしばらく自宅で様子をみられていたが，その後もボーッとして呼びかけに応じず，自ら開眼はするものの刺激をしないとすぐに閉眼するという状態が続くため，PM5:00当院救命センターへ救急搬入された．搬入後初療室で点滴路を確保してただちに緊急ポータブル脳波検査を施行したところ，両側前頭・頭頂葉中心に不規則高振幅徐波群発（A）を認めた．そのまま脳波連続記録下にミダゾラムを静注（0.15 mg/kg/回）すると20秒後に発作波は消失した（B）．以上より，前頭葉てんかんのNCSE（発作持続時間は計45分間）と診断した．

ゾジアゼピン系薬剤（ジアゼパム，ミダゾラム）が無効の時があり[1]，その場合はホスフェニトインを使用する．

参考文献
1) 椿井智子，長村敏生，若泉克次，他．非けいれん性てんかん重積状態の診断に緊急脳波検査が有用であった前頭葉てんかんの1例．小児科臨床．2002; 55: 63-7.
2) 宮田世羽，島崎真希子，小松祐美子，他．非けいれん性てんかん重積状態を初発症状とした前頭葉てんかんの1小児例．脳と発達．2014; 46: 301-6.
3) 長村敏生．非痙攣性てんかん重積状態の診断における緊急脳波検査の有用性．In: 市川光太郎，編．小児科外来診療のコツと落とし穴5: 小児救急．1版．東京: 中山書店; 2004. p.98-9.

〔長村敏生〕

神経関連

039 けいれんとの鑑別が難しい非てんかん性発作とは？

☑ 最初に診るべきポイント
▶ 小児期の発作性疾患の中で非てんかん性発作は 12 ～ 40％とされている[1].

☑ すぐにするべきこと
▶ 入念な病歴聴取（特に誘因の有無は重要）と神経学的診察，動画記録（ビデオ，携帯電話）により鑑別可能なものも多い．
▶ 一方で，病的原因を否定するために脳波，画像検査が必要になる場合も少なくない．

☑ してはいけないこと
▶ 保護者の過剰な心配や医療従事者の誤解により，「てんかん」という診断名の下に必要のない検査や治療を行ってはならない．

年齢，頻度からみたてんかんと間違えやすい発作性症状

①新生児期～早期乳児期
- 良性睡眠時ミオクローヌス：睡眠中にみられる四肢のぴくつきで，多くは数十秒から数分で消失するが，長く続いても顔色が変わることはなく，時に自分の動きで目が覚めて震えが止まることもある．生後 2 週頃からみられるようになり，多くは生後 3 ～ 4 カ月頃まで，遅くても 6 カ月までに自然消失する．発達，脳波検査は正常で，治療は不要．

②乳児期
- 身震い発作（suddering attack）：覚醒時に冷水を浴びたように歯をくいしばり，手を握りしめて全身を数秒間震わせるエピソードを 1 日に頻回に認める．興奮や驚愕が誘因となりやすく，意識は保たれて転倒しない．生後 6 カ月以内に起こりやすく，半年～数年以内に自然消失する．発達，脳波検査は正常で，治療は不要．
- 自慰（masturbation）：乳幼児期の女児に好発し，腰を曲げて下肢を交差伸展した姿勢を頻繁に繰り返す．意識は保たれ，呼吸が荒くなって，顔面紅潮，発汗もみられるが，持続は数分以内で，遊びなどで注意をそらすと止ま

る．性的な意味はなく，発達，脳波検査は正常で，3歳頃までに自然消失する．

- 憤怒けいれん：啼泣時にみられることが多く，泣き入りひきつけとも呼ばれる．自律神経系の調節障害が想定されており，チアノーゼ型と蒼白型がある．

③学童期以降

- 発作性運動誘発性舞踏アテトーゼ：運動開始時あるいは運動中に片側または両側の四肢のヒョレア，アテトーゼ，ジストニーなど不随意運動が生じ，2～3分以内におさまる．日に数回程度みられ，意識は保たれる．脳波検査は正常で，成人期に寛解する．乳児けいれんの既往をもつことがあり，カルバマゼピンが少量で奏効する．しかし，患児は発作が出にくいように自然に対応していることも多く，日常生活に支障がなければ治療は不要．

- 偽発作：転換反応として起こる心因性の発作で，てんかんとの鑑別には発作時脳波記録が有用である．近くに観察者がいると起こりやすい．

- チック：瞬目，表情筋のぴくつき，首振りなど顔を中心とする反復性常同運動．緊張時は増悪し，随意的に抑制可能で，睡眠時には消失する．

- 失神：脳血流の低下から意識消失と虚脱をきたす．年長児では頭が軽くなってふわふわする，目の前が暗くなって意識がなくなったなどと本人が訴えることもある．意識消失は短時間で速やかに回復し，発作後傾眠状態はみられない．ほとんどは神経調節性失神であるが，中には不整脈による Adams-Stokes 発作があり，QT 延長症候群のような致死的な疾患も含まれるため注意を要する．

参考文献　1）本郷和久．けいれんと間違えやすい生理的運動，異常運動．小児内科．2006；38：207-10.

〔長村敏生〕

神経関連

040 化膿性髄膜炎を反復する児のチェックポイントは？

✓ 最初に診るべきポイント

- 小児の化膿性髄膜炎の再発はきわめて稀で，その頻度は1％程度と報告されている[1]．
- 再発する化膿性髄膜炎をみた場合には髄膜炎の治療と並行して基礎疾患の有無を検索する必要がある．

✓ すぐにするべきこと

- Mondini 型内耳奇形の検索のため，側頭骨CT（図1）を撮影する[2]（髄液耳漏では「サラサラした鼻水が出ると頭が痛くなる」などの訴え[3] が疑うきっかけになることがあり，注意深い問診を怠ってはならない）．
- 髄膜瘤や先天性皮膚洞の検索のため，仙骨部を注意深く観察する．
- 外傷および手術による頭蓋骨・副鼻腔の損傷の有無を検索する．
- 先天性免疫不全の有無を検索する（低・無ガンマグロブリン血症，IgG2欠損症，補体欠損症，好中球減少症，無脾症，摘脾後など）．
- 脳室シャント留置症例ではシャント感染の可能性を考える．

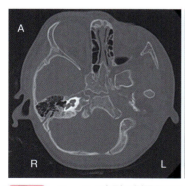
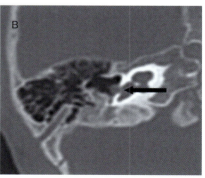

図1 　Mondini 奇形の側頭骨CT
4歳女児．両側先天性難聴があり，2歳8カ月時に左側人工内耳埋込術を施行された．4歳4カ月時に化膿性髄膜炎（肺炎球菌）に罹患し，4歳7カ月時にも化膿性髄膜炎（溶連菌）を反復した．4歳8カ月時に側頭骨CT（A）を施行したところ，右耳アブミ骨底板の菲薄化（Bは拡大像）を認め，4歳9カ月時に内耳充填術が施行された．

☑ してはいけないこと

▶ 反復性髄膜炎は髄液所見が正常化した後に髄膜炎に新たに罹患した場合をいい，髄液の正常化を確かめていない場合や臨床症状のみ改善して髄液が正常化しないうちに髄膜炎症状が再び発現する時は前の髄膜炎の続きとみる[4]．

化膿性髄膜炎以外の反復性髄膜炎

- 無菌性髄膜炎を反復する場合は Mollaret 髄膜炎を，化学性髄膜炎を反復する場合は脳腫瘍（類上皮腫，頭蓋咽頭腫の自然破裂による腫瘍内容のくも膜

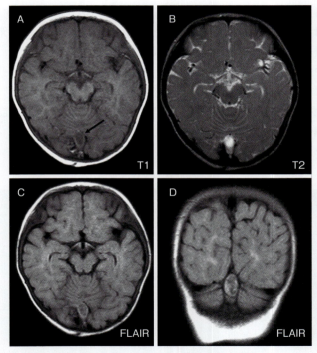

図2 自然破裂により化学性髄膜炎を伴発した類上皮腫の頭部 MRI
9 カ月女児．化膿性髄膜炎の疑いで入院（入院時データ：髄液細胞数 1,168/μL，蛋白 64 mg/dL，糖 39 mg/dL，血液 WBC 13,600/μL，CRP 3.57 mg/dL）．デキサメタゾンが著効した経過より，念のため MRI を施行した結果，小脳虫部後方に嚢胞性病変を認めた．自然破裂により腫瘍内容物がくも膜下腔に漏出し，化学性髄膜炎を引き起こしたと考えられた．脳外科で摘出術が施行され，組織学的に類上皮腫と診断された．A，B，C：水平断（横断），D：冠状断．

下腔への漏出，図2）を考える．
- 化学性髄膜炎は髄液所見の異常は軽度でステロイドが有効であるため，軽症の化膿性髄膜炎と考えてデキサメタゾンを使用した場合に軽快して見逃されることがあり，注意を要する．

参考文献

1) Drummond DS, de Jong AL, Giannoni C, et al. Recurrent meningitis in the pediatric patient—the otolaryngologist's role. Int J Pediatr Otorhinolaryngol. 1999; 48: 199-208.
2) 井上美保子，北條恵子，松尾康史，他．Mondini 型内耳奇形に伴う反復性化膿性髄膜炎の1幼児例．小児科臨床．2008; 61: 467-72.
3) 岡部信彦，小林信一，太原博史，他．細菌性髄膜炎—反復性髄膜炎と基礎疾患—．小児科．1986; 27: 1009-18.
4) 中尾　亨．反復性髄膜炎．小児科．1972; 13: 287-93.

〔長村敏生〕

神経関連

041 頭痛を診たら，どうする？

☑ 最初に診るべきポイント
- 発熱の有無と，反復性か否かで4分割表を作ると，病態を理解しやすい．
- 嘔吐や神経症状を伴う頭痛は緊急性が高い．

☑ すぐにするべきこと
- 発熱がなく，頭痛の他に嘔吐や神経症状を訴える症例では，脳腫瘍や脳血管障害を鑑別する必要があり，頭部CTまたはMRIを行う．
- 発熱，頭痛，嘔吐の3症状が揃う症例は多くない．髄膜炎を念頭に髄液検査を検討する．

☑ してはいけないこと（気をつけること）
- 経過が長い頭痛患者を慢性頭痛と決めつけてはいけない．画像検査で頭蓋内病変が除外されるまでは，処方はアセトアミノフェン，イブプロフェンにとどめ，トリプタン系頭痛薬や抗てんかん薬は控えた方がよい．

小児における頭痛診断の進め方

- 発熱＋／反復性＋の症例（発熱時にしばしば症状が出現するという意味）は，インフルエンザなどの高熱に伴う頭痛．発熱＋／反復性－なら髄膜炎など頭蓋内感染症．発熱－／反復性＋なら慢性頭痛．発熱－／反復性－なら脳腫瘍や脳血管障害を疑う．
- 片頭痛におけるこめかみ部の拍動性疼痛は有名であるが，髄膜炎や脳腫瘍時の頭痛は頭蓋内圧亢進による疼痛であり「頭部全体」の痛みが特徴である．副鼻腔炎による前額部の痛みは見落とされがちである．
- 近年，頭痛を訴える小学生が増加している．就学前の幼児でも頭痛を訴えることがあり，診断に苦慮することがある．

〔船曳哲典〕

消化器関連

042 嘔吐が頻回にある．どうする？

☑ 最初に診るべきポイント

- 全身状態，脱水の有無を評価する．
- 腹部の診察にて，腹部膨満（胃軸捻転，腸回転異常症），腹壁の色調（紫色であれば腸回転異常症），おむつを外して便の性状（下血があれば腸回転異常症，腸重積症）を評価する．筋性防御の有無をみる．
- 嘔吐の評価（いつから，1日何回ぐらい，ミルクの時間との関係，性状，胆汁は混じっているか）をする．
- 体重増加の程度，有無を確認する．新生児の場合には1日あたりの体重の増加を計算する（30〜50 mg/kg/日の増加がみられれば問題ない）．

☑ すぐにするべきこと

- 生後1カ月前後で，体重増加がみられず，非胆汁性嘔吐で，ミルクごとに嘔吐がみられれば，肥厚性幽門狭窄症を疑う．触診にて上腹部に腫瘤（オリーブ様腫瘤）を確認，または，超音波検査にて幽門筋の肥厚の確認（厚さ4 mm以上，長さ15 mm以上あれば異常である，図1）を行う．
- 胆汁性嘔吐がみられる場合は，腸回転異常症の否定のために，上部消化管

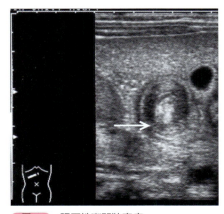

図1　肥厚性幽門狭窄症
超音波検査にて doughnut sign（肥厚した幽門筋がドーナツ状にみえる）．

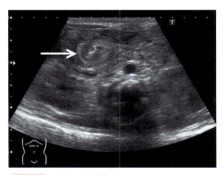

図2　腸回転異常症
超音波検査にて whirlpool sign（中腸軸捻転により，SMAを中心にSMVが周囲を回っているのがみえる）．

造影にて"Cループ"の確認（椎体を左側に越える）をする．または超音波検査にて whirlpool sign（図2），上腸間膜動脈（SMA）・上腸間膜静脈（SMV）の位置関係を確認する．
▶ 低出生体重児で全身状態は良好であるが嘔吐が続く場合には，上部消化管造影で胃食道逆流・胃軸捻転の有無を確認する．

☑ してはいけないこと

▶ ヒルシュスプルング病を見逃さない．肛門を指または綿棒でブジーをして便の排出，便性を確認する．便の噴出がみられる場合，便の色調・性状が異常な場合は，注腸造影検査（caliber change*の有無を確認する）が必要である（*病変部と正常部の境界で肛門側の腸管は神経節細胞がないため狭小化し，口側の正常腸管は便が貯留し拡張しているので口径差がみられること）．

▶ 安易に造影検査をしない．正常出生体重児において，機嫌がよく，全身状態良好で，体重増加がみられているが，嘔吐が頻回で，腹部膨満がある場合，胃軸捻転の可能性が高い．ミルク後に，十分に曖気にて排ガスをし，右側臥位にして，仰臥位で寝かさないようにする．また，肛門ブジーなどにて排ガスを促すことにより嘔吐が減少するかどうかを試みる．

▶ 土日，夜間に検査をすることをいとわない．腸重積症，腸回転異常症といった，治療しなければ命の危険もある疾患の初期の症状は，嘔吐であることが多い．特に，胆汁性の嘔吐では，腸重積症，腸回転異常症を疑い，超音波検査をまず施行する．腹腔内のガスが多く，観察が不可能な場合には，腸重積症を疑えば，注腸造影検査，腸回転異常症を疑えば，上部消化管造影を行う．全身状態が不良であれば，造影CTを行う（図3）．

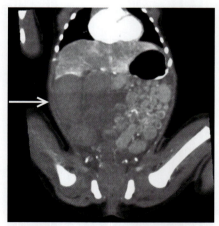

図3　新生児の腸回転異常症のない小腸軸捻転の造影CT
捻転部の拡張した小腸（矢印）に血流がないことがわかる．

肥厚性幽門狭窄症

- 生後1カ月前後で，噴水状嘔吐を主訴とし，それに伴う体重減少，

電解質異常（低クロール性代謝性アルカローシス，低カリウム血症）を呈する．
- 手術前に輸液療法にて脱水，電解質異常，代謝性アルカローシスを補正する．
- 手術療法は幽門筋切開術（ラムステッド法）を行う．
- 薬物療法は硫酸アトロピンの静脈投与から始め，症状の改善がみられれば経口投与とする．

腸重積症
- 間歇的腹痛が特徴であるが，初期では嘔吐が主訴のことがある．
- 1 歳未満の乳児が半数以上を占め，3 カ月未満，6 歳以上は少ない．
- 診断に超音波検査，注腸検査が有用である．
- 早期診断，早期治療が必要である．

胃食道逆流
- 乳児は噴門の逆流防止機構が未熟であり，呑気が多いことから，胃食道逆流により嘔吐しやすい．
- ほとんどは成長に伴い軽快する．
- 授乳後の十分な脱気，少量・頻回授乳，授乳後の右側臥位，上体挙上などを指導する．
- 繰り返す肺炎・気管支炎，喘息様発作，無呼吸発作，突然性危急事態（apparent life threatening event: ALTE），吐下血，成長障害がある場合には治療が必要である．

胃軸捻転
- 乳児は胃周囲組織の未熟性，固定不全があり，胃軸捻転を起こしやすい．
- 胃軸捻転により，十二指腸以下に空気が流れ，噯気をしようとするとミルクを嘔吐する．また，小腸・結腸ガスにより腹部は膨満し，胃を押し上げ，さらに胃軸捻転を悪化する．
- ほとんどは成長により軽快するので，保存的にまずは治療する．ミルクを少量頻回とし，哺乳後は右側臥位または，観察しながら腹臥位とする．また，腸管ガスの排出のために，浣腸を行う．

［浮山越史］

消化器関連

043 血液を吐いたら，どうする？

☑ 最初に診るべきポイント
- バイタルサインと意識レベルを確認する．
- 出血量を推定する．タオルで拭き取った時は手術時のガーゼカウントのように，重量を計測しておくと役にたつ．

☑ すぐにするべきこと
- 循環血液量は体重の1/13である．循環血液量の10%以上の出血が疑われたら，ショックあるいは代償性ショックとみなして，生理食塩水の急速静注を開始し，輸血の準備を行いながら，原因を検索する．循環が安定するまで血圧モニターを続ける．

☑ してはいけないこと（気をつけること）
- 大量出血であっても，出血直後はヘモグロビン値が低下しない．ヘモグロビン値を出血量推定の根拠にしてはならない．
- 大量出血に対しては血圧を維持するために急速輸血を行うが，血圧が上がれば出血量も増えるというジレンマがある．

消化管出血の対応

- 嘔吐物に血液が混入していても消化管出血であるとは限らない．嚥下した鼻出血や，激しい咳嗽に伴う咽頭・喉頭からの出血である可能性もある．
- 褐色嘔吐物の原因は，上部消化管からの出血であることが多い．新鮮血を吐血する場合はマロリー・ワイス症候群，食道静脈瘤の可能性がある．嘔吐に続発した吐血であればマロリー・ワイス症候群，誘因なく新鮮血を大量吐血した場合は食道静脈瘤を疑う．
- 食道静脈瘤の破裂は出血性ショックになることが多い．小児の食道静脈瘤は特発性門脈圧亢進症に続発することが多く，超音波検査で診断が可能である．

〔船曳哲典〕

消化器関連

044 おむつに血がついている．どうする？

- ☑ **最初に診るべきポイント**
  - ▶ 蘇生を必要とするバイタルおよび意識状態かどうかを確認する．
- ☑ **すぐにするべきこと**
  - ▶ おむつをとって肛門や外陰部の視診を行い，出血源を確認する（尿路，消化管，性器，外陰部）．
  - ▶ 出血傾向（血液凝固異常）の有無を確認する．
  - ▶ 大量下血や内臓損傷では急激に貧血が進行し，ショックに陥る可能性があるため，バイタルサインや意識状態を繰り返し確認し，必要に応じて静脈路を確保する．
  - ▶ 高エネルギー外傷では，明らかな外傷がなくても内臓損傷を生じている場合がある．全身状態がよさそうに見えても，全身検索と繰り返しの観察を行う．
- ☑ **してはいけないこと**
  - ▶ 尿道損傷が疑われる場合には，盲目的にカテーテルを挿入してはならない．

血液様付着物の鑑別

- 乳幼児のおむつに血液様のものが付着している場合，レンガ尿（尿酸結晶）や食物残渣（トマト，ニンジン）など，血液ではないこともある．また，抗菌薬セフゾン（一般名：セフジニル）をミルクなど鉄を含むものと摂取するとセフゾンのヒドロキシイミノ基が2価および3価鉄イオンと赤色錯体を形成することから，赤色便や尿を呈することがあるが，問題はない．さらに新生児期月経や便秘による粘膜損傷など病的ではない場合や，感染性腸炎に伴う粘膜脱落もめずらしくない．
- したがって少量で全身状態に問題なければ（たとえば，生後2～4カ月児の母乳性血便症など），多くは経過観察可能であるが，量が多い場合や持続する場合には下記の重篤な疾患を考慮する．
- 緊急性の高い重篤な疾患で，自施設での対応が困難であれば速やかに高次医療機関へ紹介する．

表1 血尿を呈する疾患

＜肉眼的血尿の一般的な原因＞	＜緊急性の高い重篤な疾患＞
尿路感染症	外傷（腎，膀胱，脾臓）
外尿道口狭窄	急性糸球体腎炎
会陰過敏症	溶血性尿毒症症候群
外傷	尿路結石
尿路結石 / 高カルシウム血症	腫瘍
凝固障害	血液凝固異常
腫瘍	毒物 / 異物
糸球体病変（IgA 腎症，Alport 症候群など）	

表2 血便・下血を呈する疾患

＜血便・下血の一般的な原因＞	＜緊急性の高い重篤な疾患＞	
裂肛	中腸軸捻	偽膜性腸炎
感染性腸炎	腸重積	虚血性腸炎
アレルギー性腸炎	メッケル憩室	消化性潰瘍
若年性ポリープ	重複腸管	食道静脈瘤
腸重積	溶血性尿毒症症候群	血液凝固異常

血尿

- 血尿を呈する疾患を表1に示す．

血便/下血

- 血便/下血を呈する疾患を表2に示す．
- 嘔吐，下痢，腹痛，腹膜刺激徴候など，他の腹部症状を確認する．
- 腹部超音波検査は腸重積やイレウス，腹水（出血）のスクリーニングに有用．

性器出血

- 日齢3～5に始まり1週間程度で終わる新生児月経は正常である．
- 新生児月経に相当しない月齢での性器出血では腫瘍の検索が必要である．
- 腟内異物や外傷では虐待の可能性が高い．

外陰部外傷

- 事故でなければ虐待を念頭に置く．

参考文献
1) Fleisher GR, Ludwig S. Textbook of Pediatric Emergency Medicine. 6th ed. Philadelphia : Lippincott Williams & Wilkins, Wolters Kluwer; 2010. p.283-90, 310-4, 1656-700.
2) Kliegman RM, et al. Nelson Textbook of Pediatrics. 19th ed. Philadelphia: Elsevier; 2011. p.1261-324, 1778-875.

〔楠元真由美，上谷良行〕

消化器関連

045 腹部に腫瘤がある．どうする？

✓ 最初に診るべきポイント
- 腫瘤をソフトに触診する．腫瘤の位置と大きさ，腫瘤の固さ，表面の形状，周囲との可動性を評価する．
- 腹水の有無を評価する．
- 性別，年齢，部位により好発する腫瘍を鑑別する．

✓ すぐにするべきこと
- 超音波検査で腫瘍を精査する．
- 腫瘍マーカーを採血する（表1）．

✓ してはいけないこと
- 腫瘤を強い力で触診しないこと．腫瘍から出血や播種する可能性がある．
- 便秘による糞塊を腫瘤と間違えないこと（図1）．糞塊では，可動性があり，丸く，変形する場合がある．
- 腹部腫瘍は大きくなってからみつかることが多く（図2），家族は"もう少し早く発見できていれば"と後悔していることがある．"大きいですね""気

表1 腫瘍マーカー

	血清	尿中
神経芽腫	NSE	VMA/Cr HVA/Cr
肝芽腫	AFP β-hCG	
腎芽腫	なし	
奇形腫	AFP β-hCG	
卵巣腫瘍	AFP β-hCG CA19-9 CA125 CEA	

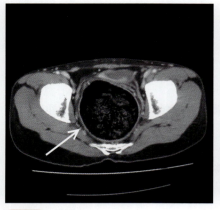 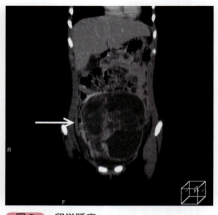

図1　遺糞症
腫瘤として触れる．

図2　卵巣腫瘍
大きくなってから来院することが多い．

がつきませんでしたか"などの家族を責めるような言動は慎む．家族に対する問診や説明は言葉を選んで慎重に行う．

腹部腫瘤

- 悪性腫瘍としては，神経芽腫，肝芽腫，腎芽腫，奇形腫，卵巣腫瘍，横紋筋肉腫などがある．
- 超音波検査，造影 CT，必要であれば，MRI，シンチグラフィーなどの画像診断で，腫瘍の鑑別診断，ステージ診断を行う．

〔浮山越史〕

消化器関連

046 脱腸のようだ．どうする？

✓ 最初に診るべきポイント

- 鼠径部を観察して，触診でヘルニア内容を確認し，ヘルニアを還納する．
- 腫大がない場合には，シルクサインを確認する（シルクサインとは，鼠径部を指で横断するように触れると，ヘルニア嚢のずれが絹ずれのように感じることである）．
- 患児の脇を抱えながら，ジャンピングさせて，鼠径部の腫大を観察する．

✓ すぐにするべきこと

- ヘルニアが還納できない場合，"嵌頓" と陰嚢水腫との鑑別を超音波検査で行う．
- ヘルニアの腫大がなく，シルクサインも明らかでない場合には，超音波検査を行い，ヘルニアを確認する．超音波検査でも確認できない場合には，家族に腫大時の写真を撮影してもらう．

✓ してはいけないこと

- "嵌頓" を見逃さない．機嫌が悪い時には，おむつを確認し，ヘルニアが出ていたら還納するように家族に指導する．腫大が大きく，還納できない場合には，土日，夜間でも来院するように指示する．
- ヘルニアした卵巣の捻転（図1）を見落とさない．疑われる場合には，超音波検査にて血流を確認する（図2）．

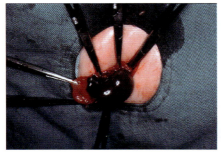

図1 卵巣捻転
卵巣ヘルニアが捻転，壊死することがある．

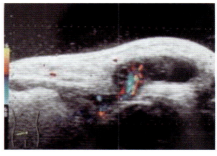

図2 卵巣の鼠径ヘルニア
超音波検査による血流の確認．

▶ シルクサインがあっても腫大の既応がなければ，鼠径ヘルニアではない.

鼠径ヘルニア

- 鼠径ヘルニアは嵌頓の危険があることと，自然治癒はしにくいので手術が必要であることを家族に説明する.
- 鼠径ヘルニア嵌頓と陰嚢水腫の鑑別が必要である．上記のように超音波検査による確認が大切である．嵌頓では鼠径部から陰嚢に向けて腫大が続いていて，固定されている．陰嚢水腫では水腫が鼠径部とは連続性がなく，可動性があることが多い.
- 乳児の女児では卵巣がヘルニア内容であることがある．可動性があるが還納できない卵巣は緊急手術の必要はないが，上記のように捻転に注意しつつ，早期の手術が望ましい.

〔浮山越史〕

消化器関連

047 乳児期の女児．鼠径部が腫大して，軽度の発赤も認める．触診すると硬い腫瘤を触知し，ヘルニアと考え整復を試みるが，まったく戻らない．いったい何？

☑ 最初に診るべきポイント
- ▶ 本当に鼠径ヘルニアかどうかもう1度よく観察してみる．また，腹部膨満や嘔吐などのイレウス症状の有無，いつまで経口摂取できていたか，以前臍炎の既往がないかなどを十分に保護者から聴取する．
- ▶ 腫瘤の位置がヘルニアより高くないかどうかを再確認する．
- ▶ 念のためエコーで確認して，low echoic な内腔があればリンパ節炎である．

☑ すぐにするべきこと
- ▶ 病変部の写真撮影と腫瘤部の超音波検査を行う．
- ▶ 発熱など必要であれば血液検査を行う．

☑ してはいけないこと
- ▶ ヘルニアと勘違いして，無理に腫瘤を圧迫してはいけない（しかしヘルニアと考えた時点でこれを回避するのは困難）．

乳児鼠径リンパ節炎

- 著者も初めてこの疾患に遭遇した時は，完全に鼠径ヘルニア嵌頓と診断した痛い思い出がある．上記に診断のコツをまとめてはみたものの，「一度当たらないとわからない」というのが正直なところである．また男児であれば精巣を牽引することにより鑑別がつきやすいが，女児に多いところがさらにやっかいである．

- しかし，落ち着いて両者を比較すると，鼠径ヘルニアの膨隆は恥丘を主体に陰裂近くまで存在するのに対し，鼠径リンパ節炎の方はかなり上部で上前腸骨棘近傍に腫瘤が存在する（図1）．また，腸管の嵌頓が硬い腫瘤を形成すれば，当然嘔吐や腹部膨満などのイレウス症状が出るはずなのに，それがまったくないところも重要ポイントである．本症の患児は局所を触りさえしなかったら，機嫌もよく，ミルクも直前まで飲んでいるような状態が多いの

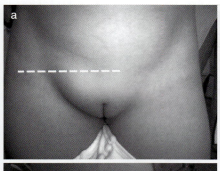
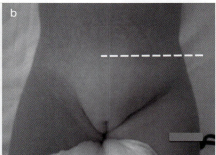
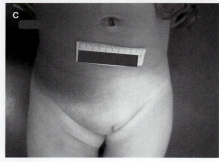

図1 鼠径ヘルニアと鼠径リンパ節炎の病変部上端位置の違い
a：右鼠径ヘルニア．腫瘤の上端に恥丘部にある．
b：左鼠径リンパ節炎．腫脹の上端は上前腸骨棘近くまで存在し，腫脹の範囲が広範である．
c：ヘルニアと思って何度も整復しようと圧迫すると，炎症がますます増悪する．

も特徴の1つである．
- 本症の感染経路は明らかではないが，発症前に臍炎の既往があることは多い．
- 治療は切開排膿が基本であるが，初期は膿瘍形成が不十分で切開しても何も出ないので，しばらく抗菌薬を投与して，波動が認められるようになってから切開するのが効果的である．通院でも可能だが，症状の程度や洗浄・包交を考えて短期間入院するのもよい．

〔靏　知光〕

消化器関連

048 思春期の男児が臍とその周囲が痛いと訴えて来院．臍が臭くて困っている．いったい何？

☑ 最初に診るべきポイント
- まず年齢を確認する．上記のような訴えは，小学校高学年〜中学生に多い．
- 臍のどの部分が痛いのかを確認する．触診で圧痛はどの範囲まであるか，臍の内腔に膿が認められるか，などを十分に診察すること．

☑ すぐにするべきこと
- 臍部の視診と触診を行う．臍だけでなく，臍下部から膀胱の辺りまでの腹壁の圧痛・自発痛の有無を確認すること．
- 腹部超音波検査は絶対外してはいけない検査である．
- 金属ゾンデを用いて，圧をかけず臍下部にゆっくり挿入して検索してみる．抵抗なく入る腔があればそれが尿膜管洞であり，膿があふれ出ることもある．

☑ してはいけないこと
- 盲目的に臍部をゾンデや鑷子で触ってはいけない（この疾患は炎症が強いと臍部の痛みがかなり激烈であるため，静かに愛護的に検索する）．
- 臍の中に抗菌薬の軟膏を塗布してはいけない（ほとんど効果はなく意味がない）．

尿膜管遺残症

- 本症は胎生期に存在する尿膜管が出生後も管腔として残存し，種々の症状を呈する先天性の疾患であるが，管腔の遺残形態によって4つのタイプに分けられる（図1）．好発年齢は新生児〜乳児期と小学校高学年〜思春期・若年成人と二峰性を示すが，臍炎や臍下部膿瘍として発症する後者が最も多い．数年前にはフィギュアスケートの有名選手が発症したことで，別の意味で有名になった．このタイプはほとんどの尿膜管管腔は閉塞しているが，臍下部の一部が洞窟のように遺残しており，その部位に感染を生じて臍部の炎症・膿瘍を呈するものである（尿膜管洞）．診断は超音波検査で臍下部の膿瘍腔やそれに連続する管腔が描出することにより比較的容易に行える．

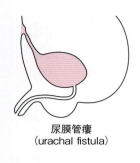
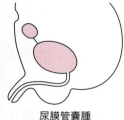
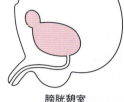

尿膜管瘻 (urachal fistula)　尿膜管洞 (urachal sinus)
尿膜管嚢腫 (urachal cyst)　膀胱憩室 (bladder diverticulum)

図1 尿膜管遺残症の4つのタイプ（伊藤泰雄, 監修. 標準小児外科学. 6版. 東京: 医学書院; 2012. p.259）本文で呈示したような年長児は尿膜管洞（urachal sinus）が多い.

通常，抗菌薬投与や洗浄・ドレナージなどの保存的治療により症状は改善するが，再発をきたすことがあるので，最終的には遺残尿膜管の摘出術が必要である．保存的治療で症状が軽快したら，臍部から膀胱までの全体像を把握するために CT や MRI などを撮影することもある．著者らは発症から 2～3 カ月期間を置いて，炎症が完全に治まってから手術するようにしている．手術は臍下部を縦切開して遺残尿膜管洞を含め直視下に尿膜管摘出術を行うが，最近では腹腔鏡下手術の試みも行われている[1]．

- 保存的治療は臍部の十分な洗浄（場合によってはシリンジに留置針の外筒をつけ，それを膿瘍腔まで挿入して洗浄を行う）と抗菌薬投与でよく，臍部に抗菌薬入りの軟膏を塗布するのは，ドレナージ効果を妨げほとんど効果がないといってもよい．また症状が強く炎症反応が高い時には，短期間入院の方が局所管理などの面で早く改善する．

参考文献　1) 金　伯士, 朝長哲朗, 河村好章, 他. 尿膜管遺残症に対する腹腔鏡下手術の経験. 日内視鏡外会誌. 2015; 20: 59-64.

〔靍　知光〕

消化器関連

049 腸重積整復中に腸管を破裂させた．救命はどうする？

☑ 最初に診るべきポイント

- 空気整復の場合は本当に破裂したのかを確認すべきである．透視台をヘッドアップして free air の有無を確認する．造影剤を使用した場合は腹腔内への濾出が明瞭なので確診しやすい．
- バイタルサインのチェック．空気整復の場合は特に呼吸状態と腹部膨満の程度を確認する．

☑ すぐにするべきこと

- ただちに小児外科医に連絡して緊急呼び出しを行い，可能なら手術室，麻酔科にも連絡して少しでも早く手術の準備を進める．
- 保護者へのインフォームドコンセントをとる（緊急手術が必要なことを丁寧に説明）．
- 肛門側にあるガス・造影剤をできる限り吸引する（無理は禁物，可能な限りでよい）．
- 挿管・気道確保を行い，ショックバイタルに対しては生食や細胞外液補充液で血管確保（1 号液は禁忌）を行う．
- 空気整復の場合，いつでも腹腔穿刺が可能なように大きめの留置針（18G 以上がよい．なければ普通の注射針でも可）と 20 mL 以上のシリンジを準備．さらにバイタルに注意しながら仰臥位横撮影で腹部単純 X 線撮影して，腹腔内の free air を再確認する．急激な腹部膨満には思い切って脱気を試みる．

☑ してはいけないこと

- 穿孔部位確認のためさらに画像検査（CT）などを行ってはいけない．

腸重積整復中の穿孔

- 滅多にあることではないが，発症した場合は上記の項目を落ち着いて，同時並行的に行う．穿孔率はバリウムで 0.14％，水溶性造影剤で 0.37％，空気整復で 0.76％といわれているが[1]，現在ではバリウム整復は行われなくなってきた．空気整復の場合，穿孔を起こすと腹腔内汚染は比較的軽度だが，緊

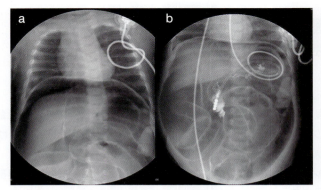

図1 腸管破裂直後の腹部単純撮影（透視台にて施行）
a：ヘッドアップで撮影，b：臥位で撮影

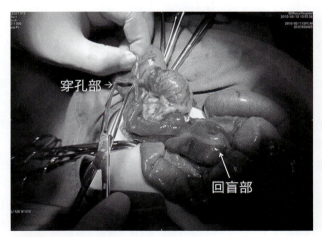

穿孔部→
回盲部

図2 大きく穿孔した上行結腸
その他の部分も損傷範囲が広く，最終的に右半結腸切除術が必要であった．

張性気腹の状態に陥り心肺停止をきたすこともあり得る．呼吸状態・腹部膨満の状況によっては緊急に腹腔穿刺・脱気を行う必要がある（図1）．整復の準備段階で18Gの留置針などを準備しておくこと．穿刺部位は仰臥位で腹部が最も膨満して高い位置（臍周囲）を打診で確認しながら穿刺し，シリンジで可能な限り脱気する．そのままバイタルを安定させながら，緊急手術

の準備を急ぐことが重要である．手術は穿孔部の直接縫合閉鎖が基本であるが，穿孔部位の腸管損傷が大きく，広範囲にわたる時は結腸切除もやむを得ない（図2）．

- 穿孔は6カ月以下の乳児の場合リスクが高い[1,2]．低い空気圧でも穿孔例の報告があるので，このように高リスク症例の場合，小児外科医に前もって連絡しておくか，できれば立ち会ってもらった方がよい．通常の好発年齢（8カ月〜1歳）の患児と同じような圧をかけないように細心の注意を払い，絶対に無理をしないことが肝要である．無理して穿孔させるより，手術による観血的整復を選択する方がどれほど安全かを知るべきである．

参考文献
1) 日本小児救急医学会ガイドライン作成委員会，編．エビデンスに基づいた小児腸重積症の診療ガイドライン．1版．東京：へるす出版；2012.
2) 黒田達夫，村田祐二．腸重積症．In: 日本小児救急医学会教育・研修委員会，編．ケースシナリオに学ぶ小児救急のストラテジー．1版．東京：へるす出版；2009．p.150-6.

〔靏　知光〕

消化器関連

消化器関連

050 新生児の人工肛門の横から便が出てきた．どうする？

☑ 最初に診るべきポイント
- ▶単孔式，双孔式のどちらでも通常は固定した糸の針穴がやや大きくなり，そこから便の一部が漏出することがある．
- ▶通常，低出生体重児などの造設後しばらく時間が経過して便の量が増えてきてから認められることが多い．

☑ すぐにするべきこと
- ▶パウチを取り外し，人工肛門の周囲を十分に洗浄して，漏出部位を確認する．
- ▶人工肛門周囲を皮膚保護剤で完全にブロックし，皮膚への汚染を最小限にする．
- ▶WOC（wound, ostomy, continence）認定看護師などに相談する．

☑ してはいけないこと
- ▶穿孔部位を確認しようと鑷子などで直接触ると余計に拡大させるので，生食による洗浄などにとどめる．
- ▶慌てて人工肛門から意味のない造影検査などをする必要はない．

人工肛門の針穴からの便漏出

- 新生児，特に低出生体重児の腸管壁は薄くて脆弱である．また，鎖肛などの疾患により人工肛門として造設する腸管はもともと拡張していた部分を出すことが多く，さらに脆弱になっている．そのため，本来の人工肛門の他に腸管を固定した針穴が，便の増加により拡大して，その部位より便漏出が認められることはしばしば経験する．通常，腹膜と腸管は何カ所かで固定しているので，針穴から漏出した便が腹腔内へ漏れることはないと考えてよい．
- 時間が経過すると，開口部が2カ所，3カ所と増えることもあるが，一般には排便や全身状態に問題がなければよい．人工肛門周囲に小ガーゼを置くナースも多いが，施設によって差があるようである．それよりも人工肛門周囲への便漏出による皮膚障害の方が問題となるため，WOC認定看護師などに相談してスキンケアを考慮した人工肛門管理を心がけるのが重要である．

〔靍　知光〕

消化器関連

051 軽い虫垂炎を繰り返す思春期の女児．受験も控えているし，どうすればいい？

✓ 最初に診るべきポイント
- まず，本当に虫垂炎であるかどうかの確実な診断を行う．
- 右下腹部痛が必ず虫垂炎とは限らない．普通の腸炎や卵巣疾患など，他の疾患も鑑別をする必要がある．

✓ すぐにするべきこと
- 十分な輸液療法を行う（ほとんどがこれだけで症状軽快するが，これが不十分な輸液しかされていない症例が意外と多い）．
- 必要十分な画像診断を行う．腹部超音波検査で描出が困難ならば CT までチェックしてもよい．
- 経過や総合的診断，本人・家族の希望をよく聞いて外科・小児外科と十分なディスカッションを行い，治療方針を決める．

✓ してはいけないこと
- 右下腹部痛だからアッペ，だからすぐに外科紹介という安易な診断や治療方針決定をしてはならない．

虫垂炎に関する最近の考え方

①かなり以前は上記のケースのような軽い右下腹部痛（なぜか思春期の女児に多い）を繰り返す患児に対して慢性虫垂炎などという呼び方をした時代もあったが，現在では虫垂の明らかな病的腫大のないケースは通常の腸炎として扱われている．さらに，このようなケースのほとんどは十分な輸液だけで（抗菌薬は使用せず）症状が軽減する場合が大部分であり，多くの場合入院も必要ない．ただし，中学受験や高校受験を控えており，本人も親も不安を抱えていると問題は複雑になる．まず，症状の程度や検査所見から他の疾患を否定することが肝要である．その上で，いくら軽い腸炎を繰り返すとはいえ，次回に本当の虫垂炎にならないとは限らないことを考慮し，腸炎から虫垂炎を発症するケースも多いので，十分なインフォームドコンセントの上で interval appendectomy を計画するのも 1 つの解決策であろう．以前，同

様の症状の患児の appendectomy を何例か施行したことがあるが，それによって全例が症状も消失し，安心して受験に臨めたという経験が著者にはある．このようにエビデンスはないが，微妙な症状，受験などの社会的要因なども考慮して，治療方針を立てざる得ないのが小児虫垂炎の難しい部分である．

②外科サイドからいうと，現在の小児虫垂炎治療の主流は可能な限り腹腔鏡下の interval appendectomy にもっていくことである．初期の頃は穿孔して局所的な膿瘍形成の症例（腫瘤形成虫垂炎）のみが対象になっていたが，現在では穿孔のない虫垂炎症例でも行われるようになった．これにはエビデンスに基づく抗菌薬の使用や効果的抗菌薬の出現が大きく影響していると考えられる．Primary に appendectomy を行うか，interval で行うかは別として，いずれにしろ腹腔鏡下で施行することが多くの施設で主流となってきている．しかしながら，最近の腹腔鏡下手術に対する世間の目は厳しいものがある．たとえ appendectomy であっても，細心の注意を払い，合併症を絶対に起こさず，確実なアウトカムを得ることは，我々小児外科医の当然の役割であることを強調しておきたい．

③前述したように現在はできる限り保存的に治療して，interval appendectomy を行うことが増加した．しかし，初期治療や脱水状態の強い時期にいまだ 1 号輸液が使用されているのには疑問を持たざるを得ない．1 号輸液はあくまでも維持輸液であって低張液である．等張な細胞外液補充液ではない．腹痛で経口摂取ができず脱水状態の患児に低張液では低 Na 血症の危険さえある．この内容は最近欧米においても質の高いエビデンスが散見される[1]．我々外科医が小児科から虫垂炎患児を申し送られる時，多くの場合輸液量が不十分で，血清 Na も低いことがある．虫垂炎の初期治療や術前・術中・術後早期は細胞外液補充液中心で輸液を行うことを肝に銘じてほしい[2]．

参考文献　1) Choong K, Arora S, Cheng J, et al. Hypotonic versus isotonic maintenance fluids after surgery for children: a randomized controlled trial. Pediatrics. 2011; 128: 857-66.
2) McNab S, Duke T, South M, et al. 140 mmol/L of sodium versus 77 mmol/L of sodium in maintenance intravenous fluid therapy for children in hospital (PIMS): a randomised controlled double-blind trial. Lancet. 2015; 385: 1190-7.

〔靍　知光〕

消化器関連

052 腹痛が皮膚症状に先行するHenoch-Schönlein紫斑病（IgA血管炎）を診断するには？

✓ 最初に診るべきポイント

- 腹痛を主訴とする小児では常にHenoch-Schönlein紫斑病（Henoch-Schönlein purpura：HSP）の可能性を考える必要がある．なお，2011年に原発性血管炎の分類が再検討された際に，HSPはIgA血管炎（IgA vasculitis：IgAV）に名称変更され，免疫複合体性血管炎の1つに位置づけられている．
- 腹痛の原因としてまず感染性胃腸炎の可能性を否定する必要がある．
- 皮膚症状（紫斑，出血斑）の有無を繰り返し確認する．

✓ すぐにするべきこと

- 血中D-dimerの上昇の有無を迅速検査で測定する．
  ① HSP（IgAV）における血中D-dimerは血管内皮障害で産生される物質で，血管炎のマーカーとして注目されており，HSP（IgAV）では8割以上の症例で高値を示す[1]．
  ② D-dimer上昇以外に，HSP（IgAV）では血中FDPは上昇し，凝固第XIII因子活性は低下することが多い．
- 血中・尿中の蛋白を測定する．
  ① HSP（IgAV）では蛋白尿を伴わない低蛋白血症を伴うことがある．
  ② HSP（IgAV）における蛋白漏出の機序としては潰瘍面からの漏出や血管炎による血管透過性亢進などが指摘されている[2]．
- 腹部エコーで十二指腸壁の浮腫状肥厚の有無を確認する．
- HSP（IgAV）と診断されれば，速やかにステロイド治療を開始する．

✓ してはいけないこと

- 腹痛に対して鎮痛薬や整腸薬で様子をみて，いたずらに病悩期間を長引かせてはならない．
- 急性腹症として安易に緊急手術を行ってはならない（手術の前には改めてHSP（IgAV）の可能性の有無を確認する必要がある）．

HSP（IgAV）の診断基準について

- 皮膚症状を伴う HSP（IgAV）の診断は容易であるが，腹痛が先行する場合（約 10 〜 20％）の早期診断は困難で，急性腹症との鑑別診断で苦慮することも少なくない．
- 米国リウマチ学会は血管炎の存在を前提として，①隆起性（触知可能）の紫斑，②初発年齢 20 歳以下，③急性の腹痛（腹部アンギーナ），④生検による血管壁への顆粒球浸潤の証明，の内 2 項目以上を満たせば HSP（IgAV）と診断されると定義している[3]（紫斑は必須項目ではない）．

腹痛が先行する HSP（IgAV）の腹痛出現から皮膚症状出現までの期間

- 腹痛が先行する HSP（IgAV）の本邦報告例 48 例（1989 〜 2012 年）における腹痛出現から皮膚症状出現までの期間は 1 〜 35 日（平均±標準偏差：10.3 ± 6.2，中央値 9 日）で，腹痛出現から 1 週間前後のことが多く，大多数は 2 週間までに出現していた（図 1）．

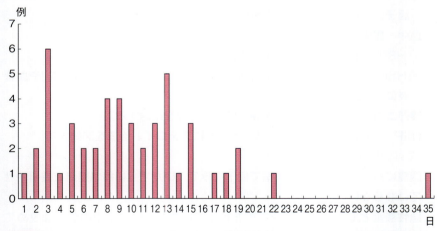

図 1 腹痛が先行する HSP（IgAV）の腹痛出現から皮膚症状出現までの期間（n = 48）

参考文献

1）Brendel-Müller K, Hahn A, Schneppenheim R, et al. Laboratory signs of activated coagulation are common in Henoch-Schönlein purpura. Pediatr Nephrol. 2001; 16: 1084-8.

2）末松正也，松井史裕，阪上智俊，他．蛋白漏出性腸症を伴う重度な腹部症状が先行し診断に苦慮した Henoch-Schönlein 紫斑病の1例．小児科臨床．2012；65：2355-60.

3）Mills JA, Michel BA, Bloch DA, et al. The American College of Rheumatology 1990 criteria for the classification of Henoch-Schönlein purpura. Arthritis Rheum. 1990; 33: 1114-21.

〔長村敏生〕

消化器関連

循環器関連

053 先天性心疾患の無酸素発作でライン確保が困難な時，どうする？

☑ **最初に診るべきポイント**
- ▶ バイタルサイン，特に心拍数・呼吸数・血圧を確認する．

☑ **すぐにするべきこと**
- ▶ モニタや器具の準備が整うまでの間，ただちに膝胸位をとり酸素吸入を行う．
- ▶ 心電図モニタと経皮酸素飽和度モニタを準備する．
- ▶ 挿管セットなど蘇生器具を手元に準備する．
- ▶ 塩酸モルヒネの準備をさせる．

☑ **してはいけないこと**
- ▶ 上級医自身は患児から決して離れてはいけない．
- ▶ 上級医は患児の観察と治療に専念し，器具の準備は介助者に指示する．医師は患児の末梢動脈を触知しながら頻回に呼吸音・心音を聴取し，準備が整うのを待つ．

無酸素発作への対応

- ファロー四徴症に代表されるチアノーゼ性先天性心疾患における無酸素発作は，一瞬の油断もできない危急的状況で重要な死亡原因の1つである．低酸素発作がある程度進行すると，輸液ラインの確保はきわめて困難になる．重篤であるほど末梢静脈は収縮し，ライン確保の努力が患児の状態をさらに悪化させることが多い．骨髄輸液針も疼痛による無酸素発作のさらなる重篤化や感染の危険性を考慮し，最終手段とすべきである．

- 静脈ラインが容易に確保できればよいが，重篤であるほど，塩酸モルヒネ 0.1 mg/kg を皮下注することを優先すると著効することが多い．ただし投与前に末梢動脈触知が良好であることと心拍数・自発呼吸をモニタで確認する．塩酸モルヒネ皮下注の効果はてきめんで，サブショックに陥っていた患児の皮膚色が急速に回復するとともに，それまでの苦労が嘘のように末梢静脈が拡張し容易にライン確保ができることがある．

- もちろん，無酸素発作を予防するために，普段からプロプラノロール（イン

デラル®）を経口投与したり貧血・感染症など増悪因子に適切な対処をすることは重要である．

参考文献　1）門間和夫．Fallot 四徴症．In：高尾篤良，他編．臨床発達心臓病学．3 版．東京：中外医学社；2001．p.490-502.

〔松裏裕行〕

循環器関連

循環器関連

054 チアノーゼ性先天性心疾患が強く疑われる新生児を診て，PGE₁を投与するか否か迷う時の対応は？

☑ 最初に診るべきポイント
- 胎便吸引症候群や気胸・肺炎など呼吸器系の異常によるものでないか，確認する．
- 心雑音の有無を聴取するとともに，必ず左右の四肢末梢動脈を触知する．

☑ すぐにするべきこと
- 状態が悪化する前に，早期に静脈ラインを確保する．
- 可能であれば胸部単純X線で肺野に異常がないことを確認する．

☑ してはいけないこと
- 先天性心疾患に精通していない医療従事者がエコー診断を試みていたずらに時間を浪費してはいけない．

すぐに専門医に相談できない時の対応

- チアノーゼ性先天性心疾患が疑われる新生児に遭遇した時，もちろん，最善の方法は小児循環器専門医のいる施設へ迅速に転送することである．しかし受け入れ先を探す間に患児の状態が変化したり，搬送先までの移動時間が長い場合には先天性心疾患確定診断前にPGE₁点滴を開始せざるを得ない場合もあろう．

- 動脈管依存性先天性心疾患では，動脈管の収縮傾向が強まってショック状態（いわゆる ductal shock）になると回復は困難で生命予後に大きな影響を及ぼす．そこで確定診断前でも，①血圧が維持できている，②呼吸が安定している，③新生児期の重篤な病態が否定的であるならショック状態に陥る前に lipo PGE₁ 3～5 ng/kg/min の投与を開始するのもやむを得ないと考える． Lipo PGE₁ は投与量が PGE₁-CD の約 1/10 なので，重大な副作用（無呼吸，低血圧など）が少ないとされ効果が認められる場合には，30～60分以内に状態が安定し始めることが多い．ただし最も重篤な副作用である低血圧と無呼吸に十分注意する．

- 明らかな効果が出ない場合は，lipo PGE_1 を増量せず専門医への搬送を急ぐ努力をすべきである．

参考文献 1）佐地　勉．内科治療．In: 中沢　誠，編．先天性心疾患（改定版 目でみる循環器病シリーズ 5）．東京: メジカルビュー社; 1999. p.36-42.

〔松裏裕行〕

循環器関連

循環器関連

055 動脈管依存性先天性心疾患の新生児が高度なチアノーゼを呈している時，酸素投与はいけない？

☑ 最初に診るべきポイント
- 特に上下肢差に注意しつつ四肢の末梢動脈を触知する．
- 徐脈，不整脈がないことを確認する．

☑ すぐにするべきこと
- 心電図および経皮酸素飽和モニターを装着する．
- 挿管など蘇生に必要な機器と薬剤を準備する．

☑ してはいけないこと
- 高濃度酸素を投与したりバッグ＆マスクで過度に換気してはならない．

基本的考え方

- 動脈管依存性先天性心疾患の新生児において，動脈管開存をいかに安定した状態で維持するかが生命予後を大きく左右することは周知の通りである．したがって，このような新生児には酸素投与は一般的に禁忌とされる．
- しかしNICUなど十分な設備と小児循環器や新生児の専門医など，十分なリソースがある理想的な状況ばかりではない．高次医療機関への搬送中や処置の準備中に状態が急激に悪化してSpO$_2$ 60％以下が持続するような状況下では，やむを得ず少量の酸素を投与せざるを得ない場合がありうる．このような場合には，著者はFiO$_2$ 30％程度を上限として少量の酸素を保育器やhead box内に投与している．
- ただしSpO$_2$ 70〜75％以上では投与を中止し，小児循環器専門医ないし新生児専門医へ至急相談すること，正確な診断と病態判断に基づき適応があればPGE$_1$持続静注を急ぐべきである．

参考文献
1) Bancalari E, Claure N. Principles of respiratory monitoring and therapy. In: Gleason CA, et al, editors. Avery's Diseases of the Newborn. 9th ed. Philadelphia: Elsevier; 2012. p.612-32.

〔松裏裕行〕

循環器関連

056 小児で治療を必要とする徐脈とは？

☑ 最初に診るべきポイント

- バイタルサインから血行動態の破綻の有無をチェックする（血圧，意識レベルなど）．
- 問診による内服薬（徐脈を起こし得る薬剤）のチェックを行う．
- 採血を施行し電解質異常の有無の確認を行う．
- 12 誘導心電図において，まずは徐脈の定義を満たしているかの判断をする．
  - 3 歳未満：　100 bpm
  - 3 〜 9 歳：　 60 bpm
  - 9 〜 16 歳：　50 bpm
  - 16 歳以上：　40 bpm
- P 波の同定を行い洞性徐脈か否かの判断を行う．
- 下記の徐脈性不整脈の鑑別を行う．
  - 房室ブロック：1 度，2 度（Wenckebach 型か Mobitz 型），高度，3 度
  - 洞機能不全症候群（1 型：持続性徐脈，2 型：洞停止，3 型：徐脈頻脈症候群）
- 急性心筋炎などの合併も考えられるため，可能であれば心エコー図にて心機能低下の有無を調べる．

☑ すぐにするべきこと

- 血行動態の破綻した徐脈（Adams-Stokes 発作）であれば，アトロピン静脈注射（0.02 〜 0.04 mg/kg）や必要に応じて胸骨圧迫を施行し，専門医療機関にて一時的ペーシングを行う．
- 徐脈をきたす可逆性の原因（β 遮断薬や Ca 拮抗薬，ジギタリスなどの薬物投与，高 K 血症など）がある例では速やかに原因除去を行う．

☑ してはいけないこと

- 薬剤投与のみでは徐脈性不整脈のコントロールは困難な場合が多いため，漫然と経過観察しない（可及的速やかに専門医療機関へ紹介する）．

Adams-Stokes 発作

- 一過性に出現する徐脈性ないし頻脈性不整脈によって血行動態が破綻し，脳虚血が生じる結果，失神，めまい，時に死に至る病態．
- 房室ブロック，洞機能不全症候群の心電図波形を図1，図2に示す．

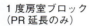
1 度房室ブロック
（PR 延長のみ）

2 度房室ブロック
（2：1 の房室伝導）

高度房室ブロック
（3：1 以下の房室伝導）

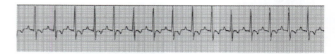
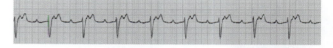
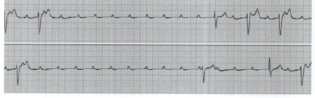

図1 房室ブロックのモニター心電図（すべて同一症例）
本症例は急性心筋炎のため，1度→2度→高度房室ブロックとなり，Adams-Stokes 発作を呈した．

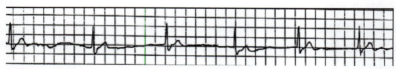

図2 洞機能不全症候群のモニター心電図
（Adán V, et al. Am Fam Physician. 2003; 67: 1725 より許諾を得て転載）
P 波が認められず補充調律が出現している．

〔原田雅子，髙木純一〕

循環器関連

057 ブルガダ症候群は小児でもみられる？

✓ 最初に診るべきポイント
▶ 詳細な問診を聴取する．
- 本人の失神の有無，けいれんの有無
- 家族歴において若年者の突然死の有無
- 両親兄弟における失神・けいれんの有無

✓ すぐにするべきこと
▶ きれいな 12 誘導心電図をとる．
▶ さらに右側胸部誘導（V1，V2）を 1 肋間上げて心電図をとる．
▶ ブルガダ心電図を呈し有症状であれば専門医療機関（小児循環器）へ紹介．

✓ してはいけないこと
▶ 失神，けいれんの症状を，安易に神経調節性失神，てんかんと決めつけない．

ブルガダ症候群（図1）

- 心電図上右側胸部誘導の特異的な ST 上昇ならびに不完全右脚ブロック（coved type/saddle back type）を呈し，多形性心室頻拍や心室細動による失神や突然死をきたす疾患群である．
- ブルガダ型心電図の ST 上昇以外の心電図参考所見
  ① QRS 幅の軽度延長
  ② 右脚ブロック（V5，V6 の S 波）
  ③ 左軸偏位の合併
  ④ PR 時間の延長
  ⑤ V2 誘導を中心とした QT 延長

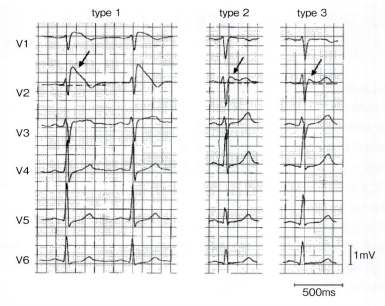

図1 ブルガダ心電図
(Wilde AA, et al. Circulation. 2002; 106: 2514-9 より許諾を得て転載)
type 1: Coved 型で J 点または ST 部分が基線から 0.2 mV 以上上昇
type 2: Saddleback 型で J 点が基線から 0.2 mV 以上上昇し，かつへこみ部分が 0.1 mV 以上上昇
type 3: Saddleback 型でへこみ部分の上昇が 0.1 mV 未満

〔原田雅子，髙木純一〕

循環器関連

058 小児救急外来での抗不整脈薬投与で注意することは？

✓ 最初に診るべきポイント

- まずはバイタルサイン（意識レベル，呼吸状態，血圧など）から血行動態の破綻の有無を判断．
- モニター心電図において治療を必要とする不整脈（頻脈性か徐脈性か）の判断．
- 血行動態が破綻している場合は，頻脈であれば電気的除細動であり徐脈であれば一時的ペーシングとなる．
- 上記を除外した上で必要性のある場合，抗不整脈薬の投与となる．
- 問診により，基礎心疾患の有無，手術の有無，現在抗心不全薬服用の有無などを聴取する．

✓ すぐにするべきこと

- 12誘導心電図をとり，不整脈の確かな診断を行う．
- 原則薬物治療の対象となる不整脈の多くは頻脈性不整脈である．
- 上室性か心室性か（P波の同定，QRS幅，軸の同定など）．
- 確実な点滴ルートの確保（投与薬剤が心臓に届きやすいようなるべく上肢に）．
- モニター心電図・血圧計・経皮的酸素モニターの装着と経時的記録．
- 抗不整脈薬の選択：救急外来レベルであればATP製剤（アデホス®），リドカイン（キシロカイン®），プロカインアミド，ベラパミルまでが使用可能と考える．上記薬剤で停止困難な場合は専門医の協力が必要となる．
- 抗不整脈薬の投与量・投与速度などの正確な確認を行う．

✓ してはいけないこと

- 診断治療に苦慮した場合は，自己判断のみで治療は行わず，上級医師の協力を必ず求める．
- ベラパミルは1歳以下の小児には使用しない（感受性が高く，心停止を起こす可能性がある）．

小児の抗不整脈薬

- 小児の不整脈初期治療において PALS の不整脈治療アルゴリズム，小児不整脈全般について，小児不整脈の診断・治療ガイドライン（小児循環器学会）[1] が存在し，参照されたい．
- ATP 製剤は半減期がきわめて短いため，可能な限り中心静脈に近い部位でのルートを使用し，投与後ただちに生理食塩水で輸液ルートを後押し（2 シリンジテクニック）する必要がある．
- ベラパミルは新生児・乳児期には禁忌，年長児でも心機能低下症例では注意が必要である．
- また薬剤投与は可能な限り静脈内投与もしくは骨髄内投与で行う．骨髄内投与量は静脈内投与量と同量で効果発現までの時間も相違ない．

抗不整脈薬の使い方

- リドカインについて：血行動態の安定した心室頻拍に対し，1 ～ 2 mg/kg を緩徐に静注，1 ～ 3 mg/kg/ 時（15 ～ 50 μg/kg/ 分）の持続静注を行う．
- プロカインアミドについて：血行動態の安定した上室性頻拍や心室頻拍に対し，5 ～ 10 mg/kg を 5 分かけて静注，もしくは 20 ～ 60 μg/kg/ 分で持続静注を行う．腎機能低下・心機能低下患者では減量する．
- ただし上記は，できれば専門医の協力を仰いで心電図・血圧モニタリング下に慎重に使用すること．
- ATP については 059 項を参照．

参考文献 1) 住友直方，岩本眞理，牛ノ濱大也，他；小児循環器学会「小児不整脈の診断・治療に関する検討委員会」．小児不整脈の診断・治療ガイドライン．日本小児循環器学会雑誌．2010；Suppl: 1-62.

〔原田雅子，髙木純一〕

> 循環器関連

059 頻脈性不整脈に遭遇したら まずATP製剤を投与していい？

✓ 最初に診るべきポイント

- まずはバイタルサイン（意識レベル，呼吸状態，血圧など）から血行動態の破綻の有無を判断する．
- モニター心電図において治療を必要とする頻脈性不整脈かどうかを判断する．
- これまでの頻脈の既往を問診する．
- 問診により，基礎心疾患の有無，手術の有無，現在抗心不全薬服用，最近の感冒罹患の有無などを聴取する．
- 気管支喘息の既往を確認する（ATP製剤は気管支攣縮の副作用あり）．

✓ すぐにするべきこと

- 血行動態の破綻している場合は，電気的除細動の適応．
- 可能な限り，12誘導心電図を記録する．
- QRS幅から上室性か心室性かを推測する．
- （上室性なら）P波の同定を試みる．
- 超音波検査などで基礎疾患のスクリーニングをする．
- その上で迷走神経刺激（アイスバッグ法，顔面冷水刺激法，咽頭刺激法）を行う．
- アンビューマスク，除細動器を準備した上で，ATP製剤使用を検討する．

✓ してはいけないこと

- 気管支喘息を有する小児に対して安易に使用してはならない．
- 稀ではあるが，拡張型心筋症や劇症型心筋炎で心不全が強い時に著しい洞性頻脈になっていることがあり，そのような症例はATP製剤で心停止に至ることがあるため使用してはならない（基礎疾患のスクリーニング，除細動器の準備の重要性）．

迷走神経刺激法

- アイスバッグ法／顔面冷水刺激法：小さいポリ袋に氷と水を満たし，この袋

を乳児の顔の上半分に 10 ～ 15 秒間当てる．この間必ず心電図モニターを行う．鼻と口を塞いではならない．年長児では上記を応用し，冷たい水を張った洗面器に顔をつけさせることもできる．

- 咽頭刺激法：舌圧子で咽頭を観察するようにして咽頭反射を引き起こし，迷走神経を刺激する方法．他にも細いストローを吹かせる方法，単純に深呼吸をさせるなど様々な迷走神経刺激法が報告されている．

ATP 製剤

- ATP 製剤は房室伝導を抑制する薬剤である．小児の頻脈性不整脈の大半は房室回帰性頻拍（AVRT），房室結節回帰性頻拍（AVNRT）であり，これらは房室結節が関与しているため，有効性が期待できる薬剤である．
- ATP 製剤の使用方法：我が国では ATP（アデホス®）が使用できる．できるだけ中枢に近い上肢の末梢静脈路を用いて急速静注を行う．
  ①末梢路の一番根元側（患者側）に 2 個の三方活栓を接続し，ATP を患者側の三方活栓に，生理食塩水（10 ～ 20 mL 程度）をもう 1 つの三方活栓にセットする．
  ②心電図モニター（できれば 12 誘導）下に ATP を急速に注入した後，後ろにセットした生理食塩水で急速に後押しする．
- ATP はできるだけ原液で投与する．0.1 mg/kg/ 回から開始し，効果（房室ブロックの出現）がなければ 0.3 mg/kg/ 回まで増量できる．半減期は 8 ～ 10 秒と短いが，投与直後に嘔気・胸痛などの不快感を伴うことに注意する（あらかじめ患者に声をかける，鎮静薬を併用するなど工夫してもよい）．繰り返しになるが，気管支喘息既往に注意し，除細動器の準備も忘れずに．

〔原田雅子，髙木純一〕

循環器関連

060 小児で失神を起こす疾患は？

☑ 最初に診るべきポイント

- 失神時の状況，自覚症状（眼前暗黒感，前兆，動悸など）について詳細に問診する．
- 失神・けいれん・若年者の突然死の家族歴を確認する（表1）．
- たとえば，動悸を契機とした失神は不整脈による失神を強く疑う，など．
- 状況性失神の診断は問診が重要である（咳嗽，嚥下，排尿，排便など）．

☑ すぐにするべきこと

- 失神時
  - バイタルサイン測定
  - モニター心電図
  - 血液検査（血液ガス分析，血糖，電解質）
- 失神の原因検索
  - 12誘導心電図
  - 心エコー図
  - 胸部X線
  - 神経緊急疾患を疑えば，頭部CT，MRI，髄液検査など
  - 薬物中毒を疑えば，血液・尿検体の速やかな採取

☑ してはいけないこと

- 基本的な循環器検査（X線，心電図など）を施行せずに，安易に神経調節性失神やてんかんと決めつけ，帰宅させてはいけない．

表1 神経調節性失神と心原性失神の鑑別
（Tretter JT, et al. J Pediatr. 2013; 163: 1618-23[1]より改変）

	心原性失神	神経調節性失神
活動中の失神	65%	18%
突然死を含む家族歴	41%	25%
循環器疾患関連の臨床所見	29%	0%
心電図異常	76%	0%

小児の失神

- 小児の失神は，心原性失神（2%），神経調節性失神（約80%），その他の失神（けいれん性疾患，低血糖など）に大別される．
- 心原性失神は突然死の原因となり得るため，問診，12誘導心電図，ホルター心電図などが非常に重要で，疑ったら専門医への紹介が望ましい．動悸の自覚，運動中の失神，心音異常，心電図異常，心疾患既往，突然死や心疾患の家族歴などは心原性失神を疑う所見である．
- それ以外の失神については，神経調節性失神を疑えば起立試験，神経疾患を疑えば画像検査や髄液検査など原因ごとに精査を進めていく必要がある．

参考文献 1) Tretter JT, Kavey RE. Distinguishing cardiac syncope from vasovagal syncope in a referral population. J Pediatr. 2013; 163: 1618-23.

〔原田雅子，髙木純一〕

循環器関連

061 小児の神経調節性失神はどう治療する？

☑ 最初に診るべきポイント
- 可能性のある基礎疾患を除外する．
- 症状のチェック：全身倦怠感，立ちくらみやふらつき，失神発作，頭痛，食欲不振，気分不良，動悸，睡眠障害，朝起き不良，顔色不良など．

☑ すぐにするべきこと
- 本人・保護者へ正しい知識を説明する（「さぼりや気の持ちようではなく，自律神経のバランスが崩れた疾患である」など）(表1)．
- 学校との連携．

☑ してはいけないこと
- 診療における禁句

  「どこも悪いところはありません」
  「この症状は心の問題だ，気の持ちようだ」
  「学校で嫌なことでもあったの？（といきなり切り出して話す）」
  「これくらい，頑張りなさい」など

表1 非薬物療法

- 日中の臥床を避ける，生活リズムの調整
- 暑気を避ける
- 運動療法（夕方に15分の散歩など）
- 塩分と水分摂取の励行（塩分は10 g/日程度，水分は維持輸液量以上）
- 起立時に頭を心臓の高さに下げる
- 足踏みや両足をクロスして下半身の血液貯留を少なくする
- 弾性ストッキングの着用
- チルト訓練（起立調節訓練法）(本文参照)

チルト訓練

- 図1のように壁にもたれて起立した状態を保つことを1日2回（30分/1回を午前と午後）行う．訓練開始時には数分間の起立しかできないことが多いが，毎日継続することで徐々に起立時間も延長し，2～3週間で改善することもある．

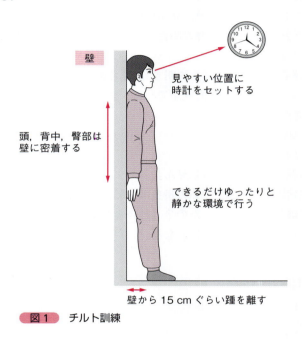

図1　チルト訓練

参考文献　1）日本心身医学会．日本心身医学会ガイドライン集．東京：南江堂；2011．p.2-55．

〔原田雅子，髙木純一〕

泌尿器関連

062 包皮が腫れて痛がっている．どうする？

- ☑ **最初に診るべきポイント**
  ▶ 包皮の腫大，発赤，膿の排出の有無を確認する（図1）．
- ☑ **すぐにするべきこと**
  ▶ 包皮と亀頭の間に綿棒にてリンデロン-VG®軟膏を塗布することにより膿を排出する（図2）．
- ☑ **してはいけないこと**
  ▶ 急性期（発赤，腫大）には，痛みが強いので，包皮を剥離して，亀頭を露出するようなことはしない．

包茎

- 包皮を引っ張って亀頭の露出を試みた時に，包皮口が狭く，露出できないものが真性包茎である．
- 乳児期，幼児期では真性包茎は半数以上にみられる．新生児で尿道口が見えれば治療の必要はない．
- 治療が必要な真性包茎は，尿路感染症の一因と考えられる場合，繰り返す亀頭包皮炎，宗教的理由などの社会的要因によるものである．

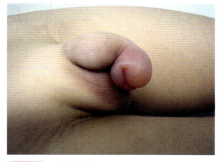

図1　包皮炎
腫大，発赤がみられる．

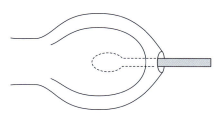

図2　膿の排出
包皮と亀頭の間に，綿棒にてリンデロン-VG®軟膏を塗布することで，膿を排出する．

- ステロイド軟膏療法[1]と用手的包皮拡張法で80%以上は軽快する.
- 家庭で,包皮を陰茎根部方向に引っぱり(用手的包皮拡張法),狭窄部の包皮にステロイド軟膏を塗布する.1日に1～2回,2～4週間行う.
- 包皮を拡張した後には,包皮嵌頓しないように,必ず包皮が被った元の状態に戻すように指導が必要である.
- 学童期の高学年以上で,包皮が炎症などで硬くなった真性包茎は,手術の適応となる.

参考文献　1) Liu J, Yang J, Chen Y, et al. Is steroids therapy effective in treating phimosis? A meta-analysis. Int Urol Nephrol. 2016; 48: 335-42.

[浮山越史]

泌尿器関連

063 母親が乳児のペニスの包皮を無理に剥いたら戻らなくなり，腫れ上がって痛がり泣きやまない．どうすればいい？

✅ 最初に診るべきポイント
- まずペニスの視診を十分に行う．包皮が裂けて浮腫状になっただけかもしれないので落ち着いて観察すること．
- 包皮が完全に剥けて，亀頭部とともに大きく腫大しているならば，嵌頓包茎である．

✅ すぐにするべきこと
- まず保護者（ほとんどが母親である）を落ち着かせる．
- ペニス全体にキシロカイン®ゼリーを塗布することにより，包皮の滑りをよくすること．
- 左手でペニスの腫れていない部分を持ち，右手の指3本で腫大した亀頭部をゆっくり，包み込むように圧迫する．これによりうっ血した血液が中枢側へ戻り亀頭部が縮小してくる．この手技を繰り返しながら左手で掴んでいる包皮を末梢方向へ戻すと整復可能である．

✅ してはいけないこと
- 10分以上経過しても戻らなければ，それ以上行わずに専門医（泌尿器科か小児外科）に紹介する．

嵌頓包茎

- 最近，ネット社会の影響からか母親が我が子のペニスの状態に対して関心が高く，包茎に対して必要以上に心配するケースが増えている．ネット上には様々な情報が氾濫しており，中には医師ではない人間の意見が掲載されているサイトもある．さらに母親たちは自分にない我が子の男性器を戸惑いながら扱い，無理な処置を行って発症するのが嵌頓包茎である．
- 小児の包茎に関しては，欧米やアジア各国と我が国とでは文化人類学や宗教的にその考え方が大きく異なり，どの考え方が正しいことかを一元的に決められないところに問題がある．また，医師の間でも決定的に質の高いエビデ

ンスが存在しないために，泌尿器科医・小児科医・小児外科医で議論の分かれる部分が多いのもまた事実である．

- しかし乳児期にはほとんどが内板と亀頭部は癒着しているので，これを無理して剥がす必要はまったくない．乳児期を過ぎてもバルーニング（先端が狭くて尿が先端の包皮内で風船のように膨張すること）や亀頭包皮炎（包皮先端と亀頭部が感染性炎症のため発赤，腫脹，膿分泌）以外は手術になることも少なく，ステロイド軟膏治療を併用しながら手術は可能な限り行わない方がよい．

- だが，いまだに乳児期から母親に剥かせるように指導する医師もいて，そのために嵌頓包茎を呈する患児も多くなったように感じる．ペニスの発育と癒着の程度および包皮の変化（自然に亀頭部が露出してくる状態）は個人差が大きく，デリケートな問題なので，経験豊富な小児外科医や小児専門の泌尿器科医に紹介するのが安全である．

〔靏　知光〕

[泌尿器関連]

064 嵌頓包茎の用手整復はどうする？

✓ 最初に診るべきポイント
▶ 嵌頓包茎とは，包皮の翻転により包皮口狭窄部がリングとして冠状溝にはまり込み，亀頭充血と包皮内板浮腫をきたし，元に戻らなくなった状態である．

✓ すぐにするべきこと
▶ いつ，誰が包皮を翻転したか聴取する．
▶ 浮腫が強くない場合は用手整復を試みる．

✓ してはいけないこと
▶ 時間の経過とともに用手整復困難となるので，様子をみたりせずただちに整復する．
▶ 長時間経過し浮腫が強い場合は自分で診ようとせずただちに泌尿器科に紹介する．

嵌頓包茎の用手整復
- 小児では陰茎が小さいので，陰茎根部に滑り止めにガーゼを巻いて左（右）手で支持し，右（左）手で亀頭の充血と包皮内板の浮腫を圧迫し，できるだけ縮小させてリングの中に押しこむ．

〔森下直由〕

泌尿器関連

065 包皮の処置をする際に痛みをとる方法は？

☑ **最初に診るべきポイント** ‥‥‥‥‥‥‥‥‥‥‥‥‥‥‥‥‥‥‥‥‥‥
- 陰茎背神経ブロックの適応（嵌頓包茎の整復や包皮外傷の縫合など）の確認
- 合併外傷の確認（特に尿道損傷の有無→尿道断裂が疑われる場合は専門医へコンサルト）
- 受傷機転の評価（虐待の可能性の評価を含む）

☑ **すぐにするべきこと** ‥‥‥‥‥‥‥‥‥‥‥‥‥‥‥‥‥‥‥‥‥‥‥‥
- 必要に応じて圧迫止血

☑ **してはいけないこと** ‥‥‥‥‥‥‥‥‥‥‥‥‥‥‥‥‥‥‥‥‥‥‥‥
- 過度な痛みや恐怖を与えない．
- アドレナリンが添加されている局所麻酔薬を使用してはいけない．

陰茎の神経（陰茎背神経）ブロック

① 局所麻酔薬（アドレナリン非添加の1％リドカインなど），消毒薬，26Gの注射針，1〜5 mLのシリンジ，ガーゼを準備する．
② 陰茎根部を消毒する．
③ 陰茎基部の皮膚溝の2時あるいは10時の方角に針を挿入し（図1），皮下

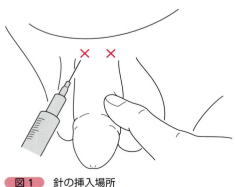

図1　針の挿入場所

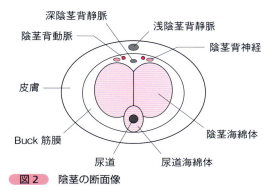

図2　陰茎の断面像

数 mm のところにある Buck 筋膜（図 2）を貫く．この際貫く感触があるはずである．
④逆血のないことを確認し，1 〜 2 mL の局所麻酔薬を注入する．
⑤ 5 分前後で効果がみられるはずである．

参考文献　1）安田　幹．神経ブロック（陰茎背神経ブロック）．In: 井上信明，編．こどもの救急手技マニュアル．1 版．東京: 診断と治療社; 2014. p.55-6.

〔井上信明〕

泌尿器関連

066 おちんちんがファスナーに挟まったらどうする？

☑ 最初に診るべきポイント
- ▶受傷の程度と期間を評価する．
- ▶陰茎や亀頭も挟み込んでいる場合は，専門医へのコンサルトを考慮する．

☑ すぐにするべきこと
- ▶ファスナーに挟まれている部分を確認する．
- ▶神経ブロックを含む局所の疼痛管理で施行可能か，鎮静を含めた鎮痛が必要なのかを評価する．

☑ してはいけないこと
- ▶過度に痛みや恐怖を与えない．

包皮がファスナーに挟まった時の対処法

①ミネラルオイルを包皮周囲に浸潤させ10分間ほど待つ．これだけで解除できることもある．

②包皮を軽く牽引する．スライダーとエレメントの隙間に挟まれている場合は，スライダーを下方に引くことで解除できる可能性がある．この手法で解除できない場合は，次の手法を試みる．

■包皮がエレメント同士の間に挟まれている場合

①包皮が挟まれてエレメント間に隙間が生じている場合は，隙間に細い棒を挿入してエレメントを外していく．

②ワイヤーカッターなどを用い，包皮が挟まれた部分より下方のエレメントを切断する．

■包皮がファスナーのスライダーとエレメントの隙間に挟まれている場合

①ワイヤーカッターなどを用い，ダイアモンド部分を切断する（図1）．

②スライダー周囲のエレメントを切断（図2），続いてスライダーの横板をペンチで挟み込むと，スライダーとエレメントの間に隙間ができ，包皮が解除されやすくなる（図3）．

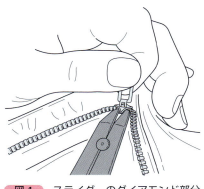
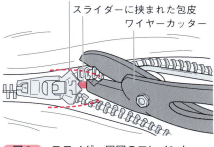

図1 スライダーのダイアモンド部分を切断
かなり力が必要である．

図2 スライダー周囲のエレメントを切断

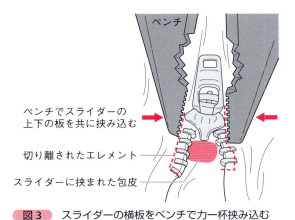

図3 スライダーの横板をペンチで力一杯挟み込む

参考文献
1) King C, Henretig FM. Management of zipper injuries. Pocket Atlas of Pediatric Emergency Procedures. Philadelphia: Lippincott Williams & Wilkins; 2000. p.268-9.
2) 井上信明．包皮ファスナー外傷．In：許　勝栄，編．これ一冊で小外科，完全攻略．1版．東京：日本医事新報社；2014. p.165-9.

［井上信明］

泌尿器関連

泌尿器関連

067 陰嚢の左右の大きさが違う．どうする？

☑ 最初に診るべきポイント
▶ 触診して，鼠径ヘルニアとの鑑別をする．透光性を確認する（図1）．
▶ 停留精巣との合併もあるので，精巣の位置を確認する．

☑ すぐにするべきこと
▶ 超音波検査で水腫・精巣の位置・大きさ・内部エコーを確認する．

☑ してはいけないこと
▶ 水腫を穿刺しない．小児の水腫は交通性であるので穿刺により軽快はしない．患児に痛い思いをさせるだけである．

陰嚢水腫，精索水腫

- 新生児期には多くみられるが，1歳までにはほとんどが軽快する．
- 日内変動がある．活動後の夕方には大きくなるが，安静後の朝には小さくなる．
- 透光性があるが，嚢胞性の精巣腫瘍の可能性があるので，超音波検査にて確認することが必要である．
- 患側精巣が小さくなるとの報告[1]もあり，2歳すぎで，半年間以上軽快しないものは手術適応となる．

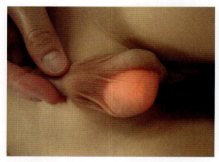

図1 陰嚢水腫
透光性がある．

参考文献 1) 大浜和憲，広谷太一，石川暢己，他．陰嚢水腫は精巣の発育に影響を与えるか？―エコーによる精巣の大きさ測定．小児外科．2013; 45: 237-42.

［浮山越史］

泌尿器関連

068 停留精巣…手術はいつ頃がよいのか？

✓ 最初に診るべきポイント
- 本当に停留精巣か，慎重に診察を行うこと．小児外科に紹介されてくる大半が移動精巣である．
- 単に陰嚢を触れるだけではダメ．左手で患児の両鼠径部を頭側から陰嚢の方向へ V 字型に圧迫しながら右手で陰嚢部を触診する．これで大部分の移動精巣が除外可能である．
- それでも精巣を触知しない場合は，鼠径部を繊細に触診してみる．鼠径管内に精巣を触れることもある．

✓ すぐにするべきこと
- 乳児であれば 1 歳になって，それ以上の年齢ならばただちに小児外科あるいは小児専門の泌尿器科に紹介する．
- 停留精巣であれば遅くとも 2 歳までには手術の必要があると説明する．

✓ してはいけないこと
- 4，5 歳まで様子を見ていてもよいとは絶対言ってはいけない（いまだに時々小児科でそのように説明されたというケースがある）．
- 妊孕性の説明などデリケートな問題には言及せず，専門医に任せる．

停留精巣の検診と手術時期

- 最近，検診で停留精巣と指摘されて外来受診する乳幼児では，そのほとんどが移動精巣であることが多い．本来，乳幼児の精巣は外気温などの環境条件などによってある程度上下移動することもあり，本当の停留精巣症例はかなり限られてくる．乳児検診では単に陰嚢を触れるだけでなく，前述したようなコツで診察してほしい（図 1）．手術時期は現在日本小児泌尿器科学会のガイドラインによれば 2 歳までに行った方がよいとされている[1]．小児外科ではもう少し早めの 1 歳半前後に行うのが一般的であるが，検診時の説明は 2 歳までと覚えておくことを勧める．過去の中途半端な知識は命取りとなる．最低限の説明を行い，保護者をできる限り安心させて専門医に任せる

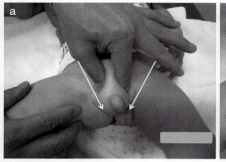 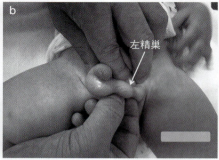

図1 陰囊の触診法
鼠径部を鼠径管の方向に沿って上方から陰囊方向へ圧迫する（a）．その後右手で精巣を確認する（b）．この症例は左停留精巣として紹介されたが，移動精巣であった．

ことが肝要である．紹介は遅くとも1歳時には行うこと．
- 本疾患は患児の一生を左右するほどデリケートな疾患である．古い中途半端な知識で説明するとトラブルの原因となる．迅速な専門医への紹介が肝要である．

参考文献 1）日本小児泌尿器科学会学術委員会，編．停留精巣診療ガイドライン．日本小児泌尿器科学会ホームページ．
http://jspu.jp/ippan_018.html

〔靏　知光〕

泌尿器関連

069 突然，小学生の男児が睾丸痛（陰嚢部痛）を訴えて受診してきた．どうする？

☑ 最初に診るべきポイント
- 通常，徐々にあるいは急に「玉が痛くなった」と訴えて来院する．
- 特殊な疾患ではなく，まず外傷を疑うこと．いじめ・喧嘩かもしれない．
- よほど重症で特殊なものでない限り，鼠径ヘルニアで陰嚢部痛を訴えることはない．
- 精巣捻転・精巣付属器捻転・精巣上体炎（意外と多い）の 3 つを思い出す．

☑ すぐにするべきこと
- 陰嚢腫大の有無，精巣自体が痛いのかどうかのチェック，陰嚢部皮下出血の有無を十分に診察する．
- 可能な機器があればエコーで精巣の血流を確認する．

☑ してはいけないこと
- 根拠のない経過観察をしてはならない（精巣捻転の場合，ゴールデンタイムを逃すことになりトラブルの原因となる可能性が大きい）．
- 外来で必要以上に待たせてはいけない（あくまでも救急疾患である）．

急性陰嚢症

- 突然の睾丸痛を訴える患児を診た場合（小学校高学年～中学生：思春期に多い），まず打撲などの外傷を除外するため，十分な問診は基本である．
- 外傷ではないと判明したら，上記 3 疾患を考えるが，特に精巣捻転の場合は血流再開までのゴールデンタイムが短いので（重症例では 6 ～ 8 時間），躊躇せず泌尿器科専門医か小児外科医に紹介すべきである．精巣付属器捻転（精巣垂捻転，精巣上体垂捻転など）の場合は症状も軽いことが多いが，精巣捻転の軽症例とは区別が困難なので，紹介した方が安全である．
- 精巣上体炎の場合は痛みが捻転ほど激烈でなく，発症もゆっくり痛みが増してくることが多い．この場合も最終的な鑑別は困難なことが多いので，カラードップラー法が可能なエコーがあれば，まず血流の有無を確認して素早く専門医に連絡することを勧める[1]．

参考文献 1) 黒田達夫, 村上祐二. 腸重積症. In: 日本小児救急医学会教育・研修委員会, 編. ケースシナリオに学ぶ小児救急のストラテジー. 1版. 東京: へるす出版; 2009. p.150-6.

〔霊 知光〕

泌尿器関連

070 精巣捻転症の用手整復はどうする？

☑ 最初に診るべきポイント
- ▶ 小児急性陰嚢症のほとんどは精巣捻転症か精巣垂捻転症である．
- ▶ 下腹痛や鼠径部痛でも精巣捻転症の可能性を常に念頭に置いておく．
- ▶ 過去に同様の症状はなかったか（間欠性捻転）も聴取する．

☑ すぐにするべきこと
- ▶ 精巣全体が腫れて硬くなり，圧痛があることより精巣捻転と診断できる．
- ▶ 視診・触診により二次的炎症（陰嚢浮腫など）の程度を調べる．
- ▶ 発症 6 時間以内で二次的炎症がなければ用手整復を試みる．

☑ してはいけないこと
- ▶ 整復成功と判断しても不完全な整復や再捻転の可能性もあるので，注意深いフォローを忘れない（翌日も受診させる）．
- ▶ 二次的炎症があれば整復に成功しても疼痛は持続し確認手術を要するため，二次的炎症が必発である発症 6 時間超は自分で診ようとせずに，ただちに泌尿器科医に紹介する（ただし手術前提の整復は捻転時間短縮と精巣血行の術中確認に有用）．

精巣捻転症の用手整復

- ・左手で精索を持ち，右手で精巣を少し内外旋させて回りやすい方向を決める（外旋にこだわらない）．
- ・精巣を回転（最初は 180°くらい）させ，さらに精巣を上下させるように数回動かす．
- ・精巣が軟らかくなり圧痛が消失するまで整復手技を 5 分程度の間隔で繰り返す．

〔森下直由〕

泌尿器関連

071 女児の陰部の診察が必要となったら？

☑ 最初に診るべきポイント
- ▶ 虐待の可能性の確認
- ▶ 受傷機転の確認
- ▶ 合併損傷の評価（特に尿道損傷，骨盤骨折など）

☑ すぐにするべきこと
- ▶ 必要に応じて圧迫止血
- ▶ 必要に応じて疼痛管理

☑ してはいけないこと
- ▶ 十分な説明なく診察を行ったり，不必要に不安にさせてはいけない．
- ▶ プライバシーへの配慮を欠く診療をしてはいけない．

女児の陰部の診察法について

- 許される状況であれば，保護者は同席してもらい，患児の頭側についてもらう．女性看護師など女性医療者に同席してもらう．
- 診察の目的，診察方法について，できる限り平易な言葉で患児に説明を行う．
- 体位は仰臥位での frog-leg ポジション（仰臥位になり，足の裏を合わせて膝を開く体位），仰臥位あるいは腹臥位での胸膝位，あるいは保護者の膝の上での開排位がよい．タオルなどで下腹部を覆う．
- 診察者は，患児の足側に移動し，背後からライトをあてると観察がしやすい．診察者の母指と示指で大陰唇をつまみ，側方に開くというよりは診察者の手前に引っ張るように広げると，よく観察できる．
- 年少児ではどうしても診察に協力してもらえない場合があるが，時に鎮静が必要となることもある．

参考文献
1) 大部敬三，金子真也，岩元二郎，他．児童虐待（性的虐待）．In: 吉田一郎，編監訳．APLS 小児救急学習用テキスト．原著第4版．東京：診断と治療社；2006．p.327-38．
2) 上段あずさ．女児外性器の診察の仕方．In: 井上信明，編．こどもの救急手技マニュアル．1版．東京：診断と治療社；2014．p.116-7．

〔井上信明〕

皮膚関連

072 眼瞼周囲の発赤・腫脹を診たら，どうする？

✓ 最初に診るべきポイント
▶ 眼窩周囲の発赤・腫脹をきたす疾患は多いが，鑑別は比較的容易である．

✓ すぐにするべきこと
▶ 視診で眼窩周囲蜂窩織炎と眼窩蜂窩織炎を鑑別することは困難である．いずれかを疑ったら画像検査（造影 CT）を施行する．

✓ してはいけないこと（気をつけること）
▶ 頻度は低いが，眼窩蜂窩織炎を見逃してはいけない．症例によっては外科的処置が必要になる．

眼瞼周囲の発赤・腫脹の鑑別診断

- アトピー性皮膚炎：下眼瞼の皮膚の乾燥と発赤がみられ，瘙痒感が特徴である．
- アナフィラキシー：全身に膨隆疹が出現するが，顔面では口唇と眼球の腫脹が目立つ．
- ネフローゼ症候群：全身性の浮腫，特に下腿部の圧痕浮腫（pitting edema）が特徴であり，尿蛋白が陽性になることから容易に診断できる．
- クインケの浮腫：血管神経性浮腫ともいう．眼瞼と口唇の浮腫が主要な症状で，痒みはない．2〜3日で自然に消失することが多い．多くは原因不明であるが，遺伝性の場合もある．
- 伝染性単核球症：しばしば眼瞼浮腫がみられる．頸部リンパ組織の腫脹により静脈系が圧迫され，静脈圧が上昇することによる浮腫と考えられている．
- 眼窩周囲蜂窩織炎：顔面の外傷や昆虫の刺し口の感染が契機になっていることが多い．
- 眼窩蜂窩織炎：多くは副鼻腔炎の波及による．眼球突出，眼球運動の異常，視力障害を伴うことがある．稀ではあるが眼窩内の炎症が髄液腔に波及して，細菌性髄膜炎を合併することもある．

［船曳哲典］

皮膚関連

073 伝染性膿痂疹（とびひ）の治療のコツは？

☑ 最初に診るべきポイント
- ▶ 乾性膿痂疹（溶連菌による）か，水疱性膿痂疹（黄色ブドウ球菌による）かを見極める．
- ▶ 発症からどのくらいの時間が経過しているか，再燃を繰り返しているかを聴取する．
- ▶ 膿痂疹の周囲が黒ずむなど色素沈着を起こしていないかを診る．

☑ すぐにするべきこと
- ▶ 培養は不可欠であり，必ず行い，MRSAか否かを評価すべきである．
- ▶ 反復再燃している場合はMRSAによることが多いが，その場合には家族内感染も少なくないので他の家族の感染も尋ねておく．
- ▶ 周囲の皮膚が色素沈着していたり，慢性的に（数カ月の）増悪寛解をしている場合には黄色ブドウ球菌毒素に対するアレルギーを有していることがあるため，RASTチェックを行う．

☑ してはいけないこと
- ▶ 黄色ブドウ球菌にはゲンタマイシンはほぼ無効であるので，安易にゲンタシン®軟膏を処方しない．
- ▶ 乾燥させた方が経過がよいので，ガーゼなどでの患部の被覆は行わない．

伝染性膿痂疹（とびひ）

- 伝染性膿痂疹は水疱性膿痂疹と非水疱性膿痂疹（痂皮性膿痂疹）に分けられるが，前者の起炎菌は黄色ブドウ球菌，後者は溶血性連鎖球菌であることが知られ，その比率は前者が90％以上，後者が10％以下であり，後者の場合は黄色ブドウ球菌との混合感染がほとんどである．
- 伝染性膿痂疹のほとんどが黄色ブドウ球菌により起こっているが，その中でのMRSAの比率は50〜60％を占める状況である．すなわち，抗菌薬の選択において，MRSAを念頭に置く必要がある．
- 経口抗菌薬による治療が絶対に必要だということはないが，早く治す（確実

に根治する）という観点からは経口抗菌薬を 3 ～ 5 日間服用することは有用性があると考える．

- MRSA の頻度が半数以上であることを考慮すれば，MRSA に強い抗菌薬を選ぶ必要がある．実際に用いているのは ST 合剤（0.07 ～ 0.09 g/kg/日，分 3）である．
- 局所療法としては MRSA にも強いイソジン® 消毒薬を用いて日に 3 ～ 4 回消毒を行い，局所を乾燥させることが最も効果的である．ガーゼなどで被覆しないことを徹底している．また，消毒だけでも十分であるが，外用薬を用いるのであればフシジン酸（フシジンレオ® 軟膏）を用いている．
- 保育園の登園において，他の園児への感染を恐れて園からガーゼなどによる被覆を求められる時には，イソジン® ゲル軟膏を十分に塗布して，その上から被覆することを勧めている．
- 治りが悪いケースは，痒みが強かったり，膿痂疹周囲が黒く変色したりする場合である．この場合には，ブドウ球菌毒素 A および B に対するアレルギーを有している場合があるので，IgE およびこれらの毒素の RAST をチェックし，陽性の場合には抗アレルギー薬を併用すると効果的である．

〔市川光太郎〕

皮膚関連

皮膚関連

074 蕁麻疹を診たらどう対応する？

✓ 最初に診るべきポイント

- ▶通常の蕁麻疹の場合，多くはかゆみを伴う膨疹（紅斑を伴う一過性，限局性の浮腫）で，24時間以内に消褪し，色素沈着・落屑などを伴わない．
- ▶皮膚症状以外の神経，呼吸器，循環器，消化器症状があれば，アナフィラキシーを疑う．
- ▶アナフィラキシーによる皮膚症状と判断した場合は，アナフィラキシーの対応に準じてただちに処置を開始する．

✓ すぐにするべきこと

- ▶詳細な病歴聴取を行い，病型（表1）を診断する．
- ▶症状が軽度の場合は経過観察でよい．
- ▶特発性の蕁麻疹の場合は，ヒスタミンH_1受容体拮抗薬を内服させ，皮疹の

表1　蕁麻疹の主たる病型

Ⅰ．特発性の蕁麻疹
　　1．急性蕁麻疹
　　2．慢性蕁麻疹
Ⅱ．刺激誘発型の蕁麻疹（特定刺激ないし負荷により皮疹を誘発することができる蕁麻疹）
　　3．アレルギー性の蕁麻疹
　　4．食物依存性運動誘発アナフィラキシー
　　5．非アレルギー性の蕁麻疹
　　6．アスピリン蕁麻疹（不耐症による蕁麻疹）
　　7．物理性蕁麻疹（機械性蕁麻疹，寒冷蕁麻疹，日光蕁麻疹，温熱蕁麻疹，遅延性圧蕁麻疹，水蕁麻疹，振動蕁麻疹〔振動血管性浮腫〕）
　　8．コリン性蕁麻疹
　　9．接触蕁麻疹
Ⅲ．血管性浮腫
　　10．特発性の血管浮腫
　　11．外来物質起因性の血管性浮腫
　　12．C1エステラーゼ阻害因子（C1-esterase inhibitor：C1-INH）の低下による血管性浮腫（遺伝性血管性浮腫〔HAE〕，自己免疫性血管性浮腫など）
Ⅳ．蕁麻疹関連疾患
　　13．蕁麻疹様血管炎
　　14．色素性蕁麻疹
　　15．Schnitzler症候群
　　16．クリオピリン関連周期熱（CAPS）

表2	蕁麻疹の病態に関与し得る増悪・背景因子

1. 感染
2. 疲労
3. 時刻
4. ストレス
5. IgE または高親和性 IgE 受容体に対する自己抗体（慢性蕁麻疹）
6. アトピー性皮膚炎
7. 食事中の防腐剤，人工色素，サリチル酸
8. 食事中のヒスタミン（サバ，マグロなど）
9. 仮性アレルゲンを含む食品（豚肉，タケノコ，もち，香辛料など）
10. 薬剤（NSAIDs，防腐剤，コハク酸エステル，ACE 阻害薬，ARB，造影剤など）
11. 膠原病および類縁疾患
12. 寒冷凝集素（寒冷蕁麻疹に対して）
13. 蕁麻疹を伴う症候群
14. その他の内臓病変

消失をはかる.
▶ 皮疹を誘発している原因・悪化因子（表 2）が同定できれば除去・回避を行う.

☑ してはいけないこと ···

▶ 全身を温めてはいけない（寒冷刺激が疑われる場合は冷やさない）.

▶ 血液検査は異常が見つからないことが多く，必須ではない.

▶ ステロイド外用薬は蕁麻疹の症状を抑制するための治療法として推奨されない.

蕁麻疹の治療薬

▪ 抗ヒスタミン薬の内服（年齢により以下より適宜選択する）

例： ザイザル® シロップ（6 カ月以上）　2.5 mL/日　分 1
　　　　　　　　　　　　　　（1 歳以上）　　　5 mL/日　分 2
　　　　　　　　　　　　　　（7 歳以上）　　10 mL/日　分 2
　　　アレロック®　　　　　（2 歳以上）　　2.5 mg/日　分 2
　　　　　　　　　　　　　　（7 歳以上）　　　5 mg/日　分 2
　　　アレジオン®　　　　　（3 歳以上）0.5 mg/kg/日　分 2
　　　　　　　　　　　　　　（7 歳以上）0.5 mg/kg/日　分 2
　　　　　　　　　　　　　　（1 日投与量として 20 mg を超えないこと）

クラリチン®　　　　（3歳以上）　　　5 mg/日　分1
　　　　　　　　　　　（7歳以上）　　　10 mg/日　分1

- 抗ヒスタミン軟膏
  例: レスタミン®軟膏塗布

参考文献　1）秀　道広, 他. 蕁麻疹診療ガイドライン. 日皮会誌. 2011; 121: 1339-88.

　　　　　　2）亀好良一, 秀　道広. 蕁麻疹・血管性浮腫. In: 海老澤元宏, 他編. 小児科臨床ピクシス5年代別アレルギー疾患への対応. 1版. 東京: 中山書店; 2009. p.154-7.

〔水田麻雄, 上谷良行〕

皮膚関連

075 凍傷（しもやけ）には塗り薬は効く？

☑ 最初に診るべきポイント

- 凍傷（しもやけ）かどうかの正確な判断が必要であり，手足の末端が中心病変であることを確認する．
- 全体的に腫れぼったく赤くなっているかどうか，痛痒さを訴えているかどうかの確認が不可欠．

☑ すぐにするべきこと

- 虐待（身体的・ネグレクト）の可能性がないかどうか，子どもの言動から親からの問診を含めて，衣類・全身皮膚の状況を把握する．

☑ してはいけないこと

- 凍傷（しもやけ）自体を知らない保護者も多いので，結果を責めるような言動は行わない．

凍傷（しもやけ）の治療法

- 一般的には患部を温水でじっくり温めて，よくマッサージをすることが一番である．
- 外用療法としてはザーネ®軟膏を塗布するが，痒みに対しては特に痒み止めは処方していない．
- 足の凍傷（しもやけ）の場合には，民間療法として，靴の中に刻んだ赤唐辛子をひとつまみ（4～5切れ，種を含めて）入れて靴を履いていると温もって治る（素足で履いたり，たくさん入れすぎると，加熱しすぎて熱傷のようになるので注意が必要）．

［市川光太郎］

頭部外傷関連

076 子どもの頭部外傷にはどのように対応したらよい？

☑ 最初に診るべきポイント
- 外観，呼吸，循環を確認し，意識レベルの評価に入る．
- 頭部の詳細な診察は，呼吸循環の安定化を確認した後に開始する．

☑ すぐにするべきこと
- 外観，呼吸，循環，意識レベルが正常であれば，保護者などから病歴を注意深く聴き，受傷機転の理解に努める．
- バイタルサインに異常を認めた場合は，躊躇せず蘇生処置を実施する．
- 循環動態が不安定な場合，腹腔内の実質臓器損傷などにより潜在的な出血がないか確認する必要がある．
- 意識障害を認める場合，気道の開通性に十分な注意を払いながら，迅速に神経所見をとり，画像診断に進む．
- 途中でけいれん発作を認めたら，頓挫するまで観察する（1分程度）．頓挫しない場合には，抗けいれん薬を投与し，けいれんを止める．

☑ してはいけないこと
- 外観とバイタルサインの確認をせずに頭部の画像診断に走ってはならない．
- CT画像の過剰な実施あるいは手控えはしない．
- 低血圧・低酸素を放置しない．
- 頸椎評価を意識しない診察をしてはならない．

子どもの頭部外傷の疫学
- 国内には小児頭部外傷の発生頻度を知るために有用な統計が存在しない．米国 Centers for Disease Control and Prevention（CDC）の疫学調査結果が参考になる．
- 米国では年間
  - 1,700,000人の外傷性脳損傷（TBI: traumatic brain injury）が発生
  - 1,360,000人が救急受診
  - 275,000人が入院

- 52,000 人が死亡

このうち，14 歳未満の小児患者に限定すると，

- 510,000 人の TBI 発生が推定
- 474,000 人が救急受診
- 35,000 人が入院
- 2,000 人が死亡

と報告されている.

〔荒木　尚〕

頭部外傷関連

077 乳幼児の頭部外傷を診る時注意する点は？

☑ 最初に診るべきポイント
- ▶ 受傷機転と成長・発達に見合った運動機能が合致するか考察する．
- ▶ 身長・体重・頭囲を計測し，体型・皮下脂肪の厚み・筋量などを観察する．
- ▶ 年齢に応じて，好発する受傷機転を念頭に置く（虐待による受傷など）．
- ▶ 妊娠・分娩・養育歴を確認する．可能なら母子手帳の記載を確認する．

☑ すぐにするべきこと
- ▶ バイタルサインの計測と確認を行う．子細な神経所見にこだわりすぎない．
- ▶ 頭部以外，全身の皮膚所見や背面，四肢，臀部や陰部などの部分も観察する．
- ▶ 母親（父親）の様子にも注意を払い，挙動に不審な点などないか観察する．

☑ してはいけないこと
- ▶ 家族に対してむやみに「大丈夫だ」と説明しない．
- ▶ 有事再診を指示せずに帰宅させない．
- ▶ 不審な点に気がつきながら，両親の説明を鵜呑みにしない．

子どもの年齢と頭部外傷について

■ 乳児（2〜4カ月）
- 虐待による受傷が多い．
- 自転車の転倒，自転車かごからの墜落，親の腕・抱っこひも，クーハンなどからの墜落が多い．

■ 幼児
- 虐待による受傷の比率が減り，高所墜落が最多．身体的には発達しても危険回避能力は獲得されていないため，階段，家具，遊具からの転落が多い．
    - 0〜4歳: 重症度が高い．
    - 5〜9歳: 重症度はやや低いが，体幹の損傷が増加する．

■ 学童期
- 交通事故が主体となる．歩行中や自転車乗車中の衝突事故が多い．自動車に跳ねられるエネルギーにより，重度の脳損傷を受ける傾向にある．ヘルメッ

トの着用や交通ルール教育が重要.

- 以下の点は子どもの特徴でもある.
  - 車のバンパーの高さが胸腹部に当たるため反動で頭部を地面に打ち付けやすい.
  - 車体への乗り上げによるフロントガラスへの頭部の打ち付けは少ない.

思春期

- スポーツ関連や交通事故による軽症例が増加. バイク乗車率が増加し重症外傷の発生率も高い.
- 多くは「びまん性脳損傷」の原因となる.

〔荒木　尚〕

頭部外傷関連

頭部外傷関連

078 頭部外傷後，意識障害のある子どもを診察する時注意すべき点は？

☑ 最初に診るべきポイント
- 大きな声で呼びかけ，反応があるかどうか観察する．
- 気道の開通性と呼吸を観察し，異常を認めた場合すぐに蘇生処置を行う．
- 橈骨動脈や頸動脈を触知して脈拍数を確認する．
- 外表に活動性出血がないか確認し，あればすぐに圧迫止血する．

☑ すぐにするべきこと
- 近くにいる人に救急車の要請を依頼する．
- 脈拍が触知できなければ，すぐに胸骨圧迫を開始しながら AED を要求する．
- 院内であれば酸素投与，静脈路確保を行い，補液を開始する．
- 鎮静の要否について判断し，画像診断を行う．

☑ してはいけないこと
- 子どもを抱っこして搬送しない．
- けいれんが起きた際，口腔内に余計なものを押し込まない．
- バイタルサインの安定化を確認せずに画像検査へ進まない．

頭部外傷の子どもを帰宅させる前にチェックすべき点
- 頭部外傷の診察は 3 つの点について考えながら進めるとよい．
    - ①画像検査の適応があるかどうか＝放射線被曝を許容できる懸念や異常があるか
    - ②頭蓋内圧（ICP）亢進の症候があるか，今後亢進する可能性があるか
    - ③帰宅が可能か，帰宅後の急変に対応できる地域に診療体制があるか

診察時の注意
- 目の前の子どもの臨床所見が何よりも重要な診療の情報である．
- 意識レベル，神経学的所見，頭部局所の様子，全身を繰り返し観察し評価する．
    - ①意識レベル：年齢により評価が容易でないこともある．Japan Coma

Scale（JCS）（表1），Glasgow Coma Scale（GCS）（表2），小児 GCS（表3）を用いて正確に評価する．

②年齢に応じた発達を意識しながら神経所見を確認する．

③局所の皮膚の状態，皮下血腫の有無を観察する．骨折線が触知できることもある．頭蓋底骨折の臨床所見も確認する．

④外観をよく観察し，普段の様子と異なるかどうかを確認する．

- 小児頭部外傷の90％は軽症で帰宅可能であるが，以下のような病歴を認める際には慎重な観察を要することもある．
  - コンクリート面への墜落
  - 子どもの頭部への鈍的かつ低速な荷重（押し付ける，押しつぶすなど）
  - 子ども用椅子（1 m 程度）に体が固定されたまま後方に転倒，後頭部を床に打撲

このような場合，頭蓋骨骨折を生じた実例がある．

- PECARN[3]（表4）は臨床的に重要な頭部外傷（clinically important traumatic brain injury：ciTBI）の描出をアウトカムとしている（表5）．「線状骨折」（図1）を始め，ciTBI に含まれない損傷の有無は PECARN

頭部外傷関連

表1　Japan Come Scale（JCS）

（太田富雄，他．脳卒中の外科研究会講演集．1975；3：61-8[1]）

Ⅲ．刺激をしても覚醒しない状態（3桁の点数で表現） （deep coma, coma, semicoma）
300．痛み刺激に全く反応しない 200．痛み刺激で少し手足を動かしたり顔をしかめる 100．痛み刺激に対し，払いのけるような動作をする
Ⅱ．刺激すると覚醒する状態（2桁の点数で表現） （stupor, lethargy, hypersomnia, somnolence, drowsiness）
30．痛み刺激を加えつつ呼びかけを繰り返すと辛うじて開眼する 20．大きな声または体を揺さぶることにより開眼する 10．普通の呼びかけで容易に開眼する
Ⅰ．刺激しないでも覚醒している状態（1桁の点数で表現） （delirium, confusion, senselessness）
3．自分の名前，生年月日が言えない 2．見当識障害がある 1．意識清明とは言えない

注　R：Restlessness（不穏），I：Incontinence（失禁），A：Apallic state または Akinetic mutism
たとえば 30R または 30 不穏とか，20I または 20 失禁として表す．

| 表2 | Glasgow Coma Scale（GCS）（Teasdale G, et al. Lancet. 1974; 2: 81-4[2]） |

1. 開眼（eye opening, E）	E
自発的に開眼	4
呼びかけにより開眼	3
痛み刺激により開眼	2
なし	1
2. 最良言語反応（best verbal response, V）	**V**
見当識あり	5
混乱した会話	4
不適当な発語	3
理解不明の音声	2
なし	1
3. 最良運動反応（best motor response, M）	**M**
命令に応じて可	6
疼痛部へ	5
逃避反応として	4
異常な屈曲運動	3
伸展反応（除脳姿勢）	2
なし	1

正常では E, V, M の合計が 15 点，深昏睡では 3 点となる．

| 表3 | Glasgow Coma Scale（全年齢用） |

	成人，4歳以上	4歳未満の小児	乳幼児
開眼 （E）	4 自発的 3 呼びかけに 2 痛みに 1 反応なし（開眼せず）	→ → → →	→ → → →
言語反応 （V）	5 反応正常	見当識正常，社交的応答	喃語 （アーウー，バブバブ）
	4 混乱した会話	見当識障害，混乱した会話， 機嫌は直る，覚醒している	興奮した泣き声
	3 発語あるが無意味	不適当な言葉，機嫌は直らない， 覚醒していない	痛みへの泣き声
	2 うめき，理解不能音	理解不能，興奮，落ち着きのなさ， 覚醒していない	痛みへのうめき
	1 反応なし（発語なし）	→	→
最良運動 反応 （M）	6 指示に従う 5 痛み部位を認識する 4 痛みに反応または逃避 3 除皮質屈曲（上肢異常屈曲） 2 除脳伸展（四肢異常伸展） 1 反応なし	正常，自発的運動 → 痛みに逃避 → → →	→ 触れると逃避 → → → →

表4　PECARN による CT 適応の判断

● 2 歳未満の場合
・意識の変容
・皮下に触知できる骨折線
・高エネルギー外傷*
・5 秒以上の意識消失
・普段との様子の違い
・皮下血腫等の有無

● 2 歳以上の場合
・意識の変容
・頭蓋底骨折
・高エネルギー外傷
・意識消失
・激しい頭痛
・嘔吐

*高エネルギー外傷の定義：車外放出・同乗者死亡・横転事故・歩行者またはヘルメットのない二輪車対車の事故,衝撃の強い打撲(PECARN),バイク事故・ヘルメットなしでの自転車からの転倒(CATCH),時速 40km より速いスピードでの事故,速く動く物体との衝突（CHALICE）

表5　Clinically "important" brain injury
（Kuppermann N, et al. Lancet. 2009; 374: 1160-70[3]）

- Death from traumatic brain injury
- Neurosurgical intervention for traumatic brain injury
- Intubation of more than 24 hours
- Hospital admission of 2 nights or more
- Traumatic brain injury on CT
    · Intracranial hemorrhage or contusion
    · Cerebral edema
    · Traumatic infarction
    · Diffuse axonal injury
    · Sharing injury
    · Sigmoid sinus thrombosis
    · Midline shift or brain herniation
    · Diastasis of the skull
    · Pneumocephalus
    · Depressed skull fracture

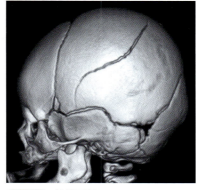

図1　線状骨折

の基準で予測することはできないこと,また北米と日本では clinically important の定義自体が異なることを知った上で判断する.

- GCS スコアが 2 以上低下,神経学的異常の進行,瞳孔不同の出現は,神経の異常が切迫しているサインであり,速やかに CT を撮影する.

ICP 亢進の症状

- 意識障害,高血圧,徐脈のいわゆる Cushing 徴候がよく知られるが,小児では嘔吐やけいれんなどが重要である.

- 経過中に低血圧，低酸素を合併した場合，高率に ICP 亢進をきたすため注意が必要である．

帰宅の判断について

- 本邦では帰宅基準として標準的な指針は存在しない．
- 施設のリソースや家庭環境を考慮し個々に入院の要否を判断することが望ましい．本邦では，線状骨折や頭蓋内出血性病変をわずかでも認めれば，入院観察が常識であるが，北米では治療方針に関わらない状態であれば帰宅して観察する．
- 子どもにけがをさせた自責の念で，堪えられない一晩を病院で過ごし，翌日「入院は非常に安心できた，心の整理ができた」という声も多い．このように入院は，核家族が主流の現代社会において大切な役割を果たすこともあり，画一的に帰宅させることがないように気をつけたい．
- 帰宅をさせる場合には
  - 自分が親だったらどう感じるか想像し，家族の不安に共感する．
  - 何に注意しなくてはならないか，いつ救急受診すべきか具体的に示す．
  - 子どもを監督できる人がいることを確認する．
  - 患者宅から自施設への距離が遠ければ，患者宅近辺の救急施設を紹介するとよい．
  - 翌日の再診を勧めるか，患者宅近隣施設への受診を勧める．

参考文献
1) 太田富雄，和賀志郎，半田　肇，他．急性期意識障害の新しい Grading とその表現法：いわゆる 3-3-9 度方式．脳卒中の外科研究会講演集．1975; 3: 61-8.
2) Teasdale G, Jennett B. Assessment of coma and impaired consciousness. A practical scale. Lancet. 1974; 2: 81-4.
3) Kuppermann N, Holmes JF, Dayan PS, et al; Pediatric Emergency Care Applied Research Network (PECARN). Identification of children at very low risk of clinically-important brain injuries after head trauma: a prospective cohort study. Lancet. 2009; 374: 1160-70.

〔荒木　尚〕

頭部外傷関連

079 頭を打ったら，親が望むように すぐ CT を撮った方がいい？

✓ 最初に診るべきポイント
- ▶ 局所病変（頭血腫など）の有無を評価し，意識消失の有無を問診する．
- ▶ 顔つき，目つきや機嫌，顔色など initial impression を重視して，普段との違いを尋ねる．
- ▶ バイタルサインの異常の有無を評価する．

✓ すぐにするべきこと
- ▶ 親が CT 撮影を望む理由をそれとなく聞き出す．
- ▶ CT 撮影基準をリーフレットなどで示しておくことも必要．

✓ してはいけないこと
- ▶ 単に医学的に適応のないことを頭ごなしに説明・実行しない．

重症頭部外傷のハイリスク基準

- 以下のハイリスク基準が該当する場合には迅速かつ正確な評価が必要であり，呼吸循環状態を安定させ，画像検査を行い脳神経外科医へのコンサルトを優先する．
  - 意識障害の存在：意識消失/意識低下（GCS 13 未満）/易刺激性・興奮状態
  - 頭蓋骨の異常の存在：陥没骨折・放射状骨折/穿通性外傷
  - 頭蓋底骨折が疑われる所見の存在：鼓室内出血/乳様突起出血（バトル徴候）/髄液鼻漏/眼窩周囲皮下出血（パンダの目現象）
  - 外傷後けいれんの存在
  - 激しい，あるいは増悪性の頭痛の存在
  - 外傷性健忘の存在
  - 説明のつかない局所性神経学的異常所見の存在
  - 開頭術の既往歴（シャント留置含む）の存在
  - 抗凝固療法中/血液疾患の既往の存在

軽症頭部外傷時の CT 検査基準

- 重症頭部外傷のハイリスク因子がないような軽症（GCS 15 または 14）頭部外傷において，頭部 CT 検査を行うかどうか，臨床現場では迷うことが多い（家族の要望も強いし，逆に被曝を過度に不安がる場合もある）．
- しかも，いろいろなガイドライン，アルゴリズムが報告されていて，悩ましい決断をせざるを得ないのが救急現場であろう．
- トロント小児病院の救急マニュアル[1]では，1 歳未満と 1 歳以上に分けて対応を記しているが，神経学的異常所見の有無を中心に，1 歳未満ではそれに加えて症状の有無も重視して，CT 施行基準を作成している（図 1）．
- 一方，Kuppermann らはその報告（PECARN）[2]の中で，GCS が 14 か 15 の 18 歳未満の小児 42,412 例において，clinically-important traumatic brain injuries（ciTBI）（死亡，脳外科処置，24 時間以上の挿管，2 夜以上の入院）のリスクが低い予知因子を見出し，CT 施行のアルゴリズムを提示した（図 2）．実際に，42,412 例中，総数：有効数は 2 歳未満で 8,502：

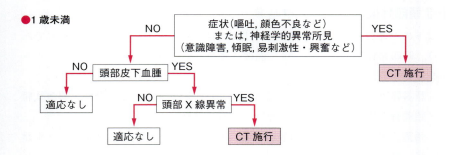

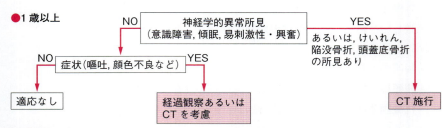

図 1　頭部 CT 撮影のアルゴリズム（トロント小児病院救急マニュアル．東京：メディカル・サイエンス・インターナショナル；2010[1] より改変）

2,216，2歳以上で25,283：6,411の比率であり，CT撮影の施行率は14,969例で35.3％だった．ciTBIの発生率は376例，0.9％で，60例，0.1％の脳外科手術が行われた．

- 2歳未満のciTBI否定の予知因子は「意識の正常，前頭部以外の頭血腫の存

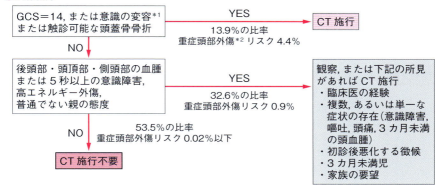

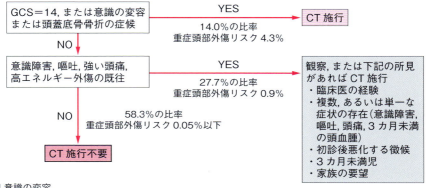

*1 意識の変容
　易興奮性，嗜眠傾向，質問の反復，会話への反応低下
*2 重症頭部外傷
　・頭部外傷による死亡
　・脳外科的処置：脳圧モニタリング，陥没骨折の評価，脳室切除術，占拠性血腫，脳葉切除術，
　　組織のデブリードメント，硬膜の再生
　・24時間以上の挿管
　・2夜またはそれ以上の入院外傷による入院の定義は，
　　神経学的症状の遷延，意識レベルの変容，反復嘔吐，強い頭痛，けいれんの管理の継続

図2 頭部CT撮影のアルゴリズム（PECARN）
（Kuppermann N, et al. Lancet. 2009; 374: 1160-70[2]）より改変）

頭部外傷関連

在なし，意識障害がないこと（5秒以上の），高エネルギー受傷がないこと，触診可能な頭蓋骨骨折がないこと，保護者の態度が普通であること」であった．2歳以上では「意識の正常，意識障害がないこと，嘔吐がないこと，高エネルギー受傷がないこと，頭蓋底骨骨折がないこと，強い頭痛がないこと」であった．2歳未満でのciTBIの陰性予知率は100％で感度も100％であり，CT施行率は24.1％（167/694）であった．2歳以上ではciTBIの陰性予知率は99.95％で感度は96.8％であり，CT施行率は20.1％（446/2,223）と報告している．

参考文献　　1）清水直樹，他訳．トロント小児病院救急マニュアル．東京：メディカル・サイエンス・インターナショナル；2010.
　　　　　　　2）Kuppermann N, Holmes JF, Dayan PS, et al. Pediatric Emergency Care Applied Reserch Network（PECARN）. Identification of children at very low risk of clinically-important brain injuries after head trauma: a prospective cohort study. Lancet. 2009; 374: 1160-70.

〔市川光太郎〕

頭部外傷関連

080 頭部外傷の治療方針はどのように決められている？

✓ 最初に診るべきポイント
- 頭蓋内圧亢進の徴候（意識障害，徐脈，高血圧，片麻痺，けいれんなど）
- けいれん発作が起きたかどうか
- 脳CTにて頭蓋内に急性期の出血性病変があるかどうか

✓ すぐにするべきこと
- 低血圧・低酸素を回避するために蘇生介入する．
- 意識レベルをスコア化して頻回に観察する．
- 脳神経外科コンサルトし，開頭術の適応について判断を依頼する．
- けいれん発作を起こした場合，抗けいれん薬を投与する．

✓ してはいけないこと
- 5% glucose などの低張輸液を大量に補液しない．
- 気道閉塞の恐れがありながら気管挿管をためらわない．
- 脳実質損傷が認められながら抗けいれん薬の投与を考慮しない．
- 大丈夫だろうと思い込まない．

重症頭部外傷による頭蓋内圧（ICP）亢進に対する治療の原則

- 低血圧と低酸素を回避すること．病院前処置から，搬送時の気道確保，酸素投与，循環評価は必須である．
- 意識レベルスコアを用いて，経時的に評価すること．緊急度が高いと判断した場合には治療をためらわないこと．
- 年少児ほどバイタルサインの測定（血圧，脈拍，静脈血中酸素飽和度，尿量），検査の実施（動脈血液ガス，凝固機能検査）を確実に行うこと．濃厚赤血球と新鮮凍結血漿を準備する．
- 重症例であれば，ICP測定とモニタリングを行うこと．ICP 20 mmHg が5分以上持続する場合，ICP亢進と定義する．
- 「重症頭部外傷治療・管理のガイドライン」[1] に記されているように，複数の選択肢から治療を試み，その効果を評価すること．治療効果は30分程度で

判定し，無効な場合には段階的に次の治療を試みる．内科的治療が無効な場合，減圧開頭術が行われることもある．

- 急性期リハビリテーションを積極的に導入すること．小児頭部外傷に特化したプログラムを用いてアセスメントする施設もあり，専門的判断は予後改善に必須である．高次脳機能障害が気になる場合，セカンドオピニオンを含め，専門外来への紹介を行う．急性期の治療は機能予後改善に大きく寄与すると考えられており，来院直後より客観的データを残しておく．

症候性の軽症頭部外傷（スポーツ関連）に対する治療

- 客観的指標（Child SCAT5[2] など）に従った評価が好ましい．
- 身体症状や精神症状の他，睡眠障害，情緒障害についても聴取する．
- 受傷当日は競技禁止，学習禁止，スマホなどの液晶画面使用を禁止する．
- 休養の期間，競技復帰の判断については一定の指針が示されているため，各競技連盟の指導に従って対応することが好ましい．
- 脳振盪後の症状が遷延する場合，MRI により脳実質内の微小出血がみつかることがある．
- 学校関係者やスポーツ指導者と連携し，脳振盪に関する意識啓発を行う．

虐待の頭部外傷に対する治療

- 病歴や受傷機転について可能な限り情報収集する．
- 全身観察を詳しく記載する（JaPSCAN　http://jamscan.childfirst.or.jp/manual.html）．
- 急性硬膜下血腫と直下の広範な低吸収域病変は虐待による頭部外傷によく見られる画像所見である（図1）．
- 気管挿管や昇圧など，救急蘇生と同時に頭部外傷の診断を行う．
- 急性硬膜下血腫は薄く，占拠性病変になることは少ない．脳実質病変は広範な脳腫脹をきたすが，内科的治療が有効であることが多い．
- 脳腫脹をきたした部位は受傷後1週間程度で急速に萎縮する．このため，慢性硬膜下血腫を合併しやすい．
- 機能的予後は悲観的であり，重度の運動麻痺や発達障害，胃瘻や気管チューブを必要とするような後遺症を有する割合が高い．医師，看護師やソーシャルワーカーといった多職種が機能し，地域の乳児院などと連携を図りなが

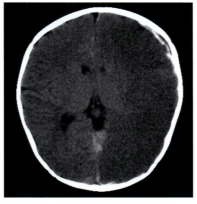

図1 虐待による頭部外傷の CT

ら，障害を有する児童の長期の療育を行っていく社会的システムが必要である．

参考文献
1) 日本脳神経外科学会，日本脳神経外傷学会，監修．重症頭部外傷治療・管理のガイドライン作成委員会，編．重症頭部外傷治療・管理のガイドライン．3版．東京：医学書院；2013.
2) Davis GA, Purcell L, Schneider KJ, et al. The Child Sport Concussion Assesment Tool 5th Edition (Child SCAT5): Background and rationale. Br J Sports Med. 2017; 51: 859-61.

〔荒木　尚〕

頭部外傷関連

081 頭皮裂創の閉創に縫合やステープラー以外の方法はある？

☑ **最初に診るべきポイント**
- 意識レベルの評価を含む頭部外傷の重症度評価
- 合併外傷の確認（特に頸椎損傷の有無）
- 受傷機転の評価（虐待の可能性の評価を含む）
- 創部の評価（創長，創の深さ，異物の有無など）

☑ **すぐにするべきこと**
- 必要に応じて圧迫止血
- 創部の疼痛管理
- 創部の洗浄
- （必要に応じて）異物の除去

☑ **してはいけないこと**
- 創周囲の髪の毛を利用するため，剃毛してはいけない．
- 汚染創には用いない．

頭皮裂創の髪の毛とダーマボンド® を用いた閉創法（HAT 法）（図1）

- 頭皮の 3 cm 未満の創長．創の深さについては一般的に真皮内で留まる深さがよい．また髪の毛は 3 cm 以上ある方がよい．十分止血してから実施すること．
  ① 創に対して対側に位置する 4〜5 本の髪の毛を 1 束にする．
  ② 髪の毛の束を対側方向へひっぱり，創を合わせる．
  ③ 1 回ひねりを入れる．
  ④ ダーマボンド® をよじれた部分に 1 滴たらして固める（大量に使用すると髪の毛が固着してはがれなくなるので，少量で使用するよう注意する）．
  ⑤ ①〜④を必要に応じて数回繰り返して閉創する．

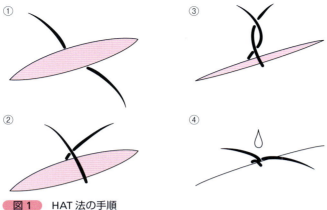

図1 HAT 法の手順
(Hock MOE, et al. Ann Emerg Med. 2002; 40: 19-26[1])

参考文献　1) Hock MOE, Ooi SBS, Saw SM, et al. A randomized controlled trial comparing the Hair Apposition Technique with tissue glue to standard suturing in scalp lacerations (HAT study). Ann Emerg Med. 2002; 40: 19-26.

〔井上信明〕

その他の外傷

082 眼科コンサルトが必要な眼球外傷の患者は？

☑ 最初に診るべきポイント
- 意識レベルを含むバイタルサインの確認
- 合併外傷の確認
- 受傷機転の評価（虐待の可能性の評価を含む）
- 視力・視野・眼球運動の評価（患側および健側）
  → 診察した所見は必ず診療録に記載しておくこと．
- フルオレセイン染色試験紙による角膜の評価
- 直接・間接対光反射の確認
- 眼球破裂の有無を評価
- 坐位の状態で前房出血の有無を評価
- （可能であれば）スリットランプによる評価，眼圧の評価

☑ すぐにするべきこと
- 必要に応じて圧迫止血
- 必要に応じて疼痛管理

☑ してはいけないこと
- 明らかに眼球破裂，穿通性眼球損傷がある時は，不用意に診察しないで至急眼科にコンサルトする（非専門医でもわかる方法の1つにSeidel testと呼ばれる方法がある．これはフルオレセイン染色液が流れてしまうもので，眼房水が流出している状態であることを意味する）．
- 9歳程度までは，視機能の発達を妨げられて弱視になる可能性があるため，眼帯の使用は眼科医への相談なしには避ける．

小児の眼球外傷への対処法（専門医へのコンサルトのタイミング）
- 視機能（視力や視野）の異常，対光反射の異常，眼球運動の異常を認める，あるいは前房出血を認める時は早めに眼科にコンサルトする．
- 内眼角の損傷で涙小管損傷が疑われる時，複雑な眼瞼裂創も眼科（あるいは形成外科）にコンサルトする．

- 角膜びらんが疑われる時は翌日以降でもよいので眼科受診を勧める.
- 眼球への化学薬品の曝露（特にアルカリ性のもの）は大量の洗浄を行いつつ眼科にコンサルトする.
- 角膜異物が除去できない時.

参考文献
1) Güzel M, Erenler AK, Niyaz L, et al. Management of traumatic eye injuries in the emergency department. OA Emergency Medicine. 2014; 2: 2.
2) Pokhrel PK. Ocular emergencies. Am Fam Physician. 2007; 76: 829-36.
3) 萩原佑亮. 救急で使用する眼科的診療手技. In: 井上信明, 編. こどもの救急手技マニュアル. 1版. 東京: 診断と治療社; 2014. p.81-5.

〔井上信明〕

その他の外傷

> その他の外傷

083 鼻をぶつけた！鼻骨骨折の他に注意すべきことは？

☑ 最初に診るべきポイント
- ▶ 意識レベルを含むバイタルサインの確認
- ▶ 合併外傷（眼窩や頭蓋骨骨折など）の評価
- ▶ 受傷機転の評価（虐待の可能性の評価を含む）
- ▶ 鼻中隔血腫の有無を絶対に確認する．
- ▶ 鼻腔閉塞（狭窄）の程度
- ▶ 鼻を中心とした変形の有無

☑ すぐにするべきこと
- ▶ 鼻出血が続いている場合は圧迫止血

☑ してはいけないこと
- ▶ 安易な画像評価は避ける（鼻部の単独外傷で，受傷当日 X 線や CT 検査の適応となる症例は通常ない）．超音波検査は限界を知った上で行う価値はある．

小児の鼻外傷への対処法（専門医へのコンサルトのタイミング）

- 画像で鼻骨骨折を見つけても，機能（鼻閉感の程度）と美容上の問題がなければ，無理に整復する対象とならないので，安易な画像評価は避ける．
- 美容上の問題は，局所の腫脹が落ち着く 3～4 日後に再評価する（腫れが引いた時の変形の有無を視診，触診で確認する．家族に確認してもらってもよい）．ただし鼻骨骨折の整復は 1 週間以内が望ましいので，待ちすぎないで評価する．
- 整復は年齢によっては全身麻酔あるいは鎮静下で行われるため，再診時の絶飲食は念のため指示しておきたい．
- 鼻中隔血腫は，血腫の圧迫により鼻中隔の壊死をきたす恐れがあり，一般的には 24 時間以内に血腫ドレナージをした方がよい．鼻閉感が強い場合などは緊急血腫ドレナージが必要となることもある．よく観察すること，また確認した事実をカルテに記載しておくことが重要である．

参考文献 1）松田知倫. 鼻骨骨折. In: 許 勝栄, 編. これ一冊で小外科, 完全攻略. 1 版. 東京: 日本医事新報社; 2014. p.127-9.
2）伊原崇晃. 鼻骨骨折, 鼻中隔血腫への対処. In: 井上信明, 編. こどもの救急手技マニュアル. 1 版. 東京: 診断と治療社; 2014. p.89-91.
3）玉田一敬. 顔面外傷. ER マガジン. 2014; 11: 264-70.

〔井上信明〕

その他の外傷

その他の外傷

084 耳介裂創にはどう対応する？

☑ 最初に診るべきポイント
- 意識レベルを含むバイタルサインの確認
- 合併外傷の確認（側頭骨骨折や鼓膜損傷の有無など）
- 受傷機転の評価（虐待の可能性の評価を含む）
- 耳介軟骨の露出の有無，軟骨断裂の有無の確認は重要
- 耳介への血流・循環の評価（循環が悪ければ専門医にコンサルト）

☑ すぐにするべきこと
- 必要に応じて圧迫止血
- 疼痛管理

☑ してはいけないこと
- 過度な痛みや恐怖を与えないよう，適切な鎮静と鎮痛を心がける．
- 浸潤麻酔あるいは耳介ブロックを施行する際に，アドレナリンが添加されている局所麻酔薬を使用してはいけない．

耳介裂創の縫合のポイント
① 十分な鎮痛と創部の洗浄を行う．
② 耳介軟骨の断裂がある場合は，より念入りに洗浄をしたのち吸収糸（モノフィラメント）で縫合する．
③ 耳介表面の皮膚は 5-0 あるいは 6-0 ナイロン糸で縫合する．その際創縁が内翻しないよう，創縁を合わせることを意識する．
④ 抜糸は通常 5 〜 7 日．

参考文献 1) 吉川勝宇．創傷—初療の原則：部位別処置方法（耳介）．In：許　勝栄，編．これ一冊で小外科，完全攻略．1 版．東京：日本医事新報社；2014．p.25-6.

〔井上信明〕

その他の外傷

085 耳や鼻などの軟骨が断裂していたら？

☑ 最初に診るべきポイント
- 耳や鼻の軟骨が断裂するほどの力が，顔や頭に加わっているので，他の合併損傷がないか，受傷機転も踏まえながら注意深く確認する．
- 鼻の軟骨の断裂は鼻腔内への出血をきたすので，気道の状況や出血の量に注意する．
- 組織の欠損がないか確認する．完全に切断された組織も，マイクロサージェリーや複合組織移植により生着することもあるため，欠損があれば組織片の所在を確認し，確保できれば，組織の汚染を取り除き，乾燥を防いで冷却保存する（切断指の処理に準ずる）．
- 末梢の血行を確認する．末梢の血流が途絶えている場合は，マイクロサージェリーによる血管吻合を要することがあるので，専門機関の手配を行う．

☑ すぐにするべきこと
- 軟骨は感染に弱いので，汚染があれば速やかに洗浄する．
- 軟骨は乾燥に弱いため，生理的食塩水を浸したガーゼなどで覆っておく．
- 鼻腔内や外耳道内への出血の流入を防ぐように，体位や頭位を調整し，適宜吸引などを行う．

☑ してはいけないこと
- 軟骨の固定位置を間違えると修復困難な変形を残すことになる．耳介や外鼻の正常の外観と軟骨の構造（図1）を理解しておく必要があるため，単純な縫合で済む場合以外は専門機関に治療を委ねるべきである．
- 翌日以降の観察を怠ってはいけない．感染兆候があれば排膿などの処置を行う必要がある．血腫を放置すると柔道耳，カリフラワー耳などと呼ばれる変形をきたすことがあるので，小切開から排液し，耳介の前面と後面に当てた俵状の軟膏ガーゼを，耳介に貫通させた糸で縛って圧迫固定を行うボルスター固定（図2）を施して血腫を予防する．

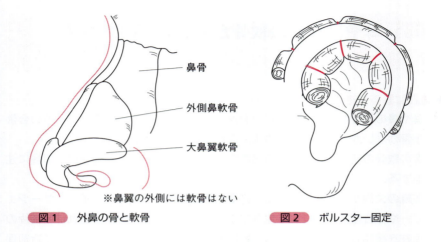

図1 外鼻の骨と軟骨

図2 ボルスター固定

耳や鼻の軟骨断裂への対処

- 耳介や外鼻は顔面の表面から外に出ているため，外力が加わりやすい．耳介や外鼻の構造を維持するのに重要な働きをしている骨組みとなっている軟骨は，裂創などによって容易に損傷し，同部の外傷ではしばしば遭遇する．
- 軟骨はそれ自体に血流がないため，血行のよい軟部組織で覆われていないと，乾燥して壊死に陥り，感染も起こしやすい．したがって，耳介や外鼻の変形を起こさないよう，軟骨をできるだけ元の構造に戻すこと，血流のよい軟部組織で被覆することが重要である．皮膚の欠損があって軟骨が露出する場合は，人工真皮（テルダーミス，ペルナックなど）を縫着して被覆する．すぐに専門施設に依頼できる場合は，生理的食塩水ガーゼで覆うか，多めの軟膏を塗布して乾燥を防ぐ．

〔田崎幸博〕

その他の外傷

086 すぐに歯科医にコンサルトすべき歯の外傷は？

✓ 最初に診るべきポイント
- 意識レベルを含むバイタルサインの確認
- 破損歯を誤嚥したことによる気道異物の有無の確認
- 受傷機転の評価（虐待の可能性の評価を含む）
- 歯牙の損傷程度を評価（歯冠破折，歯根破折，脱臼，亜脱臼，挺出，陥入など）
- 開口障害，咬合障害の有無を評価（顎骨骨折の合併を評価）
- 頸椎損傷の有無を評価（受傷時のエネルギーが介達される）
- 口腔内挫傷の評価

✓ すぐにするべきこと
- （必要に応じて）気道確保
- 脱臼歯（特に永久歯）は保存液（あるいは生理食塩液）に浸ける．
- 必要に応じて圧迫止血
- 疼痛管理

✓ してはいけないこと
- 永久歯の歯根部を無造作に触ってはいけない（歯根膜のダメージの程度が歯の生着に関係するため）．
- 脱落歯を水道水につけてはいけない．
- 乳歯を無理に押し戻してはいけない（埋没している永久歯を損傷しかねない）．

歯牙損傷への対処法（歯科医へコンサルトするタイミング）（表1）

- 至急歯科医にコンサルトが必要な歯牙損傷は，永久歯の完全脱臼，転位の強い側方脱臼・歯根破折，露髄を伴う歯冠破折である．特に永久歯の歯根部を適切に保護できない状況であれば，歯を温存するためには分単位でのコンサルトが必要．
- 口腔内の創傷は状況に応じて縫合処置を行う．骨折も必要に応じて評価・対応した上で歯科医にコンサルトする方が望ましい．
- 上記以外は翌日以降のコンサルトで通常問題ない．

表1 歯牙損傷のまとめ（小方清和. ER マガジン. 2014; 11: 271-8[2] より一部改変）

①震盪
・患部の安静
・出血時は感染予防を目的にアモキシシリン（サワシリン®）などの抗菌薬を投与
・近日中に歯科受診を指示
②嵌入
・経過観察
・翌日以降に歯科受診を指示
③歯冠破折
・当日の歯科受診が望ましいが疼痛管理ができれば翌日の受診でもよい
・歯髄が露出している場合には当日の歯科受診が望ましい
④歯の変位（歯根破折，側方脱臼）
・疼痛管理が可能なら翌日の歯科受診でも可
・噛めないなど，変位が大きい場合は当日の歯科受診が望ましい
⑤歯の脱落
・乳歯は経過観察，翌日以降に歯科受診を指示
・永久歯は再植，当日の歯科受診が望ましい

参考文献

1) 日本外傷歯学会. 歯の外傷治療ガイドライン. 2012 年改訂.
http://www.ja-dt.org/file/guideline.pdf

2. 小方清和. 小児の歯牙損傷と歯性感染症. ER マガジン. 2014; 11: 271-8.

〔井上信明〕

その他の外傷

087 口唇や舌など口腔内の傷の処置は？

✓ 最初に診るべきポイント

- 口腔内の出血，異物，粘膜の浮腫などによる気道の閉塞がないか確認し，舌の不全切断や歯牙脱臼など，不安定な組織が口腔内に脱落する怖れがないかにも注意する．
- 転倒による受傷も多いので，頭部や躯幹，四肢など他の部位を受傷していないかを確認する．
- 受傷の状況を問診し，衝撃の程度，汚染や異物遺残の可能性の有無などを推察する．大人の目撃がないこともあるので，他の可能性を見逃さない注意をする．
- 刺創など異物によるものの場合は，原因となったものを持参しているかどうか所在を確認し，破損によって異物が創内に残っている可能性がないかを調べる．
- 骨折を伴うこともあり，圧痛や腫脹の有無，咬合の異常や歯牙の動揺性，開口障害などを確認し，適宜 X 線検査や CT を考慮する．

✓ すぐにするべきこと

- 出血や腫脹による気道閉塞に注意し，気道を確保する．顔面や口腔は血流が豊富であるため，創の大きさに比べて出血が多い．小児の小さな口腔での出血や腫脹は，気道閉塞を起こしやすいうえに，出血部位の確認が困難である．体位変換や吸引で対応できない場合は，気管挿管や全身麻酔下での処置も考慮する．
- 口腔内の診察の際に，患児が新たに舌を噛んでしまったり，医療者が噛まれたりしないように，開口器か成人用の太めのバイトブロック，硬く丸めたガーゼなどを用いて，安全を確保する（図 1）．安静が得られない場合は，全身麻酔を考慮する．
- 口腔内吸引や舌圧子で視野を確保し，舌下部や咽頭などの観察しにくい部分も含め，口腔内を詳しく観察する．
- 上顎臼歯の外側の頬粘膜に耳下腺管開口部があるので，損傷の有無を確認する．

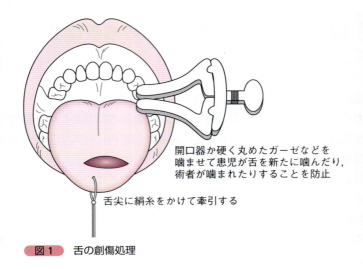

開口器か硬く丸めたガーゼなどを噛ませて患児が舌を新たに噛んだり，術者が噛まれたりすることを防止

舌尖に絹糸をかけて牽引する

図1 舌の創傷処理

- 頬部の貫通創などでは顔面神経を損傷している場合があり，麻酔の前に口唇の動きなどを確認しておく．
- 骨折や神経損傷，耳下腺管断裂などが疑われる場合は専門的な機関に治療を依頼する必要があるが，すぐに紹介できない場合は，よく洗浄していったん閉創しておく．
- 皮膚側にも外傷がある場合は，貫通するような深い創になっていないかを確認する．
- 口腔内の創は比較的治りやすいことと，歯牙などによる挫創では感染の可能性もあるので，小さな挫創は縫合せずに開放のままとする．
- 創内に飲食物が入り込む可能性のある大きさの創や，舌縁や口唇粘膜など組織が開いてしまう創の場合は吸収糸で粗く縫合する．
- 貫通創などの深い創の場合は，粘膜や筋層は吸収糸，皮膚はナイロンで層ごとに縫合する．

☑ **してはいけないこと** ・・・

- 棒状のものが刺さったまま受診している場合は，画像などで確認せずに不用意に抜去すると，出血したり，異物が残ったりする怖れがある．
- 歯牙の破損が疑われる場合は創内に破片の遺残がないか注意する．動揺性がある場合も脱落し，誤嚥する怖れがあるため，隣接の歯とワイヤーで固定を

するなどの処置を要することがある.

▶自分の歯牙が刺さった創の場合は，動物咬傷と同様，感染のリスクがあるため，密に縫合しないこと.

▶口蓋や咽頭などの深い部分の損傷を見逃さない．またそのような部分の損傷は，異物による刺創が多いため，さらに深部の損傷がないか，異物の遺残がないかなどに十分注意する.

口腔内挫創の処理

▪小児の口腔内の挫創は日常診療においてしばしばみられる．口唇の挫創は，多くが外部の硬いものと自身の歯との間に挟まれて受傷しているため，皮膚側と口腔側に創があり，貫通していることも多い．舌の挫創は，転倒などのはずみで自分の歯によって負傷する．頬粘膜や咽頭などは，歯ブラシや箸などをくわえたまま転倒し，それらが刺さって生じることがある.

▪このような受傷機転の特徴から，動物咬傷と同様の歯牙の刺入による感染を生じたり，異物の刺入による汚染や破損した異物が創内に残っていたりする怖れがある.

▪また，口腔内の創は出血が多く，粘膜の浮腫も起こりやすいため，気道狭窄のリスクは念頭に置く必要がある.

▪小児の口腔内の診察や処置は協力が得られにくく困難なことが多いが，損傷部位や合併損傷の有無の確認は注意深く行う.

▪一般的に口腔内の粘膜の傷は治りやすいこと，咬傷と同様に縫合による感染のリスクがあることから，小さな創であれば原則的には保存的に治療を行い，縫合する場合も密に縫わないことが重要である.

〔田崎幸博〕

その他の外傷

その他の外傷

088 首を痛めたみたいだけど，どんな対応がいい？

✓ 最初に診るべきポイント
- ▶ 四肢のしびれ感，運動障害の有無を正確に，かつ時間をおいて評価する．
- ▶ 受傷直後に神経症状が出現しないことがあるし，画像診断では損傷が証明できない場合がある（SCIWORA：spinal cord injury without radiologic abnormality）．
- ▶ SCIWORA は年少児の頸椎損傷でよくみられるが，脊椎が脊髄より伸展性があることが誘因と考えられる．
- ▶ 頸部以外の損傷の有無を正確に評価する．

✓ すぐにするべきこと
- ▶ 受傷機転（高エネルギー外傷の有無）を正確に評価する．
- ▶ 神経学的異常の有無を正確に評価する．

✓ してはいけないこと
- ▶ X 線診断で異常を認めなくても安易に問題ないと説明しない．
- ▶ 痛みなどの症状や神経学的異常が続く場合，遅れて出てくる場合を忘れてはいけない．
- ▶ 頸椎固定を維持したまま脊髄の CT や MRI を行わない．固定を外さない．

頸椎損傷

- 小児の頸椎損傷は，放射線透過性の高い軟骨の存在，椎体の形態が前方楔状であること，成長過程の異なる椎体の存在，などで X 線検査診断が難しい．
- X 線検査は，「高リスク受傷がない，年齢が 5 歳以上，意識清明，神経学的異常を診察・病歴上認めない，頸部の可動性が正常，頸部の疼痛・圧痛・腫脹がない」のすべてを認める以外は，検査適応である．
- 撮影方法は，3 方向（側面，前後，歯突起）は最低必要であるが，特に臥位側面像は重要であり，骨折，脱臼，亜脱臼などの病変の多くが判明可能であるが，判定不能の時には CT 撮影（表 1）が望ましい．
- 環軸椎亜脱臼は環椎横靱帯の弛緩や歯突起骨折で生じるが，環椎横靱帯が弛

表 1 頸椎 CT 撮影の適応

・C7 まで映っていない単純写では見落としが起こりやすいので CT を追加（特に，開口位〔歯突起撮影〕がとれない〔意識障害，挿管中など〕場合，下位頸椎が十分撮影されていない場合）
・痛みが強い場合
・所見が強い場合
・所見が疑わしい場合
・所見と症状に乖離がある場合
・何か変だと思った場合
・単純写で骨折を認めた場合

表 2 頸椎固定の適応とコツ

（適応）
　・高エネルギー外傷（身長よりも高所転落，交通外傷など）による受傷
　・頸部損傷を起こしやすいスポーツ（体操，ダイビング，サッカー，ホッケーなど）による受傷
　・頭部に強い加速・減速の加わった外傷
　・多発外傷
　・外傷後の頸部痛，後頸部痛や圧痛の存在
　・外傷後の頸部可動制限の存在
　・外傷後の神経症状（対麻痺など）の存在
　・ダウン症など脆弱性頸椎を有する症例の外傷

（バックボード固定のコツ）
　・頭部をバックボードにテープで固定するが，身体全体が一体となるように固定する
　・小児は成人に比し，後頭部が大きいため，固いバックボードに寝かせると頸椎は後彎しやすく，頸椎前方亜脱臼が生じやすい
　・頸椎を中間位に保つため，頭部を約 30° 伸展させる目的で躯幹背部にタオルやパッドを敷く
　・冠状断で外耳道と肩が一直線になるように固定するのがコツである

緩しやすいダウン症，若年性関節リウマチ，重症の炎症（咽頭炎），結合織病などで生じやすいので，これらの疾患の鑑別が必要である．
▪ 頸椎固定の適応とコツを表 2 に示す．

〔市川光太郎〕

その他の外傷

089 ガラスで怪我した場合，破片は大丈夫？どうやって確かめる？

☑ 最初に診るべきポイント
- ▶ 受傷機転の確認とガラスの割れ方の確認が必要である．
- ▶ 止血されているかどうか，動脈性出血がなかったかどうかの確認も必要である．

☑ すぐにするべきこと
- ▶ ガラス片の残存は必ず存在するというつもりで処置の前にX線撮影を2方向で行う．
- ▶ 受傷ガラスが土・泥にまみれていなかったかどうかを，破傷風予防のために確認しておく．

☑ してはいけないこと
- ▶ 一見したり，処置中の確認だけで，ガラス片の残存はないと判断しない．

ガラス外傷
- 子どもたちのガラス外傷の頻度は少なくない．成人よりも多いかもしれない．
- 日常的に，ガラスで遊んでの受傷は少なく，窓が倒れる，ガラス窓が閉まっているのに気付かずに突進した，など事故の受傷が多い．
- 破片が創内の異物になりやすいことも念頭に置いておく必要がある．
- 摘出などは救急医，（形成）外科医に任せてもよいが，専門医の指導のもとにチャレンジして経験を積むべき！

ガラスはX線に写るか？
- ガラスはX線に写る！　ガラスに鉛が含まれるからと言われていたが，鉛の含有量とは無関係とされている．
- Courter[1]によれば，直径2 mm以上のガラスであればX線で99％判明可能，1 mm大なら83％，0.5 mmなら61％が写ると報告されている．
- ガラス外傷では必ずX線検査を行うことが常識である．医療訴訟になると

172

X 線未施行では敗訴する！

- 自分で摘出を試みても，ガラスでは X 線に写っていても約 7％は発見できないとの報告もあり，20 ～ 30 分以上摘出を試みても摘出できない場合は専門医にお願いする．

なるべく早めに摘出すべき創内異物

- 感染を起こしやすい異物：木片，植物，汚染した異物，服の生地，足底の異物，など．
- 神経血管にかかる異物：形成外科医など専門医にバトンタッチすべき．
- 機能障害をきたしている異物．

参考文献　1) Courter BJ, Radiographic screeming of glass foreign bodies-what does a "negative" foreign body series really mean ? Ann Emerg Med. 1990; 19: 997-1000.

〔市川光太郎〕

その他の外傷

その他の外傷

090 擦過傷が泥だらけだったら？

☑ 最初に診るべきポイント

- ▶ 高エネルギー外傷の可能性はないか，受傷原因の聴取と全身のチェックを行い，表層以外の損傷の有無を確認する．
- ▶ 擦過傷はしばしば複数，離れた部位にも及ぶので見落とさないようにする．受傷時には袖や裾がめくれていたものが診察時には傷を隠していたり，汚れたり穴の空いた衣服を着替えてから来院していたりすることもあるので注意が必要である．
- ▶ 受傷時の状況から，砂，アスファルト粒子など汚染の元となっているものが何かを把握する．

☑ すぐにするべきこと

- ▶ 汚染の範囲が広い場合は，シャワーや水道水など大量の流水を用いて大まかな汚れを落としておく．
- ▶ 洗浄は生理的食塩水や水道水を用い，傷周囲の正常な皮膚から洗浄し，その後に傷の内部を愛護的に洗浄する．油分を伴う汚れの場合は，泡立てた石鹸を用いて洗浄する．
- ▶ 洗浄だけで落ちない汚れはガーゼや手術手洗い用ブラシ，柔らかめの歯ブラシなどによりブラッシングするが，疼痛が強い場合は麻酔下に行う（図1）．

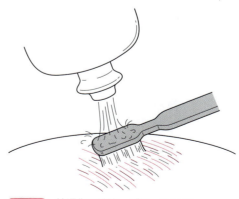

図1 擦過傷の洗浄・ブラッシング

▶ 砂利での転倒などでは，小さな石が皮内〜皮下に埋入している場合があるので，X線撮影（正面と接線方向）で確認するとよい．また異物を除去した後にもX線撮影を行い，遺残がないか確認する．

▶ 擦過傷の中に汚れが入り込んでいる場合，歯ブラシやメスの先端で傷の方向に向かって擦って掻き出す．

☑ してはいけないこと ･･

▶ 擦過傷を乾燥させると，異物が血液などとともに乾燥して固まり，除去が困難となるほか，組織自体も乾燥により損傷が進むため，診察までの間も早急に洗浄を開始するか，生食ガーゼなどで覆って湿潤にしておく．

▶ 異物は可及的に残さず取り除く．異物を残したまま上皮化が起こると，外傷性刺青を生じる．外傷性刺青の除去には，切除やQスイッチルビーレーザーによる治療を要するが，困難なことが多い．

▶ 合併損傷などがあって専門機関に送る場合も，汚染や異物を残したままにせず，組織を損傷しない程度に洗浄し，生食ガーゼで覆うところまではしておく．

その他の外傷

汚染した擦過傷への対処

▪ 屋外で転倒して顔面や四肢などの露出部に汚染を伴う擦過傷を負うことは，小児にとっては日常茶飯事であるが，たかが擦過傷とあなどれない問題を含んでいる．

▪ 遅くとも感染が成立するgolden hour（8時間）を越える前に汚染を除去する必要があるが，乾燥して固まってしまう前にできるだけ早急に洗浄しなければならない．

▪ 自転車での転倒，走っていての転倒，斜面からの転落のように力のかかった負傷であった場合，異物が擦過傷の中に擦り込まれ，組織の挫滅や摩擦熱傷を伴うことも多く，処置に難渋する．

▪ 汚染の除去が不十分であると，感染や壊死をきたして治癒が遅延し，その結果肥厚性瘢痕となったり，遺残した異物により外傷性刺青が残ったりすることもある．露出部であることからよけいに将来にわたる大きな問題となるので，初回の処置は特に重要となる．

［田崎幸博］

その他の外傷

091 おなかをぶつけた．どうする？

☑ 最初に診るべきポイント
- ▶ バイタルサインの異常の有無を評価する．
- ▶ 腹部診察により，筋性防御・反跳痛の有無を評価する．
- ▶ 受傷機転を確認する．交通事故，高所からの転落，自転車のハンドル外傷の場合は腹腔内臓器損傷を考慮する．

☑ すぐにするべきこと
- ▶ 全身状態が不良，腹痛が強い場合は，静脈路を確保し，酸素を投与し，モニターを装着する．
- ▶ 全身を診察し，頭部・頸部・胸部・背部・四肢の評価をする．
- ▶ 超音波検査（focused assessment with sonography for trauma: FAST）で腹腔内出血の有無を確認する．
- ▶ 採血検査で，貧血の有無，血清ALT（肝損傷），アミラーゼ値（膵損傷）を評価し，検尿（腎損傷）を行う．胸部腹部単純X線写真を撮影する（腹腔内遊離ガス，骨折）．
- ▶ 超音波検査で腹腔内出血，検査で異常が認められれば，造影CTで腹腔内臓器損傷の有無，程度を評価する．

☑ してはいけないこと
- ▶ 全身を評価する前に，各種検査を行わないこと．

腹部外傷各論のポイントと治療
- 要点を表1に示す．
- 注意すべき疾患は，出血性疾患と消化管穿孔である．適切な治療が行われなければ重篤な合併症を引き起こす．
- 出血性疾患は，肝臓，脾臓，腎臓などの臓器損傷が多い．FAST，造影CTにより判断する．
- 消化管穿孔は立位，坐位胸腹部単純X線写真，造影CTで判断する．十二指腸穿孔による後腹膜への遊離ガスにも注意する．

表 1 腹部外傷各論のポイントと治療[1,2]

損傷臓器	ポイント	治療
脾臓	・鈍的外傷 ・左肩痛（Kehr 徴候），左上腹部圧痛 ・ショック ・造影 CT で診断	・循環動態が安定していれば保存的治療 ・輸液と輸血 ・IVR または外科的治療 ・脾臓摘出後感染に注意
肝臓	・鈍的外傷 ・腹痛，腹部膨満 ・横隔膜刺激による右肩痛 ・頻脈，低血圧 ・ALT（GPT）上昇 ・造影 CT で重症度評価	・保存的治療が第一選択 ・カテーテル治療 ・外科的治療
小腸	・経時的な身体診察と画像検査が必要 ・機序が不明な患者では虐待を考慮 ・腹部圧痛，腹膜炎 ・CT 所見で腹腔内遊離ガス，腸管壁肥厚，腸管壁造影所見，実質臓器損傷がない腹腔内液体貯留，腸間膜の炎症所見 ・遅発性虚血性穿孔（3〜8 週間後）	・外科的治療
十二指腸	・血腫と穿孔 ・腹痛と圧痛 ・胆汁性嘔吐 ・造影 CT で血管外漏出，後腹膜の遊離ガス，血腫による腸管閉塞 ・上部消化管造影 ・膵損傷，胆管損傷，脊椎・脊髄損傷の合併（Chance 骨折）	・壁内血腫 　保存的治療 　経鼻胃管，経静脈栄養 　4 週間以上かかる ・穿孔 　外科的治療
膵臓	・ハンドル外傷，虐待，シートベルト外傷 ・合併損傷が多い ・高アミラーゼ血症，遅発性に上昇もある ・造影 CT で診断 ・ERCP ・仮性囊胞	・膵管損傷なければ保存的治療 ・完全静脈栄養 ・経皮的ドレナージ ・膵管損傷では外科的治療を考慮 ・仮性囊胞が 4〜6 週間持続する場合は，治療的処置が必要
腎臓	・血尿 ・造影 CT が有用 ・晩期合併症として感染，尿囊胞，腎機能不全，高血圧	・ベッド上安静，抗菌薬投与 ・検尿 ・緊急手術の適応は腎臓粉砕，腎茎の断裂，持続出血，穿通性外傷
膀胱	・骨盤骨折に伴う ・腹痛，圧痛，血尿 ・膀胱造影 ・CT 膀胱造影	・腹腔外損傷は保存的治療 ・腹腔内損傷は外科的治療
尿道	・骨盤骨折，サドル外傷 ・尿道出血，会陰部血腫，排尿困難 ・尿道カテーテルは抵抗があったら禁忌	・膀胱穿刺 ・恥骨上カテーテル留置

その他の外傷

参考文献　1）腹部・骨盤外傷．In：Zamakhshary M, Wales PW（荒木　尚，他監訳）．トロント小児病院外傷マニュアル．東京：メディカル・サイエンス・インターナショナル；2008．p.183-202．
　　　　　2）腹部外傷．In：梅原　実，他編．小児救急・蘇生学の理論と実践．東京：編集室なるにあ；2013．

〔浮山越史〕

その他の外傷

092 爪が剥がれかけていたらどうする？

☑ 最初に診るべきポイント

- 受傷の状況を聴取し，指にどのような力がかかったのかを把握し，損傷の程度を推察する．
- 指尖部に深い傷を伴っている場合は，末梢の血行障害の有無，知覚障害の有無のチェックを行い，血管や神経損傷が疑われる場合は専門機関に治療を依頼する必要がある．
- 爪下血腫や爪根脱臼，指尖部の腫脹や皮下出血が見られる場合は，末節骨骨折を伴っている可能性があり，X線検査が必要である．
- 出血を伴っている場合は，爪床や爪母の挫創が隠れていないか，爪甲の下も確認する．

☑ すぐにするべきこと

- 爪下血腫のみで疼痛を伴っている場合は，18G針などを用いて爪甲に1，2カ所穴を開けて排液すると圧が下がり疼痛が軽減する．
- 出血している場合は，ガーゼなどで圧迫して手を挙上しておくと多くの場合止まる．
- 脱落した爪甲や抜爪した爪甲は乾燥すると彎曲変形をきたすため，生食ガーゼで包んでおく．
- 合併損傷がなく爪甲が爪床から浮き上がっているだけの場合は，組織の保護のために爪甲をテープで固定して，できるだけ温存しておく．

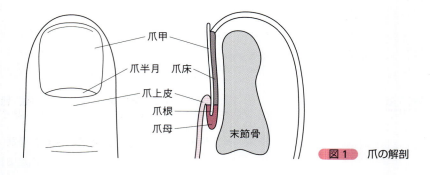

図1　爪の解剖

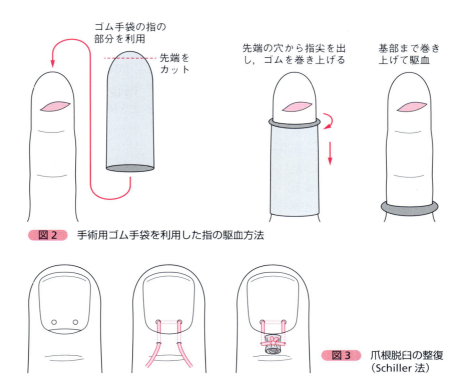

図2 手術用ゴム手袋を利用した指の駆血方法

図3 爪根脱臼の整復（Schiller法）

- 麻酔は指の基部の掌側正中の皮下に27Gなどの細い針で1〜2cc程度の1%キシロカイン®を注入しておくと，5〜10分で指の掌側全体と背側末節の外科的処置が可能になる．
- 処置の際に出血が妨げになる場合は，手術用ゴム手袋の指の部分を切断して先端に小孔を開けたものを患指にかぶせ，小孔から指尖を出して巻き上げながら中枢に向かって駆血しておくと処置が容易になる（図2）．
- 爪床や爪母の損傷の可能性がある場合は，将来の爪甲の変形を予防するために，これを確認し修復する必要がある．そのためにはいったん爪甲を外しておかなければならないことがあるが，まだ付着している爪床や爪母を外す際には，これらを損傷しないように剪刀などで愛護的に剥離する．
- 爪甲の脱臼の整復や抜爪した爪甲を元に戻す場合，単に爪上皮下に爪根を差し込んだだけでは不安定であるため，爪甲に2カ所穴を開けておき，爪上皮上から刺入した5-0ナイロン糸にて図3のように水平マットレス状に糸

をかけ，爪根を牽引固定する Schiller 法を用いる．

▶ 爪床断裂がある場合はできるだけ元の位置に戻し，吸収糸で縫合する．

▶ 末節骨骨折を伴っている場合，多少の転位があっても，爪床・爪甲の整復により同時に整復されることが多く，また整復された爪甲がシーネの働きも果たすが，うまく整復されない場合は経皮的鋼線刺入固定を要すこともある．

☑ してはいけないこと ···

▶ 汚染や破損がなければ，脱落した爪甲は破棄しない．

▶ 爪根脱臼は部分的であったり，完全に抜けてしまっていなかったりすると見逃されやすいので注意する．

▶ 麻酔の際には末梢血行が悪くなるためエピネフリン入りのものは用いない．また，エピネフリン入りでなくても，過量の薬液注入で血行障害をきたすことがある．

▶ 診察前の止血目的で中枢部での駆血を長時間行うと，組織のダメージをきたしたり，知覚の診断がつけられなくなったりするので避ける．また，術中にゴム駆血をした場合は，解除することを忘れないようにする．駆血したまま包帯をしてしまうと，ゴムが隠れて忘れやすい．

▶ 抜爪はむやみに行わず，できるだけ組織を温存する．また抜爪する際には爪床や爪母を傷つけないようにする．

爪損傷への対処

- 危険の認識に乏しく，好奇心の旺盛な小児は，しばしば指尖部を負傷して来院する．部屋や車のドア，折りたたみイス，自転車のチェーン，側溝のコンクリートの蓋など原因も様々である．また，小児ではまだ組織が小さく弱いため，容易に深部への損傷に至ることがあり，剥がれかけた爪に隠れた損傷がないか留意することが重要である．

- 爪甲は爪母で作られ，末節骨に支えられた爪床の上を伸びながら形作られていく．したがって，爪母や爪床に損傷がある場合には，爪の変形をきたす怖れがあり，組織の温存や正確な再建が必要である．爪が剥がれかけているという状態には，爪甲が爪床から浮いている場合と爪母から爪根が脱臼している場合があるが，損傷した周囲の組織を伴って動いている場合もあるので，損傷の状況の把握が必要となる．

［田崎幸博］

その他の外傷

093 爪が抜けてしまったらどうする？

☑ 最初に診るべきポイント
- 合併外傷の確認（受傷指の骨折の有無の評価を含む→転位を伴う骨折を認める場合は専門医へコンサルト）
- 受傷機転の評価（虐待の可能性の評価を含む）
- 損傷爪と爪床の受傷状況を確認（爪床の挫滅がひどい場合には専門医へコンサルト）
- 受傷指の末梢循環・神経機能の評価

☑ すぐにするべきこと
- 疼痛コントロール（適切な鎮静と鎮痛）
- 必要に応じて圧迫止血

☑ してはいけないこと
- 過度な痛みや恐怖を与えない．
- 浸潤麻酔あるいは指ブロックに，アドレナリンが添加されている局所麻酔薬を使用してはいけない．
- 爪床や爪母の組織のデブリードマンは行わない．
- 汚染や挫滅がひどい場合は無理に爪を戻さない．

爪脱臼への対処法

①指ブロックを行う．脱臼した爪は洗浄する．
②爪床裂創があれば，6-0の吸収糸で縫合する．
③爪は解剖学的に正しい位置に戻す．爪を紛失した，あるいは爪の汚染が激しい場合は，アルミ箔を爪の代用とすることもある（筆者はバイクリル®などの縫合糸のパッケージを一部切除して利用している）．
④爪の固定はナイロン糸（5-0あるいは4-0）を用い，Schiller法（図1）などの方法を用いて行う．
⑤一般的に爪を固定した糸は10日前後で抜糸する．

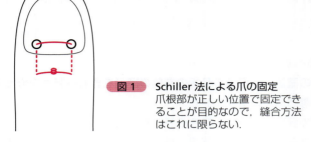

図 1 Schiller 法による爪の固定
爪根部が正しい位置で固定できることが目的なので，縫合方法はこれに限らない．

参考文献 1) 江野尻竜樹. 爪脱臼. In: 許　勝栄, 編. これ一冊で小外科，完全攻略. 1版. 東京: 日本医事新報社; 2014. p.215-6.

〔井上信明〕

その他の外傷

094 爪の下に出血していて痛い！　どうする？

☑ 最初に診るべきポイント
- 合併外傷の確認（受傷指の骨折の有無の評価を含む→転位を伴う骨折を認める場合は専門医へコンサルト）
- 受傷機転の評価（虐待の可能性の評価を含む）
- 受傷指の末梢循環・神経機能の評価
- 爪下血腫の大きさ，痛みの程度，血腫の経過日数（血液が自然に排出されるようであれば処置は不要かもしれない）

☑ すぐにするべきこと
- 疼痛コントロール（適切な鎮静と鎮痛）

☑ してはいけないこと
- 過度な痛みや恐怖を与えない．
- 浸潤麻酔あるいは指ブロックに，アドレナリンが添加されている局所麻酔薬を使用してはいけない．

爪下血腫の減圧法

① 指ブロックを考慮する．患児が協力的で，爪床自体を傷つけずにうまく処置できるのであれば，鎮静は不要だろう．

② ペーパークリップの一端を，炎の中で加熱する．熱したペーパークリップの代わりに，18G の針を用いることもできる．

③ 熱くなった先端を，ただちに血腫部の爪に押し当てる．爪に穴が開くまで軽く圧をかける（爪床を傷つけないように注意！）．血腫は減圧されると，通常痛みは軽減される．18G 針であれば回転させながら押し当てる（図1）．

④ 残存する血種は自然に再吸収される．爪にできた小さな穴は，凝血塊によって閉じるので，複数の穴を開けてもよい．

⑤ 血腫除去後は爪を軽く圧迫して固定を数日間行う．

⑥ 爪床の半分の範囲を越える血腫を認める，また末節骨の骨折を合併する場合は，爪床裂創の可能性を考え抜爪のうえ縫合することを推奨する報告もある

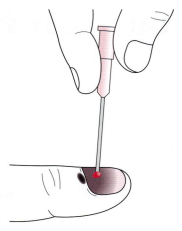

図1 爪下血腫除去
血腫部の爪に，針を回転させながら，爪を貫通するまで圧をかける．

が[2]，爪脱臼を伴わなければ血腫除去だけで予後は変わらないとも報告されている[3]．したがって無理に抜爪して爪床を縫合する必要はないだろう．

参考文献
1) 江野尻竜樹．爪下血腫．In: 許　勝栄，編．これ一冊で小外科，完全攻略．1版．東京：日本医事新報社；2014．p.213-4.
2) Simon RR, Wolgin M. Subungual hematoma: association with occult laceration requiring repair. Am J Emerg Med. 1987; 5: 302-4.
3) Gellman H. Fingertip-nail bed injuries in children: current concepts and controversies of treatment. J Craniofac Surg. 2009; 20: 1033-5.

〔井上信明〕

その他の外傷

095 指の骨折にはどう対処する？

✓ 最初に診るべきポイント
- 変形・皮下出血の有無を確認する．
- 腫脹・疼痛・神経損傷・血行障害の程度を確認する．

✓ すぐにするべきこと
- 手指患部2方向撮影と健側2方向撮影を行う．
- 圧痛点を確認する．

✓ してはいけないこと
- 長期の固定は避ける．また，回旋変形を見逃してはいけない．

指の代表的な骨折[1]（日本骨折治療学会のサイト[2]の解説も参照）

ボクサー骨折
- 拳で壁などを殴った時に発症する第5中手骨の頸部骨折である．
- 背側突変形があり，回旋変形や50°以上の屈曲変形は整復の必要がある．

Bennett 骨折
- 第1手根中手関節（CM関節）脱臼骨折のことであり，長母指外転筋と母指内転筋の筋力で脱臼することが多く，手術になることが多い．

マレット指
- 突き指といわれる，DIP関節の伸筋腱損傷による槌指と，末節骨基部の骨折を伴う骨性槌指がある．
- 小児の場合はアロフェンスシーネやプライトンシーネを用いてDIP関節を過伸展固定する保存的治療が多い．
- 手指の骨折は些細なことで機能障害を残すことが多いので専門医に紹介することを勧める．

参考文献
1) 光安廣倫. 手関節・手の骨折・脱臼. In: 岩本幸英, 編. 外傷の初期治療の要点と盲点. 東京: 文光堂; 2007. p.76-85.
2) https://www.jsfr.jp/ippan/condition/ip20.html

〔野口雅夫〕

その他の外傷

096 切断された指尖部を持参してきたら？

☑ 最初に診るべきポイント
- 受傷の状況を詳しく確認する．必ずしも大人が目撃していないことがあるが，何で切断されたのか，汚染するようなものはなかったか，受傷からどれくらい時間が経っているか，受傷後どのような処置をしたかなどを問診する．
- 指尖部の切断で大量出血となることはまずないが，気が動転し血圧の変動をみることがあるので，バイタルサインをチェックし，出血の程度を確認する．
- 切断された組織片を持参しているか，その所在と組織の状態を確認しておく．

☑ すぐにするべきこと
- 断端からまだ出血しているようであれば，生理的食塩水を浸したガーゼで断端を覆って圧迫し，挙上しておく．
- 切断された組織を持参していない場合は，受傷現場に残っていないか探してもらう．
- 汚染がある場合は洗浄する．ただし，断面を強く擦ったりすると組織を損傷してしまうので，愛護的な操作で，流水で流す程度とし，強い消毒薬などを用いない．
- 切断された組織は，生理的食塩水を含んだガーゼに包む．滅菌手袋をした手でそのガーゼを軽く握り，そのまま手袋を翻転させてガーゼを覆い，水が入らないよう密封した状態で氷水とともにビニール袋に入れて保管する．

☑ してはいけないこと
- 切断された組織は乾燥させてしまうと容易に壊死に陥るので注意する．
- 組織片を直接生理的食塩水に漬けてしまうと浸軟しすぎて組織を損傷するので，前述のように湿らせたガーゼに包んでゴム手袋かビニール袋で密封した上で氷水に入れる（図1）．
- 組織片を冷凍庫に入れたり，直接氷に触れさせたりすると，細胞が凍って壊れるので，凍らせないようにする．
- 中枢側の断端から出血している場合に，中枢を駆血しないこと．中枢で強く駆血すると血管の攣縮をきたし，血管吻合をすることになった場合に十分な血流が得られなくなる．断端からの出血は，生理的食塩水を含んだガーゼで

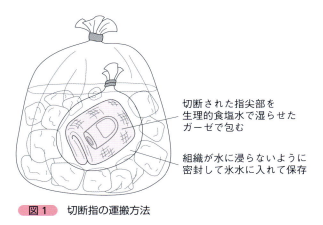

切断された指尖部を
生理的食塩水で湿らせた
ガーゼで包む

組織が水に浸らないように
密封して氷水に入れて保存

図1 切断指の運搬方法

断端を覆い，圧迫して挙上すると止血する．

指尖部切断への対処

- 小児の指はか細く骨も弱いため，文房具のハサミでも完全に切断されることがあり，ドアや折りたたみ椅子，自転車のチェーン，遊具の金具など，小児ならではの不注意や好奇心により様々なもので切断されて来院する．
- 受傷機転により，断端がクリアカットであったり，引きちぎられて挫滅を伴っていたり，その状態によって治療成績も異なる．
- 治療は切断されたレベルにより異なり，爪根部より中枢での切断では，顕微鏡下で血管や神経をつなぐマイクロサージェリーによる切断指再接合が主な治療法であり，爪根部よりも末梢であれば，切断された組織を元の位置に戻して縫着するだけで血管をつながなくても血管新生により生着することがあり，小児ではその可能性が大人よりも高い．
- 指のレベルであれば阻血に弱い筋肉が含まれないため，直後からの処置や保存状態が適切ならば，受傷から10時間近く経っていても生着が可能である．
- いずれにしても専門機関での治療が必要になるので，それまでの適切な処置をしておくことが重要である．

［田崎幸博］

> その他の外傷

097 痛みを最小限にする局所麻酔とは？

☑ 最初に診るべきポイント
- ▶ 局所麻酔の必要性の評価
- ▶ 鎮静の必要性の評価

☑ してはいけないこと
- ▶ 過度な痛みや恐怖を与えない．
- ▶ 壊死状態になる恐れがあるため，アドレナリンが添加されている局所麻酔薬を禁忌となっている耳介，指趾，陰茎に使用してはいけない．

痛みを最小限にする局所麻酔のコツ

- 注意をそらす: 話しかける，DVD，絵本，おもちゃを見せるなどの方法を用い，患児の注意をそらすことで痛みを軽減させる．
- 温める: 37〜42℃（体温近く）に麻酔薬を温めて使用することで，痛みを軽減させ，かつ効果発現が速くなるともいわれている．
- バッファーを使う: 8.4％重炭酸ナトリウム液とアミド系局所麻酔液（リドカインやブピバカイン）を1:9で混ぜて使用することで痛みが軽減される．
- 細い針を使う: 27〜30Gの針を用いることで痛みが軽減される．
- ゆっくりと注射する: 1 mLを注射するのに10〜15秒以上かけることで痛みを軽減できる[2]．
- 最小限の量を使用する: 通常の縫合処置に2 mL以上を必要とすることはない．少ない量でも十分疼痛対策は可能である．
- 創縁から注射する: 創縁から注射することで，疼痛は軽減される．
- 皮下組織が疎な部位から始め，密な部位をあとにする: 組織が疎な，より深い皮下組織に先に局所麻酔液を注射する方が，痛みが少なく感じられる．

参考文献
1) Quaba O, Huntly S, Bahia H, et al. A users guide for reducing the pain of local anaesthetic administration. Emerg Med J. 2005; 22: 188-9.
2) Serour F, Mandelberg A, Mori J. Slow injection of local anaesthetic will decrease pain during dorsal penile nerve block. Acta Anaesthesiol Scand. 1998; 42: 926-8.

〔井上信明〕

その他の外傷

098 顔の挫創をきれいに縫合するには？

✓ 最初に診るべきポイント
- 顔面の外傷はその見た目に注意を奪われがちであるが，頭部や内臓の損傷，非露出部の外傷を合併していないか見落とさないようにする．
- 受傷機転を確認し，汚染や異物混入，重要臓器損傷の可能性を考慮する．ただし，乳幼児では受傷状況を直接目撃されていないこともあり，憶測を過信せず，他の受傷機転の可能性も考える．
- 傷の部位や深さ，汚染の有無，組織の挫滅や欠損の有無を確認する．日常診療で遭遇する小さな挫創でも，涙小管，顔面神経，耳下腺管などの損傷の可能性があることに注意する．
- 顔面・頭頸部であれば受傷から 24 時間以内は縫合が可能と考えられているが，創の汚染の程度や組織の損傷の状況によるので，総合的に判断する．

✓ すぐにするべきこと
- 受傷や病院の恐怖で泣き叫んでいると診察も治療も困難であるので，まずは親に抱かせたり，穏やかに接したりして安心させる．
- 受傷機転や傷の状況を確認し，ガラス片や石などの混入の可能性があれば処置の前に X 線撮影やエコーでの確認を行う．
- 局所麻酔の前に顔面神経麻痺や知覚低下の有無をチェックする．また，口唇では，皮膚と粘膜の移行部である赤唇と，皮膚の部分である白唇との境界である赤唇縁が，ずれると目立つが，エピネフリン入りの局所麻酔薬を使用すると，血管が収縮して境界が不明瞭になるため，注射をする前に位置を確認しておく．
- 汚れを洗い流し，局所麻酔の後にさらに洗浄あるいはブラッシングを行い，異物を除去する．異物の遺残は感染や外傷性刺青の原因となる．
- 解剖学的な位置を正確に復元するために，生え際や眼瞼縁，赤唇縁などを見極める．

✓ してはいけないこと
- 小さな傷でも，異物が残ったまま治癒すると，皮膚の中に残った異物が青黒く透けて刺青のように見える外傷性刺青となるので，異物を残したままにし

189

ない.

▶ 動物咬傷や人の歯が当たってできた挫創の場合は，縫合により皮下膿瘍を生じたり，蜂窩織炎や壊死性筋膜炎をきたしたりすることがあるため，原則的には縫合を行わず，開放のままで経過を見る.

▶ 感染予防を目的とした創傷内の消毒は行わない．消毒薬には細胞毒性があるため，正常組織を損傷し，結果的にかえって感染を起こす可能性があると考えられている．創内の洗浄も水道水や生理的食塩水でよいとされている.

▶ 髪の毛の生え際や眉毛は本来の位置を決める目安になるので剃毛はしない.

▶ 顔面の構造は失うと他に代わるものがなく，左右の非対称も問題になりやすい．また顔面は創治癒がよいのでちぎれかけている組織でも生着することがある．したがって，デブリードマンは最小限とし，極力切除しない.

▶ 大きく糸をかけ強く締めると，縫合糸痕が残って目立つ．この修正は非常に困難となる．また抜糸が遅れると縫合糸痕が残る．顔面では真皮縫合を行っていれば 4 ～ 5 日で抜糸が可能となる.

▶ 後日瘢痕形成術で瘢痕をある程度目立たなくすることはできるが，技術や細心の注意を払っても傷跡は必ず残るので，過度の期待を持たせる説明をしてはならない.

顔面の創傷治療

▪ 顔面は対面した際にまず目に入る場所であり，ここに目立つ傷跡を残すことは，コミュニケーションに大きな影響を及ぼし，患者自身にとっても重い負担を残すこととなる.

▪ 特に，小児においては，患児自身のその後の発達，あるいはその受傷に関わっていることもある家族や友人との関係にも永く影響を及ぼすことがある.

▪ 傷をきれいに治すには，組織を正確に元の位置に戻し，深部から層ごとに接合すること，スムーズな創傷治癒を得る環境を整えることが基本となる.

▪ 皮下および真皮に 5-0 程度の細めのモノフィラメントの吸収糸で埋没縫合を行う．これは死腔をつくらずに創を密着させ良好な創治癒をもたらし，抜糸後も抗張力を維持し瘢痕が幅広くなることを防ぐ効果がある.

▪ 縫合糸痕を残さないためには，6-0 あるいは 5-0 の細いナイロン糸を用いて

190

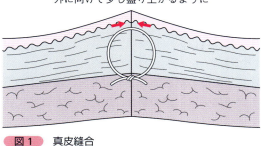

図1 真皮縫合

皮膚縫合を行うが，真皮縫合が行われているので，表層を合わせる程度とし強く締めないことが重要で，抜糸も4，5日程度の早い時期に行う（図1）．

参考文献 1) 日本形成外科学会，日本創傷外科学会，日本頭蓋顎顔面外科学会，編．形成外科診療ガイドライン2　急性創傷/瘢痕ケロイド．東京：金原出版；2015．

〔田崎幸博〕

その他の外傷

099 抜糸のタイミングとその後のケアは？

☑ 最初に診るべきポイント

- ▶ 縫合糸自体が感染や炎症の原因になっていたり，縫合部の下層に膿瘍などを形成したりしている場合は，創の癒合に関わらずただちに抜糸が必要な状況である．
- ▶ 切創のようなクリアな傷であったか，挫滅を伴う傷であったか，受傷の状況や傷の状態によって創治癒の進行が異なるので，病歴を確認する．
- ▶ 真皮縫合が行われているかどうか，創縁が密着するように整った縫合が行われているかどうか，治療の状況を確認する．表皮が創内にめり込むように縫合されている場合は，良好な癒合が得られていない可能性がある．
- ▶ 縫合部周囲に発赤腫脹，出血，血腫，滲出液，排膿，浮腫，うっ血，阻血，壊死などの創治癒遅延の兆候がないかを確認する．

☑ すぐにするべきこと

- ▶ 創部に皮下膿瘍を生じている場合は，抜糸し，創を開いて排膿を行い，ドレナージが効いた状態で保存的に創の治癒を図る．
- ▶ 縫合糸周囲に発赤や排膿が見られる場合は，縫合糸に感染を生じている可能性があり，早めに抜糸を行う．
- ▶ 抜糸時に患児の体や創部が動かないようにしっかり確保する．親に後ろから抱かせた状態で一緒に椅子に座って，腕と脚を保持してもらい，助手に患部を押さえてもらいながら抜糸を行うなどの対策をとる．

☑ してはいけないこと

- ▶ 縫合部に感染が疑われる場合，抜糸および創の開放が手遅れにならないようにする．
- ▶ 小児では，抜糸の際に糸に無理な力をかけて一度痛がらせると，その後の抜糸が非常に困難となる．抜糸の前の種々の準備が重要である．
- ▶ 創部に痂皮などが残っていると，縫合糸が隠れ，抜糸をし残す場合がある．生理的食塩水を浸したガーゼなどで清拭しておく．これにより皮膚に固着した縫合糸も浮き上がって抜糸が容易になる．
- ▶ 患児が不意に動くことがあるので，ハサミの先を目などの危険な方向に向け

ないように注意する.
▶抜糸後すぐに強い力がかかるような運動は避ける．直接外力が加わると離開しやすい．

抜糸における注意点

- 抜糸は早すぎると創の離開を起こし，逆に遅すぎると縫合糸が感染や炎症の原因となったり縫合痕を残したりするので，適切な時期に行う必要がある．
- 血行がよく創傷治癒が早い顔面などでは，抜糸の時期も 4, 5 日目と早く行い，そのほかの部位では 1 週間程度で抜糸を行う．
- 血行が悪く創傷治癒に時間のかかる下腿などではさらに遅く行うこともある．また創に緊張のかかっている部分も抜糸を遅くする．
- 一度にすべてを抜糸するのではなく，キーとなる縫合を残し，間引くように抜糸を行う方法も有効である．
- 真皮縫合が行われている場合は，皮膚縫合糸は早く抜糸することができる．
- 縫合が締まりすぎている場合は縫合痕が残りやすいので，時期を遅らせないようにする．
- 抜糸後は 2, 3 カ月間サージカルテープで傷を寄せるように固定し，瘢痕の幅が広がったり，瘢痕が盛り上がったりすることを予防する（図 1）．

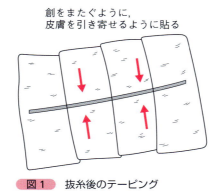

図 1　抜糸後のテーピング

［田崎幸博］

誤飲・誤嚥関連

100 異物を誤飲したかも．どうする？

☑ 最初に診るべきポイント
- まずは「何を，いつ，どれくらい飲んだかもしれないのか」を問診する．
- 飲んだかもしれないものを推定できるものがあれば持参してもらう．
- 呼吸症状・消化器症状の有無を確認し異物の位置を推定する．

☑ すぐにするべきこと
- 気道内や食道内異物であるかどうかを確認する．
- 中毒物質の場合摂取量を確認（推定）し中毒量の確認と必要な処置の確認をする．

☑ してはいけないこと
- 食道異物を放置してはいけない．特に食道内にあるボタン電池の対処に時間をかけてはいけない．
- 無症状であるからと，評価せずに帰宅させてはいけない．
- 中毒物質の場合，嘔吐・誤嚥のリスクを考えずにむやみに胃洗浄を行ってはいけない．
- 胃内落下目的に食餌を摂らせることは，誤嚥のリスクを増やすことにつながるため，行ってはならない．

異物誤飲

固形物の場合
- 問診後に画像検査を行う．範囲は咽頭から肛門までで胸部と腹部の単純X線写真を正面と側面から撮影する．
- 気道異物，食道に停留する異物，複数の磁石や磁石と磁性体の同時誤飲など消化管を挟んで損傷を起こすものは摘出を要する．鋭利な形態のものは胃以降にあればほとんどすべてが排便とともに排出される．フォローは必要であるが無理に摘出しなくてもよい．
- ボタン電池は食道内に滞留している場合には速やかな摘出が必要であるが，胃以降にある場合には必ずしも摘出する必要はないとされる．

- 食道異物の摘出には全例内視鏡での摘出と観察が必要とされているが，透視下でバルンカテーテルを使用することもある．もし磁性体摘出を行う場合はマグネットカテーテルがあると便利である．いずれにしても経食道で消化管異物除去を行う場合は喉頭部での異物による気道閉塞の可能性を常に考えるべきである．

中毒性物質の場合

- 日本中毒情報センターが医療機関に対しても対応している．
  - 大阪中毒 110 番 （24 時間対応） 　　TEL 072-726-9923
  - つくば中毒 110 番（9 時～ 21 時対応） 　TEL 029-851-9999
- また，以下の書籍のいずれかを救急外来に常備しておくことも考慮されたい．
  - 「急性中毒標準診療ガイド」 日本中毒学会，編（じほう）
  - 「中毒百科」 内藤裕史，著（南江堂）
  - 「急性中毒診療マニュアル」 関　洲二，著（金原出版）
- 大事なのは，自施設で対処できないと判断した場合は高次病院へできるだけ安全に搬送することを早期に判断することである．

〔竹田洋樹，上谷良行〕

誤飲・誤嚥関連

101 タバコ誤飲に胃洗浄は禁忌？

☑ 最初に診るべきポイント
▶ バイタルサインと生理的状態の把握（ABCDE アプローチ）を第一に行う．

☑ すぐにするべきこと
▶ 胃洗浄の可否にかかわらず，生理学的状態・バイタルサインの安定化を図る．気管挿管を含めた気道確保の準備を行う．
▶ 誤飲の状況を知る人がいる場合，問診を行う．特にタバコそのものを誤飲したのか，タバコを漬けていた液体を誤飲したのかを具体的に確認する．

☑ してはいけないこと
▶ 安易に胃洗浄を行わない．
▶ 懲罰目的に胃洗浄を行うことは絶対にしてはいけない．患児にとってメリットはまったくないどころか，合併症をきたしうるため，医学的・倫理的に禁忌である．
▶ 患児療育環境の安全について評価なしに安易に帰宅させてはいけない（患児の安全な療育環境確保の努力を怠らない）．

タバコ誤飲への対応

- 中毒症状として頻脈・血圧上昇・昏睡を呈する．嘔気・嘔吐，不機嫌，発汗，流涎などを呈することもある．
- 小児で致死量は通常の紙巻きタバコであれば 1 本程度である（加熱式タバコも同様）．ニコチン量でいうと 10〜20 mg（1 mg/kg）であり，通常 2 mg 程度の摂取で嘔吐するとされる．このため，致死量を誤飲することはまずないと考えられる．したがって，タバコの誤飲自体で胃洗浄が必要となることはきわめて稀である．
- 加熱式タバコの場合は，紙巻きタバコに比してカートリッジのサイズが小さく，一度に多量摂取する可能性が考えられる．つまり中毒を生じやすい可能性がある（2019 年 1 月現在市販されている加熱式たばこは 3 種類であり，それぞれのニコチン含有量などは表 1 を参照）．

表1 国内で販売されている加熱式タバコ一覧（文献2，4を元に作成）
（詳細は文献4も参照のこと）

商品名	IQOS	glo	Ploom TECH	紙巻きたばこ
カートリッジの形態	スティック	スティック	カプセル	
含有ニコチン量 （1本/1個あたり）	5〜6 mg	2 mg	5〜7 mg	9〜28 mg

- 少なくとも，気道確保が完全になされていない患児への胃洗浄は原因薬物によらず禁忌である．気道確保ができている状態で，胃洗浄が必要か否かを判断することを忘れない．
- 胃洗浄は，生命を脅かす可能性のある量の毒・薬物を服用してから1時間以内に施行可能であれば考慮する．特に抗コリン作用を有する薬剤・物質では胃内に停滞する時間が比較的長いことが予測され，胃洗浄の考慮は一般的に許容される[1]．
- 恐れるべきは，タバコそのものより，タバコの浸漬液（漬けていた液体）の誤飲である．より吸収が速く（15分以内に症状出現），少量でも中毒症状を生じやすい．が，タバコ浸漬液誤飲の場合でも，来院時には症状が出現しており，すでに吸収されていると考えられるため，胃洗浄の有効性は期待できない．タバコ浸漬液誤飲後15分以内に来院した場合には考慮してもよいと考える．加熱式タバコでも同様である．
- 加熱式タバコは実際に燃焼させず火も使用しないため，吸い殻を通常のゴミ箱に捨てることも多く，誤飲の原因となっている．特に自宅内での廃棄については啓発が必要である．

電子タバコ（E cigarette）

- 加熱式タバコと混同しやすいため注意を要する．
- 液体（E-juice）を加熱し霧状のエアロゾルを吸入する．2019年1月現在我が国で一般販売される電子タバコは，タバコと名前は付いているが，実際にはニコチンは含まない．様々なフレーバーを含むが，主成分はグリセロール，プロピレングリコールである．個人輸入で入手する場合にはニコチンを含有していることもあり得るため確認が必要である（プロピレングリコール経口推定致死量15 g/kg以上，グリセロール 経口最少中毒量1,428 mg/kg[1]）．

参考文献
1) Benson BE, Hoppu K, Troutman WG; American Academy of Clinical Toxicology; European Association of Poisons Centres and Clinical Toxicologist. Position paper update: gastric lavage for gastrointestinal decontamination. Clin Toxicol (phila). 2013; 51: 140-6.
2) 日本中毒情報センター年報受信報告 2015 年.
http://www.j-poison-ic.or.jp/homepage.nsf
3) 日本中毒学会. 急性中毒の標準治療. 消化管除染 (1) 胃洗浄.
http://jsct.umin.jp/page042.html
4) 独立行政法人国民生活センター 2017 年 11 月 16 日報道発表資料.
http://www.kokusen.go.jp/pdf/n-20171116_2.pdf

〔林　卓郎〕

誤飲・誤嚥関連

102 ボタン電池を誤飲．どうすればいい？

✓ 最初に診るべきポイント
▶ ボタン電池が食道に停滞している場合，緊急処置を要する可能性が高い．
▶ 誤飲したものと同じ電池があれば，種類を判断できる可能性が高い．

✓ すぐにするべきこと
▶ 生理的状態の把握（ABCDE アプローチ）を第一に行い，安定化を図る．特に気道狭窄/閉塞および呼吸状態の評価を注意して行う．
▶ 自覚症状の把握（流涎がある，えづいている，胸部不快感/痛みがある，など）．

✓ してはいけないこと
▶ 気道確保の準備ができない状態で異物除去を試みるべきではない．

ボタン電池誤飲の対処

- ここで記述するボタン電池にはややサイズが大きいコイン（型）電池も含む（図1，2）．
- ボタン電池の誤飲は頻度が高く，処置を要する食道異物としても頻度が高い．
- 来院時から電池の誤飲であることがわかっている場合のみではないことにも留意が必要である．
- "何かを飲み込んだ様子"，"えづくようなしぐさがある"，および "飲んでも直後にえづいて吐いてしまう" などという症状で来院する場合もあり，まずは誤飲を疑うことが重要である．
- 異物の誤飲を疑った場合，電池の誤飲があったか否かを単純 X 線写真で評価する．
- 食道にボタン電池を認めた場合は緊急除去が必要である．その中でも，リチウム電池は起電力が 3 V と高く（他のボタン型電池は 1.3 〜 1.5 V 程度），粘膜損傷をきたしやすいため緊急度が高い．特にリチウム電池の場合は，食道粘膜接触後 15 分で凝固壊死が始まるとの報告もあり，緊急での対処が必要である[4]．
- 鼻腔内に挿入していることもあるため，顔面を含めて画像検査を行うことを

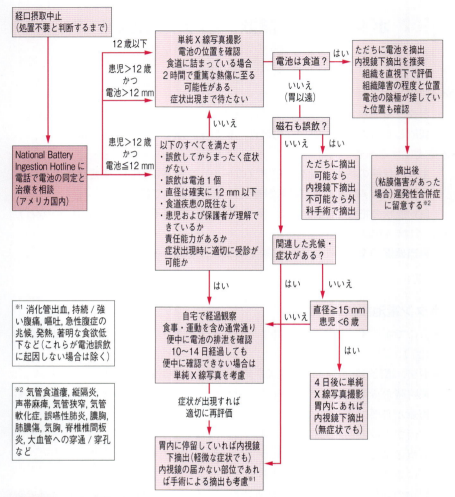

図1 ボタン電池誤飲時の対応
(NBIH Button Battery Ingestion Triage and Treatment Guideline[1] より改変)

薦める．鼻腔内に停留している場合も粘膜損傷をきたすことが多く，留意が必要である．

- ボタン電池が胃内にある場合は症状（軽微な腹痛などの消化器症状も含む）がなければ経過観察も可能である．通常，1週間程度胃内に停滞している場合は除去を考慮する．

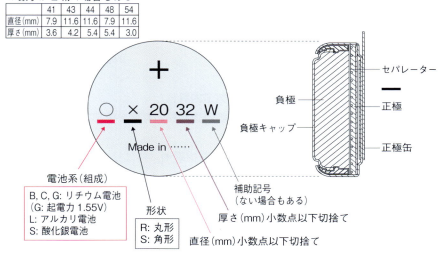

図2 ボタン型・コイン型電池の識別

- ただし，磁石（磁力を有するもの）を同時に誤飲した場合は胃内にあっても腸閉塞のリスクが高く緊急での内視鏡的除去を行う．
- 食道に停留するボタン電池の除去をマグネット付きカテーテルで行うことは，可能ではある．が，粘膜障害の状況が把握できないこと，気道確保が必要であることを理解した上で行うことを検討すべきである．

参考文献
1) National Poison Capital Center. National Battery Ingestion Hotline Button Battery Ingestion Triage and Treatment Guideline. www.poison.org/battery/guideline
2) Leinwand K, Brumbaugh DE, Kramer RE. Button battery ingestion in children: a paradigm for management of severe pediatric foreign body ingestions. Gastrointestinal Endosc Clin N Am. 2016; 26: 99-118.
3) 公益財団法人中毒情報センター．医師向け中毒情報．ボタン型電池．Disc battery.
4) Tanaka J, Yamashita M, Kajigaya H. Esophageal electrochemical burns due to button type lithium batteries in dogs. Vet Hum Toxicol. 1998; 40: 193-6.

〔林　卓郎〕

誤飲・誤嚥関連

103 コインを飲み込んだ．どうする？

☑ 最初に診るべきポイント
- ▶視診，聴診で呼吸状態を確認する（気道内異物）．
- ▶食事をしたがらない，嘔吐，胸痛，胸部違和感の有無を確認する（食道内異物）．
- ▶飲み込んだものの種類を確認する．ボタン電池，特にリチウム電池（図1）に注意する．磁石につくかどうかを確認する．

☑ すぐにするべきこと
- ▶胸部X写真（正面，側面），腹部X線写真（立位，臥位）にて異物の位置を確認する．
- ▶気道内異物，食道内異物（図2）は摘出する．

☑ してはいけないこと
- ▶気道異物が疑われる場合には，患児を落ち着かせる．泣かせるようなことはしない．啼泣などにより異物が動き呼吸ができなくなる危険がある．

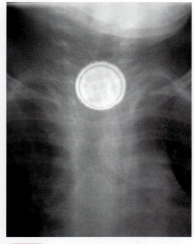

図1 リチウム電池の食道内異物
約2cmの大きさでダブルコントゥール（二重丸）を示す．

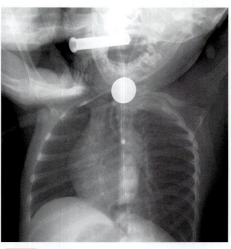

図2 食道内異物（コイン）
バルーンで摘出する．

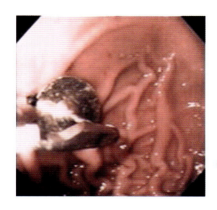

図3 画鋲の摘出
内視鏡下に画鋲にて食道損傷がないように摘出する.

気道・消化管異物

- コイン（硬貨）の胃より肛門側（胃も含む）の消化管異物は原則的に取り出す必要はない.
- 500円玉で長期（2週間以上）にわたり胃から肛門側に動かない場合には，摘出を考慮する.
- 胃内の複数個の磁石は，接着により消化管穿孔を引き起こすことがあるので，摘出することが必要である.
- リチウム電池による食道内異物は，誤嚥後30分以内であっても粘膜，筋層損傷が疑われるので全身麻酔下に専門医による摘出が必要である.
- 鋭利な異物（画鋲，ピンなど）が胃内にある場合は，摘出時に食道損傷の危険があるので，全身麻酔下に専門医により摘出する（図3）.

参考文献 1) 浮山越史. 救急, 消化管異物の除去. 小児科診療. 2012; 75: 350-3.

〔浮山越史〕

誤飲・誤嚥関連

104 食道異物にバルーン除去法はやっちゃだめ？

☑ 最初に診るべきポイント
- ▶ 重要なことは患児の気道開通が得られていることである．
- ▶ 食道異物が何であるかを確認する（問診・画像検査などを用いて）．

☑ すぐにするべきこと
- ▶ 気道開通の確認を含め，生理学的異常の有無，バイタルサインの把握を行う．

☑ してはいけないこと
- ▶ 気道確保を行わず，盲目的にバルーン除去を試みることはやめるべきである．

食道異物への対応
- 食道異物には除去のみが必要な場合と，粘膜障害の程度の評価も必要な場合とがある．
- ボタン電池などでは粘膜障害の評価が不可欠であり，食道異物の場合バルーン除去は行うべきでない．
- 確実な気道確保がなされていない状況でも行うことは推奨されない．バルーン除去時に下咽頭で喉頭にはまる，もしくは蓋をし，気道異物，気道閉塞となる可能性もある．このため，気管挿管などによる気道確保下にビー玉など辺縁が鈍である異物除去を行う場合に使用することは許容される．ただ，食道粘膜の状態を直視下で確認できないため，食道粘膜損傷の可能性を考える場合は最良の方法ではない．

〔林　卓郎〕

誤飲・誤嚥関連

105 遷延性呼吸障害の原因としての気道異物の重要性とは？

✓ 最初に診るべきポイント

- 目撃者がいれば異物誤飲・誤嚥の診断は容易であるが，小児の異物誤飲の約40％は目撃者がいないとされる[1]．
- 「初めての喘息発作」，「繰り返す肺炎，クループ」，「原因不明の慢性咳嗽」では常に気道異物の可能性を考慮する．

✓ すぐにするべきこと

- 異物誤嚥のエピソード（突然に出現する激しい咳）の有無に関する徹底的な問診が非常に重要である（気道異物は口の中に異物が入った状態で転倒，泣く，驚く，背中を叩かれる，咳込むなどして空気を大きく吸い込んだ時に気管内に吸引されることが多い）．
- 気管支異物では聴診上呼吸音の部分的な低下がみられ，この所見は無症状期であっても引き続き認められる．
- 胸部X線は上咽頭が入るようにして，正面と側面の2方向を撮影する．
- 気管支異物がX線透過性であっても，患側の肺気腫，縦隔の対側への偏位などの気道閉塞所見が異物を疑うきっかけになる場合がある．
- 陳旧性の異物では無気肺像を示すことがある．
- 胸部CT・MRI撮影時に異物が描出される場合もある（ピーナッツはMRIのT2像で高信号を呈する）．
- クループや喘息と思っても，気管支拡張薬に対する反応が乏しい場合は気道異物の可能性を否定してはいけない．
- 喉頭下異物によるクループ症状はステロイド使用により一時消失することがあるが，異物が除去されない限り必ず再出現する．

✓ してはいけないこと

- 下気道異物に対して，応急処置としての背部叩打法，胸部突き上げ法，腹部突き上げ法は声門下陥頓の危険があり，禁忌である．
- 気道異物は常に急変する可能性があることを考慮すると，気道異物を疑いながら一般病院で経過をみることは危険で，疑いがある場合は異物摘出が可能な高次施設へ医師が同乗して救急搬送するべきである．

下気道異物の臨床経過

①誤嚥直後は気道粘膜への直接刺激により，激しい咳が連続して出現する．

②異物が気管支に迷入して部位が固定されると，数分〜30分で症状はいったん軽快する（無症状期）．

③1〜2日後より化学性炎症のため発熱，咳が出現する．

④2〜3カ月以上異物が残存すれば，気管支拡張症，肺化膿症へと進展する．

参考文献　1）長村敏生．異物誤飲．In: 市川光太郎，編．プライマリ・ケア救急 小児編．1版．大阪：プリメド社；2008．p.167-72.

〔長村敏生〕

中毒関連

106 中毒症状はどう診る？

☑ 最初に診るべきポイント
- 中毒は"まず疑うこと"が最も重要であり，症状・徴候から中毒の可能性を疑うことから始まる．
- 生理学的異常，バイタルサインの異常をみつけ，状態の安定化を図る（※本章では生理学的異常とはいわゆる ABCDE〔気道・呼吸・循環・意識/神経・体表/体温〕の異常を指す）．

☑ すぐにするべきこと
- 生理学的異常の有無を評価し状態安定化を得る．
- 医療者の安全確保も重要（硫化水素などの二次被害について知っておく）．

☑ してはいけないこと
- 原因薬剤の特定を優先し，患者の状態悪化をきたすことは本末転倒である．
- 診察時の状態のみで安易に軽症と判断しない（吸収経路や中毒物質の特性を理解することが重要である）．
- 不用意な会話・質問が，患児・保護者を傷つけ得ることに留意する．

中毒診療

- 何より大事なことは，系統だった全身状態の評価を行い，患児の状態安定を得ることである（図1）．まずは生理学的異常を同定し，安定化を図る．その上で中毒に関して的を絞った身体診察，情報収集を行う．
- 症状・徴候から中毒を疑うポイントを理解する（107 項参照）．
- 情報収集：患児の状況や内服薬などについて患児自身，家族や保護者，友人などから可能な範囲で問診する．自宅の場合は同居の両親・祖父母の定期内服薬などについても情報を得ることが参考になる．もちろん，いつも患児自身および家族・友人などから中毒についての情報を問診できるとは限らない．救急搬送症例の場合は，救急隊員から可能な限り現場の状況を聞くことも重要である（カルテの記載では情報源を明記する）．
- 特異的治療（解毒薬・拮抗薬）についても参照すべき情報をもつ（107 項

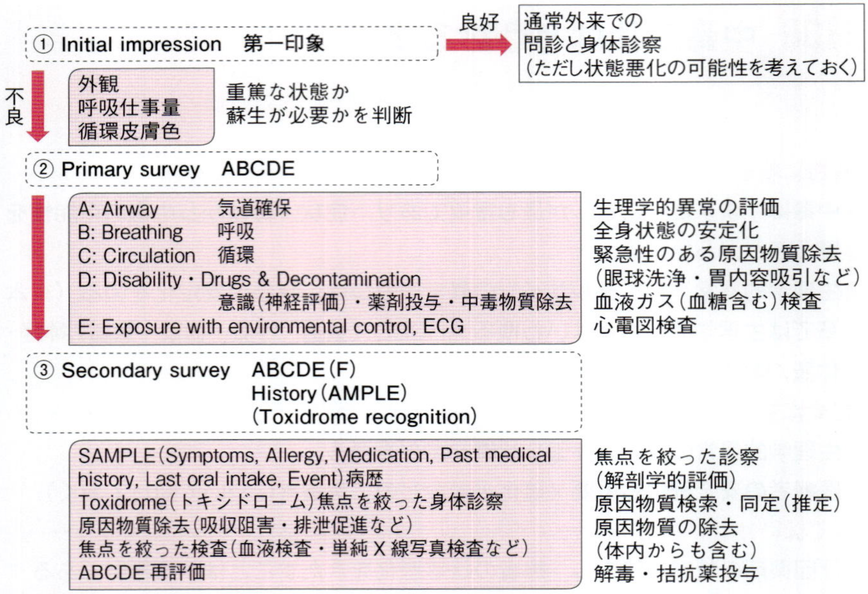

図1 小児中毒患者診療の流れ（日本小児科学会・日本小児救急医学会, 監修. 小児救急医療の理論と実践. 東京: 編集室なるにあ; 2013. p.117-24[1] より改変）

参照）.

- 患児のプライバシー尊重を忘れない. 精神的ケアも心がける必要がある. 不用意な会話・質問で患児および保護者を傷つけることがあることに留意したい. 大人・医療者の常識で安易に結果評価をしない.

参考文献
1) 7章 中毒・環境因子による疾患. 3. 中毒. In: 日本小児科学会・日本小児救急医学会, 監修. 小児救急医療の理論と実践. 東京: 編集室なるにあ; 2013. p.117-24.
2) Erickson TB, Thompson TM, Lu JJ. The approach to the patient with an unknown overdose. Emerg Med Clin N Am. 2007; 25: 249-81.

〔林 卓郎〕

中毒関連

107 何の薬を飲んだかわからない．どうすればいい？

☑ 最初に診るべきポイント
- 状態が安定していると判断した場合には，丁寧な身体診察と詳細な問診を行う．
- 典型的な中毒症状・兆候を理解しておく（Toxidrome について理解する）．

☑ すぐにするべきこと
- 生理学的異常の有無を ABCDE の順に確認し，状態を安定化させる．中毒の原因を探すよりも患児の状態改善を優先することを忘れない．

☑ してはいけないこと
- 中毒原因物質の同定に集中し，患児の状態評価を怠ることは絶対に避ける．
- 薬物誤飲などの場合に，患児本人や保護者を責めるような問診をしない．

Toxidrome とは

- 患者の状態評価・管理（治療）は原則 ABCDE に基づいた生理学的評価を行い，介入・治療を行う．その中で，中毒の原因薬剤・物質を検索し，特異的な治療を考慮する．
- 中毒診療で一番難しいことは，患児と接触した時から中毒であることが必ずしもわからないことである．また，中毒を疑ったとしても，原因物質を同定できないことも珍しくない．もしくは，複数種類の中毒物質へ曝露・摂取していることもある．
- 治療・介入を行うために参考とする典型的な症状・兆候を toxidrome（toxic syndrome）という．系統立った評価を可能にする（表 1）．
- ただし，たとえば抗コリン作用性（コリン拮抗性）と麻薬性薬剤の同時多量摂取など，異なる作用機序の薬剤を複数多量摂取している場合は，表 1 のような典型的な症状・兆候を呈さないこともある．解毒薬・拮抗薬については表 2 を参照されたい．

参考文献 1) Meehan TJ, Bryant SM, Aks SE. Drugs of abuse: the highs and lows of altered mental states in the emergency department. Emerg Med Clin North Am. 2010; 28: 663-82.

表1 Toxidrome（toxic syndrome）

（Meehan TJ, et al. Emerg Med Clin North Am. 2010; 28: 663-82[1] より改変）

	意識状態	瞳孔所見	その他身体所見	薬剤例
交感神経作用性	興奮，幻覚，けいれん，昏睡	散瞳	高血圧（脈圧開大），頻脈，高体温，発汗，振戦，頻呼吸	コカイン，アンフェタミン，エフェドリン，テオフィリン
抗コリン作用性	不穏，幻覚，昏睡	散瞳	高血圧，頻脈，高体温，頻呼吸，粘膜・皮膚乾燥，皮膚紅潮，腸管蠕動低下，ミオクローヌス	抗ヒスタミン薬，三環系抗うつ薬，抗パーキンソン薬
コリン作用性	中枢神経抑制，昏睡	縮瞳	高血圧/低血圧，唾液分泌増加，尿量増加，流涙，胃腸管運動亢進，気道分泌増加，徐脈，筋線維攣縮	有機リン，カーバメート，ニコチン（虫咬症）
鎮静性（sedative），筋緊張低下	中枢神経抑制，混乱，昏睡	縮瞳（通常）	低血圧，徐脈，低体温，筋緊張低下，知覚鈍麻	アルコール，ベンゾジアゼピン，バルビツレート
麻薬性（opioid）	中枢神経抑制，昏睡	縮瞳	低血圧，徐脈，呼吸数減少，低体温，筋緊張低下	ヘロイン，モルヒネ
アルコール・鎮静薬の離脱症状	興奮，幻覚（幻視），けいれん	縮瞳	高血圧，頻脈，高体温，発汗	

表2 主な解毒薬・拮抗薬

（Meehan TJ, et al. Emerg Med Clin North Am. 2010; 28: 663-82[1] より改変）

拮抗薬	中毒物質	投与量
アトロピン	クロニジン カルシウム拮抗薬 カーバメート 有機リン	0.02 mg/kg IV/IO/ET　5〜10分ごとに繰り返し投与 最小投与量 0.1 mg 一回投与量上限　乳幼児: 0.5 mg, 思春期以降: 1 mg
N-アセチルシステイン	アセトアミノフェン	経口 　初期量　　140 mg/kg 　維持量　　70 mg/kg　　4時間ごと（合計17回）

表2	主な解毒薬・拮抗薬（つづき）	

拮抗薬	中毒物質	投与量
インスリン	カルシウム拮抗薬 β受容体遮断薬	1 μg/kg（bolus） IV 0.5 μg/kg/hr IV 血糖値を頻回測定し，必要に応じて投与（低血糖を避ける） 低カリウム血症にも気をつける
エタノール	メタノール エチレングリコール	初期投与 　10% エタノール 1 mL/kg 1 時間 IV/PO 維持量 　0.15 mL/kg/hr IV/PO（血中濃度 100 mg/dL を目安）
オクトレオチド （サンドスタチン 皮下注用 100 μg®）	スルフォニルウレア	1 〜 2 μg/kg SC/IV 6 〜 12 時間ごと
カルシウム塩	カルシウム拮抗薬 β受容体遮断薬 （フッ素）	10% グルコン酸カルシウム 0.6 mL/kg IV/IO 10% 塩酸カルシウム 0.2 mL/kg IV/IO いずれも 10 〜 20 分かけて投与 フッ素中毒ではグルコン酸カルシウムを上記投与量で症状 改善 / 血清イオン化カルシウム値正常化まで投与
グルカゴン	β受容体遮断薬 カルシウム拮抗薬	0.1 mg/kg IV/IO 0.05 〜 0.15 mg/kg/hr IV/IO（持続投与）
重炭酸ナトリウム	三環系抗うつ薬 コカイン サリチル酸	1 〜 2 mEq/kg IV/IO（血中 pH < 7.55） サリチル酸中毒 　$NaHCO_3$ 150 mEq/L（5% glucose）+ K^+ 40 mEq/L
チオ硫酸ナトリウム	青酸化合物 ヒ素	250 mg/kg IV/IO（25%溶液を 1 mL/kg 投与） 通常青酸化合物中毒では亜硝酸ナトリウム投与となってい るが日本では亜硝酸ナトリウムは販売なし
ナロキソン	麻薬（opioids） クロニジン	5 歳未満: 0.1 mg/kg IV/IO/ET/SL 5 歳以上: 2 mg IV/IO/ET
ヒドロキソコバラミン （ビタミン B_{12}）	青酸化合物	70 mg/kg IV（15 分かけて） チオ硫酸ナトリウムと同時投与しない（効果が干渉）
ホメピゾール	エタノール メタノール エチレングリコール	初期投与量 15 mg/kg IV 維持量 10 mg/kg 12 時間ごと IV 4 回投与 上記投与の後 15 mg/kg 12 時間ごと IV （6 回目以降）
ブドウ糖	低血糖	10%ブドウ糖 5 〜 10 mL/kg IV/IO 20%ブドウ糖 2.5 〜 5 mL/kg IV/IO
メチルチオニニウム 塩化物水和物 （メチレンブルー）	メトヘモグロビン血症	1%溶液 1 〜 2 mg/kg IV/IO 10 分かけて （メチレンブルー静注 50 mg® を 5%ブドウ糖液 40 mL で 希釈） 重篤なチアノーゼがある，もしくは MetHb > 40%で投与
PAM （プラリドキシムヨウ 化メチル）	有機リン カーバメート	初期投与量 　25 〜 50 mg/kg（最大投与量 2 g） 　30 分以上かけて（100 mL 以上に溶解） 維持量 　小児: 10 mg/kg/hr 　思春期以上: 500 mg/hr

［林　卓郎］

中毒関連

108 薬物を誤飲した！ 症状はないけれど，一応入院させた方がいい？

✓ 最初に診るべきポイント
- ▶ 中毒の原因を可能な限り特定する．
- ▶ 摂取した物質の特徴により症状出現までの時間が異なることを知っておく．
- ▶ "とりあえず念のために入院"ではなく，何を・どれくらいの時間をかけて経過観察する必要があるのかを可能な限り明確にする．

✓ すぐにするべきこと
- ▶ 今回の中毒の背景に不適切な養育環境や虐待がないかを考慮し判断する．否定できない場合は入院の上評価する．

✓ してはいけないこと
- ▶ 診察時に症状がないというだけで安易にディスポジションを決定しない．
- ▶ 医学的判断のみで帰宅を決定しない．

薬物誤飲への対応

- 入院の適応には大きく以下の3つがある．
    - ①治療が必要
    - ②症状の出現を確認（経過観察目的）
    - ③社会的適応
- 症状がない場合，上記の①には該当しない．症状がなくとも入院が必要もしくは推奨される場合は上記②③であろう．
- 徐放剤や半減期の長い薬剤を相当量摂取している（可能性も含む）場合は，②に該当する．
- 虐待（ネグレクトも含め）の可能性がある場合，帰宅しても再度曝露の可能性がある場合，もしくは保護者がいない場合などは入院とすることも考慮すべきである．判断がつかない場合も，入院の上評価を行うべきである（入院後の評価は個人で行うべきではなく，組織［医療機関］として行うべきである）．

〔林　卓郎〕

中毒関連

109 One pill can kill って何？

✓ 最初に診るべきポイント
▶ 少量でも致死的になり得る薬剤があることを知っておく（one pill can kill）．

✓ すぐにするべきこと
▶ 何はともあれ，ABCDE の評価と安定化を図る．

✓ してはいけないこと
▶ 摂取量のみを確認し，安易に中毒を過小評価しない．特に摂取した薬剤・物質が不明な場合は，丁寧な身体診察・評価を怠らない．

One pill can kill

- 小児，特に乳幼児の場合，少量摂取でも重症になる，もしくは生命に危険が及び得る薬剤がある（表1）．
- 表1は1993年に Gideon Koren が提唱した，少量摂取で致死的となりうる薬剤一覧である．たった1錠でも致死的になりうることを強調して"One pill can kill"という表現にしている．小児を診療する医師であれば知っておく必要がある．
- 小児の薬物誤飲症例を診療する際，「1錠くらいなら大丈夫」という先入観をもたないことが肝要である．

参考文献
1) Michael JB, Sztajnkrycer MD. Deadly pediatric poisons: nine common agents that kill at low doses. Emerg Med Clin North Am. 2004; 22: 1019-50.
2) Henry K, Harris CR. Deadly ingestions. Pediatr Clin North Am. 2006; 53: 293-315.

表1 小児で少量摂取で致死的となりうる薬剤

薬剤		症状・所見	中毒量
三環系抗うつ薬		意識障害，けいれん，散瞳，抗コリン性症状，不整脈，低血圧	10 〜 20 mg/kg で中毒症状 最小致死量 15 〜 20 mg/kg
降圧薬	カルシウム拮抗薬	心停止，血圧低下，徐脈（反射性頻脈），房室ブロック	2 歳幼児でアムロジピン 5 mg 内服で血圧低下症例あり 14 カ月幼児でニフェジピン 10 mg 内服で死亡例あり
	β受容体遮断薬	心停止，血圧低下，徐脈，房室ブロック	
麻薬（opiates, opioid）		中枢神経抑制，昏睡，縮瞳，低血圧，徐脈，呼吸抑制	1/2 の症例で中毒症状出現 1 mg/kg（コデイン） 乳児で致死量 2.5 mg（ハイドロコドン）
血糖降下薬	スルホニルウレア剤	意識障害（不穏〜昏睡），けいれん	クロルプロパミド 250 mg 内服で遷延性低血糖症例あり
鼻粘膜充血除去薬（中枢性α_2-刺激薬）	イミダゾリン（クロニジン）	意識障害（傾眠〜昏睡），低血圧，徐脈（末梢受容体作用で一過性血圧上昇），呼吸抑制	中毒症状出現 0.1 mg（クロニジン） 21 カ月幼児でクロニジン 0.3 mg 内服で低血圧・徐脈・昏睡症例あり
消炎鎮痛薬	サリチル酸	興奮・不穏，耳鳴り，嘔気・嘔吐，頻呼吸・過換気，脳浮腫，肺水腫，代謝性アシドーシス	中毒症状出現最小投与量 150 mg/kg
アルコール	エタノール	意識障害（傾眠〜昏睡），アニオンギャップ開大代謝性アシドーシス，散瞳，視力障害（メタノール）	
	メタノール		体重 10 kg の乳幼児で 95% 液 4 mL の摂取で血中濃度 50 mg/dL と報告あり
	エチレングリコール		体重 10 kg の乳幼児で 95% 液 2.9 mL の摂取で血中濃度 50 mg/dL と報告あり

〔林　卓郎〕

中毒関連

110 自殺未遂の子ども，どうすればいい？

✓ 最初に診るべきポイント
▶ 希死念慮の有無を判断する．
▶ 自殺未遂の場合，見た目の外傷だけに気を取られず，中毒を含め評価を行う．

✓ すぐにするべきこと
▶ 患児の安全確保を心がける．希死念慮が強く，自傷の恐れが強い場合は投薬も考慮する（同時に医療者の安全確保にも留意する）．

✓ してはいけないこと
▶ 患児を表現する際に決して"あの自殺未遂をした子"などと表現をしない．私たち医療者の会話は患児・保護者のみならず，周囲の人にも聞こえていることを忘れない．
▶ 患児の心情に配慮を欠く問診はすべきでない．強い語気で"どうしてこんなことをしたの？"などと責めるような問診をしないよう留意する．

自殺未遂児への対応

- 自殺は10歳以降の小児の死亡原因で上位を占める．厚生労働省の平成25年次人口動態統計では死因順位は10〜14歳で第2位，15〜19歳で第1位である（2013年厚生労働省統計 http://www.e-stat.go.jp/SG1/estat/List.do ? lid = 000001108740）．
- そもそもその患児に自殺企図があったか否かを判断する必要がある．自殺未遂であることを来院時から患児もしくは保護者が訴える場合もあるが，単なる外傷・中毒などとして来院する場合もある．プライバシーに配慮した診療スペースで時間をとり，問診を行うことが重要である．
- 自殺未遂であったか，希死念慮があるかを問診する場合，TALKの原則を覚えておきたい．問診の際に必要な以下の態度・環境の頭文字をとっている．

  Tell   誠実な態度で話しかける
  Ask   自殺についてはっきりと尋ねる
  Listen しっかりと耳を傾ける

Keep safe　　しっかりと安全を確保する

- 自殺未遂か否かにかかわらず，まずは中毒・外傷の評価を行い，全身状態の安定化を図る．
- 身体的に入院が必要な状態であれば，入院後に精神科医の診察を受ける．これに加え救急医，小児科医，精神科医，担当看護師，リエゾンナースなどで話し合い，保護者も含め今後の対処を考えるべきである．施設により関わることのできる職種・専門診療科は異なるが，少なくとも複数人で話し合うことが肝要である．所属施設に精神科医が不在の場合は他医療機関への受診や，状態が安定した後の転院などを考慮する．
- 身体的に入院の必要がない場合でも，希死念慮が強い場合，サポートを受けることができない状態などでは入院を考慮する．もしくは，本人に精神科への入院希望がある，受診を希望する場合，あるいは保護者が受診させること

表1　各都道府県における精神科救急窓口設置状況

（平成24年10月1日現在，精神・障害保健課調べ）

	相談窓口	情報センター		相談窓口	情報センター		相談窓口	情報センター
1 北海道	○	○	18 福井県	○	○	35 山口県	○	○
2 青森県	×	×	19 山梨県	×	○	36 徳島県	×	△
3 岩手県	○	○	20 長野県	○	○	37 香川県	×	○
4 宮城県	×	○	21 岐阜県	○	○	38 愛媛県	×	○
5 秋田県	×	○	22 静岡県	○	○	39 高知県	×	×
6 山形県	×	○	23 愛知県	○	○	40 福岡県	○	○
7 福島県	○	○	24 三重県	○	○	41 佐賀県	×	○
8 茨城県	×	○	25 滋賀県	○	○	42 長崎県	○	○
9 栃木県	△	○	26 京都府	○	○	43 熊本県	○	○
10 群馬県	×	○	27 大阪府	○	○	44 大分県	×	×
11 埼玉県	○	○	28 兵庫県	○	○	45 宮崎県	×	○
12 千葉県	○	○	29 奈良県	○	○	46 鹿児島県	×	○
13 東京都	○	○	30 和歌山県	×	×	47 沖縄県	○	○
14 神奈川県	○	○	31 鳥取県	○	×			
15 新潟県	×	×	32 島根県	○	○			
16 富山県	○	○	33 岡山県	○	○			
17 石川県	○	○	34 広島県	○	○			

47 都道府県中
- ■ 相談窓口設置　29/47
- ■ 情報センター設置　40/47
- ■ 両方設置　28/47
- ■ 〃 未設置　5/47

○：設置　△：（年度内）設置予定　×：未設置

表2	自殺の危険が高い因子（文献 4, 5 をもとに作成）

・自殺企図・自傷行為歴（特に致死率の高い手段を選んだ既往）
・うつ状態
・薬物など乱用の既往
・自殺手段へのアクセスが容易（多量薬物の所持，銃火器所持，刃物所持，
　自宅に農薬がある，など）
・攻撃的で暴力的な素行
・家族歴（うつ，自殺企図など）
・サポート欠如（観察者の不在など）
・精神疾患がある

を希望する場合は都道府県の精神科救急窓口を通じて当番病院の紹介を受けることも考慮する．ただし，2014 年の段階でもすべての都道府県には整備されておらず，医療機関の所属する都道府県のシステムを事前に確認しておくことが大切である[1-3]（表 1）．

- 自殺の危険性が高い因子を表 2 に挙げる．因子があれば精神科への入院を考慮する．"外傷が軽微であるから"，"中毒として症状が軽いから"といった理由で安易に帰宅させることはしないように気を付けられたい．

参考文献

1) 厚生労働省精神科救急医療体制に関する検討会．各都道府県の精神科救急相談窓口（平成 26 年 3 月現在）．http://www.mhlw.go.jp/kokoro/support/pdf/ercenter.pdf
※小児に対応しているかも確認が必要である．

2) 厚生労働省全国の精神保健福祉センター一覧　夜間休日精神科救急医療機関案内窓口（平成 26 年 3 月現在）．
http://www.mhlw.go.jp/kokoro/support/ercenter.html

3) 厚生労働省こころの健康相談統一ダイヤル（平成 30 年 2 月現在）．
http://www.mhlw.go.jp/stf/seisakunitsuite/bunya/0000117743.html

4) Psychosocial Emergencies Suicide attempts. In: Fleisher GR, et al. editors. Textbook of Pediatric Emergency Medicine. 7th ed. Wolters Kluwer Health; 2015. p.1710-4.

5) 日本臨床救急医学会（平成 20 年度厚生労働科学研究費補助金こころの健康科学研究事業）．自殺未遂患者への対応（自殺未遂者ケアガイドライン）．平成 21 年 3 月．

6) 日本精神科救急医学会．精神科救急ガイドライン（3）　自殺未遂者対応．2009 年 12 月 9 日版．

〔林　卓郎〕

中毒関連

中毒関連

111 薬物依存の子ども，どうすればいい？

☑ 最初に診るべきポイント
- ▶急性中毒もしくは慢性中毒として治療を要する状態であるかを判断する．
- ▶薬物依存の背景にも目を向ける．

☑ すぐにするべきこと
- ▶全身状態の評価を行い緊急の医学的介入要否を判断する．

☑ してはいけないこと
- ▶薬物依存と聞いたのみで，精神科にすべてを任せることはしない．

薬物依存児への対応

- 薬物依存（症），薬物乱用および薬物中毒の用語を明確にするため，定義を示す．
    - ①薬物乱用（drug abuse）：医療薬品や非医薬品薬物の不正・不適切使用（社会的許容から逸脱）のことをいう．
    - ②薬物依存（dependence）：自身の意志では使用をコントロールできない精神障害のことを指す．具体的には，薬物などの作用による心地よさ・快楽（精神的・身体的）を得るため，もしくは離脱による不快・苦痛などから逃れるために継続的・周期的に使用せずにはいられない状態をいう（World Health Organization の定義：http://www.who.int/substance_abuse/terminology/definition1/en/ 参照）．
    - ③薬物中毒（intoxication）：精神活性薬物（psychoactive substances）摂取により引き起こされる状態を指す．具体的症状は，意識障害，認知機能障害，その他心理生理学的機能の障害である（World Health Organization の定義：http://www.who.int/substance_abuse/terminology/acute_intox/en/ 参照）．薬物中毒は急性中毒と慢性中毒に大別される．
- 薬物依存の診断は表1を参照されたい．
- 薬物依存症専門病院，薬物依存症（専門）外来を受診し，入院や通院の相談をする方法が一般的である．その他は DARC（Drug Addiction Rehabili-

| 表1 | 依存症症候群診断ガイドライン（Diagnostic guidelines of dependence syndorme）[1] |

a） 当該物質を摂取への欲望もしくは強迫感

b） 当該物質使用開始，終了もしくは摂取量を自身で調節することが困難

c） 当該物質摂取中止もしくは減量時に離脱症状が出現．特徴的な離脱症候群や離脱症状の軽減・回避を目的に当該物質もしくは類似物を摂取することも同様

d） 耐性の出現．当初当該物質の少量摂取で得られていた効果が，摂取量を増やさなければ得られなくなる．エタノールや麻薬（opiate）の中毒で顕著

e） 当該物質を摂取することで，その他の楽しみや興味に気を向けなくなっていく．その結果，効果にひたる時間が増える，効果消失まで時間がよりかかるようになる

f） 当該物質により明らかな有害事象が生じているにもかかわらず，摂取を継続する．過量飲酒による肝機能障害・薬剤性の認知機能低下など．これらの害が生じていることに患者自身が気付いている（あるいは予測している）ことの確認に努めるべき

過去1年間の一定期間に上記 a）～ f）のうち3つ以上を同時に満たすことがあった場合に診断が得られる．

tation Center や NA（Narcotic Anonymous）などの非営利団体での自助活動（リハビリ施設）に参加する方法がある．

参考文献　1） WHO The ICD-10 Classification of Mental and Behavioural Disorders. http://www.who.int/substance_abuse/terminology/ICD10ClinicalDiagnosis.pdf

2） 厚生労働省．ご家族の薬物問題でお困りの方へ．http://www.mhlw.go.jp/bunya/iyakuhin/dl/yakubutu_kazoku.pdf

［林　卓郎］

中毒関連

112 シンナーを吸っているみたい．どうすればいい？

☑ 最初に診るべきポイント
- ▶ 急性中毒の症状があるかを確認する（下記兆候・症状を参考）．
- ▶ 何を吸引したか（塗料なのか）を確認する．

☑ すぐにするべきこと
- ▶ 生理学的状態・バイタルサインの安定化を図る．

☑ してはいけないこと
- ▶ シンナー吸引に関して警察への通報のみを行い，医学的評価を行わないことは本末転倒である．

シンナー中毒児への対応

- シンナーとは塗料・樹脂など非水溶性の物質を溶解する有機溶剤を示す．トルエン，キシレン，酢酸エチル，メタノールなどを含有しており，快楽目的に蒸気吸入を行う．この成分のうちトルエンによる中枢神経興奮（多幸症，不眠など）およびこれに引き続く中枢神経抑制（麻酔）作用が主な効果である．習慣性があり，心理的依存があるため，繰り返し吸引し，慢性中毒に陥ることも多い．
- 急性中毒の症状は以下の通りである[1]．
  - 中枢神経系：けいれん，めまい，神経過敏症，振戦，多幸（中枢神経興奮）錯乱，傾眠，反応時間低下（中枢神経抑制）
  - 循環器系：徐脈，心室性不整脈（慢性乱用者の急性中毒で生じることがある）
  - 呼吸器系：呼吸不全，肺水腫，誤嚥（意識障害に起因する）
- 吸引後24～72時間で肺水腫が生じ得るため[2]，症状がなくとも経過観察を行う，もしくは症状出現時に医療機関への受診を指示するべきである．帰宅する場合には，保護者による観察が可能，再来可能な状況であるかを必ず確認してからとする．
- 特に全身状態が安定している慢性中毒の場合は，速やかに精神科への受診を手配する．慢性中毒症状は認知機能障害，視力低下（失明を伴う視神経萎

縮），脳萎縮および腎機能障害などの可能性がある．また，被害妄想・幻聴などにより暴力的となることがあり，事件を起こすこともありうる．

- シンナー主成分の上記有機化合物は毒物及び劇物取締法で劇物に指定されており，吸引は禁止されている．シンナー吸引（乱用），その目的で所持していると，1 年以下の懲役もしくは 50 万円以下の罰金に処せられる．また，乱用されることを知りながら販売（横流し，密売など）した者は，2 年以下の懲役もしくは 100 万円以下の罰金に処せられる（1972 年改正）．

- もし，医師がシンナーの吸引を目撃した場合，もしくは中毒症状がある場合，警察への届け出義務はない．が，公務員である場合は不法行為に対する通報義務があり，警察への通報は行うべきである（刑事訴訟法 第 239 条により，官吏・公吏［公務員］は通報する義務を負う）という意見もある．公務員でなくとも，義務ではないが，通報することにより守秘義務違反を問われることはないという最高裁の判例もある（平成 17 年 7 月 19 日 最高裁判所刑事判例集 59 巻 6 号 600 頁）．重要なことは，患児の中毒治療が医療者として最優先事項であることであり，通報に関しても，要否を吟味して判断することである．

参考文献　1）公益財団法人日本中毒情報センター．医師向け中毒情報．トルエン−キシレン．
　　　　　2）Benzene and Related Aromatics Hydrocarbons. In: Shannon MW, et al, editors. Haddad and Winchester's Clinical Management of Poisoning and Drug Overdose. 4th ed. Philadelphia: Saunders; 2007. p.1370-4.

〔林　卓郎〕

咬傷・刺傷関連

113 イヌ・ネコ・ヒトに噛まれたらどうする？

☑ 最初に診るべきポイント
- ▶ イヌかネコかヒトか，噛まれた相手の正確な確認が必要である．
- ▶ イヌよりネコの方が歯が鋭く感染しやすいことが知られているので，ネコの場合はより慎重に対応する．
- ▶ 噛まれた箇所の確認，噛まれたことに伴う他の外傷の有無，さらには不安度，恐怖感を推し量る．

☑ すぐにするべきこと
- ▶ 三種混合の接種歴・時期の正確な確認が必要である．
- ▶ 洗浄が不可欠であるため，処置に鎮静が必要かどうかを確認する．

☑ してはいけないこと
- ▶ 表面の創傷で判断をしない（傷の深さの確認が必要であり，外科医や形成外科医へのコンサルトをすべき）．
- ▶ 傷の深さを確認せずに安易に縫合しない．

動物咬傷
- イヌ咬傷の頻度は動物咬傷の中で 80〜90％と高いが，感染率は 2〜20％と低めである．表層の傷面より深部での挫滅がひどい場合がある（噛んでイヌが首を振るため）ので注意する必要がある．
- ネコ咬傷は逆に頻度は 5〜15％と低いが，感染率は 30〜50％と高い．猫ひっかき病の病原体は *Bartonella henselae* であるが，所属リンパ節腫大が大きい場合は穿刺吸引か切開排膿を行う．近年，イヌ・ネコの口腔内常在菌である *Capnocytophage canimorsus* による敗血症・髄膜炎などが増加しているので注意が必要である．
- ヒト咬傷は 3〜25％の頻度とされ，感染率は 10〜50％である．児童虐待症例の鑑別が不可欠である．
- 中手指節関節周囲の傷（握り拳外傷［closed-first injury：CFI］）は注意が必要で，抗菌薬の予防的投与をし，形成外科医にコンサルトすべきである．

表1 破傷風予防

破傷風トキソイド接種歴	汚染されていない傷	汚染された傷*
不明または3回未満	DPTまたはTd	DPTまたはTd＋TIG
3回≦（直近接種10年以上前）	Td	Td
3回≦（直近接種5～10年前）	なし	Td
3回≦（直近接種5年以内）	なし	なし

*唾液の付着した傷，穿刺創は汚染された傷と考える.
DPT：三種混合ワクチン，Td：二種ワクチン（ジフテリア・破傷風トキソイド），
TIG：破傷風免疫グロブリン（テタノブリン®）

- 予防的抗菌薬投与には賛否両論あるが，深い傷，CFI，腱・関節・骨に達する傷などの場合にはアモキシシリン水和物・クラブラン酸カリウムを第一選択薬として予防投与する.
- 破傷風予防は表1に示す.

〔市川光太郎〕

咬傷・刺傷関連

114 イヌに噛まれたらどうする？

☑ 最初に診るべきポイント
- ▶ 複数噛まれていることが多いので，噛まれた箇所の確認，および噛まれた傷以外の外傷がないか，必ず衣服を脱がせて全身を観察する．
- ▶ 噛まれたイヌの種類や大きさ，飼い犬か，野良犬かを確認する．

☑ すぐにするべきこと
- ▶ 四種混合ワクチンの接種歴および時期の正確な確認が必要である．
- ▶ 処置に鎮静が必要かどうかを確認する．
- ▶ 創部の洗浄を丁寧に行う．

☑ してはいけないこと
- ▶ 表面の創傷程度で重症度を判断しない．表面損傷が小さくても深く穿通していることもある．傷の深さの確認が必要であり，外科医や形成外科医へコンサルトする．
- ▶ 安易に縫合しない．

イヌ咬傷
- 動物咬傷の90％はイヌ咬傷で，大部分が飼い犬であり，室内犬による乳児の外陰部咬傷も発生している[1]．
- 咬傷部位は四肢，特に上肢に多く，上肢では右側に多い．手指の受傷は腱鞘炎や化膿性関節炎などを生じることがある．年齢が低いほど顔面や頸部受傷が多く，イヌに押し倒され，噛みつかれていることが推測される．10歳以下の小児では，致命的な咬傷も起こりうる．年齢が長じるにつれて，頭や顔面の受傷が減り，上肢や下肢の受傷が多くなる[1]．
- イヌに噛まれた子どもは必ず衣服を脱がせて全身を観察する[2]．恐怖によるショックにも配慮する．
- 犬歯による咬傷は表層の損傷は小さくても，創は深いことが多い．
- 手指の損傷では，屈曲や伸展ができるか，腱ならびに腱鞘損傷の有無を確認する．

- 動物咬傷は化膿する危険性がきわめて高い（ネコ，ヒト，イヌの頻度の順が知られている）．生理食塩水を注ぎながら丹念に消毒する．
- 本邦では 1956 年から狂犬病の発生は皆無であるが，日本のように狂犬病発症のない国は世界的には少数である．狂犬病は発症すると有効な治療法がなく，致死率がきわめて高い．曝露後のワクチン接種で発症の予防が可能である．
- 破傷風に関しては，乳幼児期の規定の 4 回の DPT 接種が済んでいれば，破傷風トキソイド接種は不要と考えてよい．予防接種歴が不明，または不完全接種であれば破傷風トキソイドを 0.5 mL 筋注する．創汚染がひどい場合は破傷風抗毒素血清（テタノブリン®）250 国際単位の同時接種を考慮する．
- 小児は好奇心が旺盛であるが，警戒心が乏しい．予防が重要であり，子どもにはイヌは噛む恐れがあることを教える．近くに大人がいない限り，イヌと遊ばない．知らないイヌには近づかない．イヌの近くを走らない．イヌと目を合わせずじっとして動かない．イヌに倒されたら体を丸くしてじっとし，手は頭部や首に当て，顔を守る．
- 飼い主はイヌの行為に対して全責任がある[3]．イヌと攻撃的な遊びをしない．去勢も考慮する．子どもとイヌだけにしてそばを離れない．イヌを登録し，狂犬病予防接種をきちんと受ける．

参考文献
1) 小濱守安. 虫刺症, 咬傷. レジデント. 2009; 2: 62-7.
2) 藤井千穂. 咬刺傷. 小児内科. 1992; 24 増刊: 711-6.
3) 小薗喜久夫, 横田和典, 西村 篤, 他. 犬咬傷 138 症例の検討. 形成外科. 1997; 40: 259-64.

〔小濱守安〕

咬傷・刺傷関連

115 ネコに噛まれたらどうする？

☑ 最初に診るべきポイント
- ▶ ネコの牙は細いので，咬傷部の挫滅もなく，一見大したことがないように見えても，深部組織（骨や関節）に到達することもある．
- ▶ 噛まれた箇所の確認および，咬傷以外のひっかき傷の有無も確認する．

☑ すぐにするべきこと
- ▶ 四種混合ワクチンの接種歴および時期の正確な確認が必要である．
- ▶ 処置に鎮静が必要かどうかを確認する．
- ▶ 創部の洗浄を丁寧に行い，牙が残存していないか確認する．

☑ してはいけないこと
- ▶ 感染率が高いので，安易に縫合しない．

ネコ咬傷

- ネコ咬傷は，動物咬傷の約5〜10%を占める．
- ネコは噛む力は強くないが，牙が細く鋭いので，骨や関節まで到達することもある．多くは小さな穿通創であり挫滅もなく，一見大したことがないように見える．爪によるひっかき傷も多い．
- 女性に多く，成人では上肢の受傷が多いが，子どもでは顔や首の受傷が多い．
- 咬傷が小さいので軽く考え，受傷後すぐには受診せず，創部の腫脹や発赤など感染症状が出現してから受診することも多い．
- ネコ咬傷は感染率が高い．ネコに噛まれたりひっかかれた創をみた場合，パスツレラ感染症とネコひっかき病を念頭に置く．ネコによる咬傷は，汚染創と考え水道水で十分に局所を洗浄し，6時間以上経過している場合，縫合しない．
- ネコの歯が折れて咬傷部創内に残存することもある．広域スペクトラムの抗生物質を投与する．
- 破傷風に対し，トキソイド投与を考慮する．

- 家族にネコ咬傷は感染しやすいことを説明し，咬傷部位が24時間以内に赤く腫脹してきたら速やかに救急室を再診することを指導する．

■ パスツレラ感染症

- ネコ咬傷の起炎菌の75％を *Pasteurella* 属が占め，最も頻度の高い起因菌は，*Pasteurella multocida* である．健康なイヌの約75％，ネコのほぼ100％の口腔内に常在する．
- 受傷後短時間（数時間〜48時間）で発症することが特徴的であり，膿瘍を形成しない蜂窩織炎の形をとることが多い．
- 黄色ブドウ球菌や連鎖球菌が関与する場合，数日後から発症してくる．

■ ネコひっかき病

- ネコから受けたひっかき傷や咬傷が原因で発症する．*Bartonella henselae* によって引き起こされる．
- 受傷から数日後に受傷部に丘疹や水疱，膿疱を形成する．発熱，関節痛，筋肉痛や全身倦怠感を伴うことがある．2週間ほど経過してから所属リンパ節の有痛性腫脹が起こり，数週〜数カ月間持続するが，自然治癒する．
- 典型的な臨床像と最近のネコやイヌとの接触歴のある患者で，リンパ節の腫脹や圧痛，熱感を伴う場合，本症を疑う．血液検査は正常範囲内であることが多い．血清診断も可能だが実用的ではない．
- リンパ節腫張は通常3カ月以内に自然消退するので抗菌薬は基本的に不要であるが，第一選択薬はアジスロマイシンである．

参考文献
1） 有吉孝一．刺咬症早わかり．小児外科．2014; 46: 397-402.
2） 林　寛之．がぶっときたらどうするの？ In: Step Beyond Resident 3 外傷・外科診療のツボ編．東京: 羊土社; 2006. p.124-41.

［小濱守安］

咬傷・刺傷関連

116 動物咬傷は高圧洗浄しなくてはいけない？

☑ 最初に診るべきポイント
- ▶噛んだ動物の情報，創の部位・深さを評価する．
- ▶創部の感染を減らすために最も重要なことは洗浄である．

☑ すぐにするべきこと
- ▶受傷から洗浄までの時間は極力減らす．
- ▶局所麻酔を使用して洗浄する．
- ▶患者の協力を得られず，局所麻酔だけでは十分な洗浄が行えないと判断した場合には鎮静も考慮する．

☑ してはいけないこと
- ▶腱・関節・骨・血管・神経などの損傷を評価せずに縫合してはいけない．
- ▶局所麻酔薬を用いる場合には動物に噛まれた汚染部から注入してはいけない．深部組織に菌を押し込んでしまう．
- ▶動物を用いた研究ではエピネフリンを含有した局所麻酔薬では感染のリスクが上昇するとしている[1]．

動物咬傷の創部洗浄
- 生理食塩水を用いるか，水道水を用いるかは賛否両論がある．
- 生理食塩水はエキスパートオピニオンとして推奨されていることが多い．また，下記の高圧洗浄が行いやすく，小児では一度手技を開始すると移動が困難であることが多いため，手軽に使える洗浄ボトルとして有効である．
- 水道水は安価であり，流水の場合洗浄に用いる水量が多く，一般の単純な創部では生理食塩水と比較して感染率に変わりがないとされている[2]．
- 局所麻酔から引き続いて同じ姿勢で洗浄，縫合できる準備をしておく．
- 高圧洗浄が一般的な洗浄よりも優れているといった研究は動物モデルを用いた研究のみであり，強いエビデンスはない[3]．
- 動物咬傷の研究の多くで高圧洗浄を用いている．
- 高圧洗浄は 20 mL のシリンジに 18 G の血管留置針を接続して 7 psi ほど

の圧をかけて洗浄することが推奨されている[4].

- 使用する量としては創部長径 1 inch（2.54 cm）に対して最低 100 ～ 200 mL の量が必要である[4].
- ネコの咬傷のような穿通創では洗浄が困難であるため，創が深く菌を押し込んでしまうような場合には 15 番のメスを用いて 1 ～ 1.5 cm の切開を加えて洗浄し，後日縫合することも考慮する[5].
- 生理食塩水は体温ほどに温めた方が痛みは少ない[6].
- 腱・関節・骨・血管・神経などの損傷を疑う場合には手術室で洗浄を行うことを考慮する[7].

参考文献
1) Stratford AF, Zoutman DE, Davidson JS. Effect of lidocaine and epinephrine on *Staphylococcus aureus* in a guinea pig model of surgical wound infection. Plast Reconstr Surg. 2002; 110: 1275-9.
2) Moscati RM, Mayrose J, Reardon RF, et al. A multicenter comparison of tap water versus sterile saline for wound irrigation. Acad Emerg Med. 2007; 14: 404-9.
3) Stevenson TR, Thacker JG, Rodeheaver GT, et al. Cleansing the traumatic wound by high pressure syringe irrigation. JACEP. 1976; 5: 17-21.
4) Brook I. Management of human and animal bite infection: an overview. Curr Infect Dis Rep. 2009; 11: 389-95.
5) Trott A. Bite wounds. In: Wounds and Lacerations Emergency Care and Closure. 2nd ed. St Louis: Mosby-Year Book; 1997. p.265-84.
6) Ernst AA, Gershoff L, Miller P, et al. Warmed versus room temperature saline for laceration irrigation: A randomized clinical trial. South Med J. 2003; 96: 436-9.
7) Evgeniou E, Markeson D, Iyer S, et al. The management of animal bites in the United Kingdom. Eplasty. 2013; 13: e27.

〔伊原崇晃，有吉孝一〕

咬傷・刺傷関連

咬傷・刺傷関連

117 縫合したら抗菌薬の予防投与は必要？

☑ 最初に診るべきポイント
▶ 受傷時間，噛んだ動物の種類，創部の形状と深さ，異物残存の可能性を確認する．

☑ すぐにするべきこと
▶ 四種混合の接種歴・時期を確認する．
▶ ペニシリンアレルギーの有無を確認する．
▶ 感染を減らすために最も大切なことは創部の洗浄である．

☑ してはいけないこと
▶ 感染が成立していない時点での創部培養を提出してはいけない．
▶ 異物の残存，腱・関節・骨・血管・神経などの損傷があれば感染のリスクは非常に高いため，正しく評価せずに縫合しない．
▶ ネコの細い牙による刺創やヒト咬傷は感染のリスクが高いため，安易に縫合しない．

動物咬傷に対する予防的抗菌薬
- 予防的抗菌薬投与の意味は賛否両論がある．
- 研究により元の感染率にばらつきが大きく，投与する場合は対費用効果の問題が指摘されている[1]．
- 特にイヌに関しては単純な創でリスクが低い場合には予防的抗菌薬は原則として不要である[1]．
- その他の動物咬傷や手の咬傷では感染の可能性が高く，抗菌薬を投与する[2,3]．
- リスクが中等度以上ある創部は，浮腫を伴う，デブリードメントが必要，全層性損傷，穿通性損傷，腱・関節・骨・血管・神経などの損傷[4]，8時間以上経過している[5]，握り拳外傷（closed-fist injury：CFI）などである．
- 中等度以上のリスクがある創部や顔面・手や足・生殖器の損傷では予防的抗菌薬投与を考慮してもよい[4]．
- また，脾摘後など免疫能が低下している場合にも投与する．

- 投与する場合，ペニシリンアレルギーがなければアモキシシリン・クラブラン酸を投与する[6].
- ペニシリンアレルギーがあればST 合剤＋クリンダマイシンを投与する[6].
- 投与する期間に関して明確なエビデンスはないが，3 〜 5 日間が推奨されている[7].

参考文献

1) Quinn JV, McDermott D, Rossi J, et al. Randomized controlled trial of prophylactic antibiotics for dog bites with refined cost model. West J Emerg Med. 2010; 11: 435-41.
2) Medeiros I, Saconato H. Antibiotic prophylaxis for mammalian bites. Cochrane Database Syst Rev. 2001; (2): CD001738.
3) Smith PF, Meadowcroft AM, May DB. Treating mammalian bite wounds. J Clin Pharm Ther. 2000; 25: 85-99.
4) American College of Emergency Physicians: Clinical policy for the initial approach to patients presenting with penetrating extremity trauma. Ann Emerg Med. 1999; 33: 612-36.
5) Brakenbury PH, Muwanga C. A comparative double blind study of amoxycillin/clavulanate vs placebo in the prevention of infection after animal bites. Arch Emerg Med. 1989; 6: 251-6.
6) Centers for Disease Control and Prevention. Rabies. Domestic animals. http://www.cdc.gov/rabies/exposure/animals/domestic.html. Accessed May 26, 2010.
7) Lewis L. Office management of animal bites. Patient Care. 2001; 15: 66-76.

〔伊原崇晃，有吉孝一〕

咬傷・刺傷関連

118 ヘビに噛まれたらどうする？

☑ 最初に診るべきポイント
- 噛まれた箇所の確認を行う．
- 無毒蛇による咬傷では，浅い牙痕がアーケード状に並び，痛みや腫脹はほとんど起こらない．
- 毒蛇は上顎前部に2本の毒牙があり，2個の牙痕があり，痛みが強い．

☑ すぐにするべきこと
- 四種混合ワクチンの接種歴および時期の正確な確認が必要である．
- 毒蛇咬傷と判断したら，抗毒素血清の投与を考慮する．
- 外科的処置が必要となることもあり，外科へコンサルトする．

☑ してはいけないこと
- 蛇咬傷の緊急処置として，緊縛・切開・吸引の有効性を示した研究はない．

ヘビ咬傷

- わが国に生息する毒蛇は，マムシ，ハブ，ヤマカガシの3種類が臨床上問題となる（図1）．マウスに対する毒性はマムシ毒がハブ毒の2倍強力であるが，体長でハブの1/3程度で1個体の総毒量も少ないため，臨床症状はハブが強くなる[1]．
- ヘビに噛まれたといっても毒ヘビとは限らない．ヘビに関する知識があればヘビの頭の形や紋様で毒蛇か見てわかるが，一般の市民では難しい．

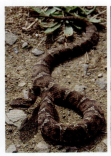 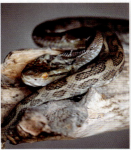 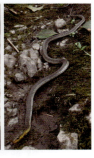

図1 左からマムシ，ハブ，ヤマカガシ

- アオダイショウ，シマヘビなどの無毒蛇による咬傷では，浅い牙痕がアーケード状に並び，痛みや腫脹はほとんど起こらない．
- 毒蛇は上顎前部に 2 本の毒牙があり，2 個の牙痕があれば毒蛇の可能性が高い[1,2]．典型的には毒蛇は 2 つ並んだ点状の牙痕を呈し，牙痕間の距離は平均 1 cm である．牙痕間の距離が長いほどヘビが大きく，注入毒量も多いと推測できる[2,4]．痛みと，次第に腫脹が出てくれば間違いなく毒蛇である．
- また毒蛇に噛まれたからといっても，必ずしも，毒が体に入るとは限らない（無毒咬傷）．毒を注入する腺は上顎前部の 2 本の毒牙の根元にあり，靴や手袋などを着用していて咬傷が浅い場合，毒が注入されないこともある．
- 体内へ毒の注入があれば，受傷直後からの激痛と，灼熱感を伴い，受傷後 20 ～ 30 分で，毒牙痕を中心に皮下出血を伴う腫脹が出現する[1]．
- マムシは小型（長さ約 60 cm 以下）で，胴体は太く，頭は長三角，黒褐色の銭形斑点が背面に並んでいる．噛まれた瞬間に激痛が走り直後から燃えるような灼熱感を訴える．20 ～ 30 分経過すると激痛とともに腫脹してくる[2]．
- ハブは奄美以南，沖縄に生息し性格もどう猛で，その毒保有量はマムシの約 20 倍といわれる．暖かい南西諸島では，ハブは 1 年を通して活動し，年中咬傷被害が発生している[1,3]．
- ヤマカガシは水田，水辺に生息し，体長 1 m 前後で，背面に黒斑が並んでいる．性格はおとなしく，つかまない限り噛むことはない．噛まれた場合，出血毒を有し，循環不全，腎不全をきたすこともあり，マムシ咬傷に準じた処置を行うが，抗毒素血清が唯一の治療法である．ヤマカガシ咬傷に対する抗毒素血清は，日本蛇族学術研究所（群馬県太田市藪塚町，TEL 0277-78-5193）から入手可能である[2]．
- 輸入動物によるヘビ咬傷は，日本蛇族学術研究所に相談する．
- ヘビ咬傷の緊急処置として，緊縛，切開，吸引が行われてきたが，有効性を示した研究はない．

参考文献
1) 宮城良充．動物咬傷．小児外科．2005；37：207-15.
2) 有吉孝一．刺咬症早わかり．小児外科．2014；46：397-402.
3) 白井祥平．ヘビ類．有毒害生物大辞典．那覇：新星図書出版；1982. p.580-631.
4) 有吉孝一．虫・動物咬傷治療のプライマリケア．日本医事新報．2010；No4488：54-9.

［小濱守安］

咬傷・刺傷関連

119 ネズミに噛まれたらどうする？

☑ **最初に診るべきポイント**
- 複数噛まれれていることが多いので，噛まれた箇所の確認および噛まれた傷以外の外傷がないか全身を観察する．
- 乳児は指しゃぶりの指や口のまわりを噛まれることが多い．

☑ **すぐにするべきこと**
- 四種混合ワクチンの接種歴および時期の正確な確認が必要である．
- 処置に鎮静が必要かどうかを確認する．
- 創部の洗浄を丁寧に行う．
- 抗菌薬の投与は必須である．

☑ **してはいけないこと**
- 表面損傷が小さくても深く穿通していることもある．傷の深さの確認が必要であり，外科医や形成外科医へコンサルトする．
- 縫合を要するほどの傷は稀だが，感染率が高いので安易に縫合しない．

ネズミ咬傷

- ネズミは住居内に出没する家ネズミと山林に住む野ネズミに分類される．都市地区で遭遇するネズミはほとんどが家ネズミと考えられ，クマネズミ，ドブネズミ，ハツカネズミである．イヌやネコ，輸入齧歯目動物も保菌動物となりうる．
- ネズミに噛まれても大多数は無症状である．汚染した飲食物からも感染し発症することがある．
- 鼠咬症の原因菌には，*Streptobacillus moniliformis* と *Spirillum minus* がある[1,2]．
- *Streptobacillus moniliformis* はラット（ドブネズミ，クマネズミなど）の 50 ～ 100％が口腔咽頭に保菌している．咬傷はすぐに治癒するが，約10 日前後の潜伏期間後，突然悪寒や発熱，頭痛，嘔吐を発症する．多発性の関節痛または関節炎を発症し，全身に斑状の発疹を発現する．リンパ節の

腫脹は必ずしも認められない.

- *Spirillum minus* は 3 ～ 25％が保菌している. イヌ, ネコ, 輸入齧歯目も保菌動物となる. わが国では, ラットまたは時にマウス咬傷により起こる. 咬傷部はすぐに治癒するが, 2 ～ 3 週間後に咬傷部位が発赤, 腫脹し炎症が再燃する. 四肢や躯幹の紅斑, 発疹, 所属リンパ節腫脹を伴う. これらの症状は 1 ～ 2 週間でいったん消退するが, 数日後再び繰り返した後, 次第に軽快する. 2 ～ 4 日周期の発熱を通常 4 ～ 8 週間繰り返す回帰熱型を示す.
- 噛まれた時は, 流水でしっかり洗浄し, 病院を受診する. 抗菌薬の投与が必要であり, 破傷風の予防に関してはイヌ咬傷に準じる.

参考文献　1）藤井千穂, 木村文彦, 宮軒　蔣. 咬刺傷の初期治療. 小児外科. 1999; 11: 1125-31.
　　　　　　2）白井祥平. 有毒害生物大辞典. 那覇: 新星図書出版; 1982. p.567-70.

〔小濱守安〕

咬傷・刺傷関連

120 ハムスターに噛まれたらどうする？

☑ 最初に診るべきポイント
- これまでハムスターに噛まれたことがあるかを確認する．
- 咬傷部位の違和感や瘙痒感，蕁麻疹がないかを確認する．
- 顔面紅潮や熱感，呼吸困難，アナフィラキシーショックの状態にないかを確認する．

☑ すぐにするべきこと
- 四種混合ワクチンの接種歴および時期の正確な確認が必要である．
- 創部の洗浄・消毒を丁寧に行う．

☑ してはいけないこと
- 縫合を要するほどの傷は稀だが，感染率が高いので安易に縫合しない．

ハムスター咬傷

- ハムスター，マウス，ラットなどの齧歯目の動物がペットとして飼育されるようになった．幼児などが不用意に飼育ケージに手を入れて噛まれることもある[1]．
- ハムスター咬傷でアナフィラキシーをきたした報告が増えている[2,3]．ハムスターに噛まれると，唾液中に含まれる固有の抗原が原因でアナフィラキシーをきたすことがある．
- 寝ているハムスターの背後または上方から掴もうとしたり，仰向けになって「キーキー」と声を出している時は怒っているか，怯えている時のしぐさであり，うっかり手を出すと噛まれてしまう[4]．
- 噛まれた後しばらくして，咬傷部位の違和感や瘙痒感，蕁麻疹，顔面の紅潮や熱感，冷や汗などの違和感，呼吸困難，チアノーゼ，血圧低下などのアナフィラキシー症状を呈した場合，迅速な対応が必要である[2,3]．
- 薬物治療の第一選択はアドレナリンである．手元にエピペン® があれば速やかに接種後，救急車で受診する．
- 飼い主はハムスターに噛まれないように注意し，咬傷によりなんらかの症状

発現をきたしたことがある場合，飼育をあきらめるか，接触しない対策を講じる．

- アナフィラキシー以外にも噛まれたり，ひっかかれた傷から病原菌が侵入し，感染症を引き起こす可能性がある．咬傷やひっかき傷を受けた場合，流水で洗浄後消毒を行う．噛まれた時は，イヌ咬傷に準じて破傷風トキソイドを考慮する．

- アナフィラキシーや感染以外にも，ハムスターの毛や寄生しているダニなどにより，喘息症状や皮膚炎を呈することもある．飼育ゲージの掃除など衛生面でも注意を払う．ハムスターに接触する場合，使い捨ての手袋を着用する．長時間の接触はハムスターにとっては大きなストレスであり，噛まれる誘因になる．

- ハムスターに限らず，ペット飼育を始めた後から，体調や皮膚の状態に変化がみられる場合，医療機関で対応を相談する．

参考文献
1) 小濱守安．虫刺症，咬傷．レジデント．2009；2：62-7.
2) 辻　綾子，伊澤　淳，額賀優江，他．ハムスター咬傷によるアナフィラキシー2例の報告とハムスター特異 IgE 抗体について．第53回日本アレルギー学会総会抄録．2003.
3) 大城あき子，森下由香．ハムスター．救急医学．2009；33：403-5.
4) http://www.hiropark.com/kanrihou/mammals/hamster.htm（2014年8月閲覧）

〔小濱守安〕

咬傷・刺傷関連

咬傷・刺傷関連

121 ハチに刺されたらどうする？

☑ 最初に診るべきポイント
- ▶ 複数刺されていることが多い．刺傷数が多いと重症になりやすい．
- ▶ 刺されたハチの種類を特定する．

☑ すぐにするべきこと
- ▶ 四種混合ワクチンの接種歴および，時期の正確な確認が必要である．
- ▶ 処置に鎮静が必要かどうかを確認する．
- ▶ 刺さって残存している針は除去する．
- ▶ 痛みがひどければ水で冷やす．

☑ してはいけないこと
- ▶ 刺された部位を温めない．
- ▶ 残存している針を指でつまんで除去しない．
- ▶ アンモニアは無効である．

ハチ刺傷

- ハチ刺傷を起こす主なハチは，スズメバチ，キバチ，アシナガバチ，ミツバチである（図1）．
- ハチは集団生活を営み，生活を脅かされない限り滅多に攻撃しない．巣からの距離がオオスズメバチで10 m，キイロスズメバチ6 m，コガタスズメバチ5 m，アシナガバチ3 mの半径距離内に入ると襲われる確率が高くなる．ハチが斜めに空に向かって飛ぶ時や上空を大きく旋回しているような時は，付近に巣がある可能性が高い[1, 2]．

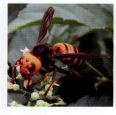 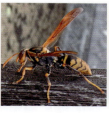 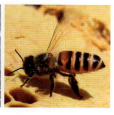

図1 左からスズメバチ，アシナガバチ，ミツバチ

- スズメバチは頭，眼，カメラ，黒い帽子，黒っぽい服など素早く動く黒いものに反応する．匂いにも敏感であり，整髪剤，化粧品，香水などの匂い成分やジュースや塗りたてのペンキなどにも興奮する[3]．
- ハチ刺傷はハチ毒の直接作用と，ハチ毒過敏症によるアレルギー反応による症状がある．直接作用は，容量依存性であり多数刺されると重症となりやすい[4]．刺傷部位が発赤腫脹し，紅斑や時に紫斑，瘙痒感，浮腫や蕁麻疹を認めるが，数時間で消退する．過敏症によるアレルギー反応は少量でも生じ，刺傷後数分〜15分経過してから，全身の瘙痒感，蕁麻疹が出現し，悪心，腹痛，気管支攣縮，声帯浮腫，呼吸困難，ショックなどをきたす[1,5]．
- スズメバチは攻撃的であり，繰り返し刺す．毒液には警戒フェロモンが含まれており，仲間を引きつける．アシナガバチと交叉反応性があり，スズメバチに刺された経験があれば，アシナガバチに刺された時，アレルギー反応を起こすことがある[5]．
- ミツバチに刺された時は，針が抜けず，毒嚢ごと皮膚内に残る[1]．
- 局所に対する応急処置として，残っている針は丁寧にピンセットで除去する．針が残っていなければ，よく洗って消毒した後冷やす．
- 症状が強い場合，病院を受診する．
- 毒針が残ると二次感染を起こしやすく，蜂窩織炎，膿瘍，リンパ節炎を続発する．
- 指輪を付けている手を刺されて腫れると，指輪が取れなくなることがある．
- 喉頭浮腫，喘鳴，ショック，下痢や腹痛などの症状があればアナフィラキシーと考え，アドレナリン投与の適応である．入手可能であればエピペンを大腿外側に筋肉注射する．エピペンは成人用0.3 mg（体重30 kg以上）と小児用0.15 mg（体重15〜30 kg用）がある．必要に応じて気道確保や人工呼吸を行いながら，病院へ搬送する．病院ではアナフィラキシーショックとして速やかに対応する．

参考文献
1) 小濱守安．虫刺症，咬傷．レジデント．2009；2：62-7.
2) 宝木真理．刺咬症．小児科臨床．2008；61：1587-90.
3) ハチ刺傷とアナフィラキシー．www.d4.dion.ne.jp/~yan05/hati.pdf（2014年8月閲覧）
4) 柳川洋一．ハチ．救急医学．2009；33：399-401.
5) 有吉孝一．刺咬症早わかり．小児外科．2014；46：397-402.

〔小濱守安〕

咬傷・刺傷関連

122 蚊に刺されたらどうする？

☑ 最初に診るべきポイント
▶ 複数刺されていることが多い．刺傷部位の発赤や腫脹，瘙痒感が強くないか確認する．

☑ すぐにするべきこと
▶ 創部を冷やす．
▶ 瘙痒が強ければ抗ヒスタミン軟膏塗布も考慮する．

☑ してはいけないこと
▶ 創部を掻きむしらない．
▶ 創部を温めると痒みが増強する．

蚊による刺傷

- 本邦には約 110 種の蚊が生息し，そのうち吸血性の蚊は 31 種である[1]．
- ヤブカ属が最も多く，山や野原に多い．ヤブカの一種のヒトスジシマカは人家周辺にも多く，公園や庭で刺されることが多い．屋内にも侵入し室内でも刺される．
- イエカ類は，室内で刺されることが多く，深夜に吸血する傾向がある．アカイエカは屋内で成虫のまま越冬するため，晩秋や早春に室内での吸血被害が多くなる．チカイエカは大都市の地下街に生息し，冬でも活動しており，真冬に刺されることがある[1]．
- 蚊のメスは吸血のため人を刺す．蚊に刺された場合の皮膚反応は刺された頻度や年齢によって異なる．刺されると痛みを覚え数分後に刺傷部が赤く腫れ，痒みを感じる（即時型反応）．吸血時に注入される唾液腺物質に対するアレルギー反応である．刺傷後 1〜2 日後に刺傷部に一致して，局所に硬結を触れ，発赤や瘙痒，水疱形成を呈する（遅延型反応）[2]．
- 何度も蚊に刺されていると，個人差はあるが乳幼児期には遅延型反応しか出現しない場合が多く，学童期以降は即時型反応と遅延型反応の両者が出現する．青年〜壮年期には遅延型反応が減弱し即時型反応だけになる．老年期に

はさらに即時型反応も減弱して，蚊に刺されても反応しなくなる[2].

- 乳幼児は蚊に刺されると瘙痒に耐え切れず，刺された局所を激しく搔きむしる．搔傷から二次感染をきたし，膿痂疹を生じることもある．著しい瘙痒のため不眠となることもある[1, 2, 4].

- また蚊に刺された際に，稀ではあるが局所に水疱や血疱の形成や壊死を伴い，激しい炎症反応とともに，発熱リンパ節腫脹，肝脾腫などの全身症状が出現する「蚊アレルギー」をきたすこともある．EBウイルスの持続感染が関与している[3].

- 吸血性の蚊は刺傷により日本脳炎，マラリア（ハマダラカ），フィラリア（アカイエカ），デング熱などの疾患の媒介が問題になる．近年の急速な地球温暖化に伴い，再び日本でも発生する可能性は否定できない．

参考文献
1) 白井祥平. 有毒害生物大辞典. 那覇: 新星図書出版; 1982. p.418-24.
2) 夏秋　優. カ刺傷. Visual Dermatology. 2005; 4: 570-1.
3) 浅田秀夫. 蚊アレルギー（蚊刺過敏症）. Visual Dermatology. 2005; 4: 610-7.
4) 夏秋　優. 虫刺症. MB Derma. 2002; 61: 63-9.

〔小濱守安〕

咬傷・刺傷関連

咬傷・刺傷関連

123 ケムシに刺されたらどうする？

☑ 最初に診るべきポイント
- 複数刺されていることが多い．
- 刺傷部位の発赤や腫脹，瘙痒感が強くないか確認する．

☑ すぐにするべきこと
- かきむしらないようにして，患部を冷やす．
- セロハンテープや絆創膏を患部皮膚に貼り，ゆっくりはがすようにして毒毛を取り除く．
- 瘙痒が強ければ抗ヒスタミン軟膏塗布も考慮する．

☑ してはいけないこと
- ケムシに触らない，近づかない．
- 皮膚に付着した毒針毛をこすって落とそうとしてはいけない．
- 体に虫がついた場合，つぶさないようにする（はたいて落とす）．

ケムシによる刺傷

- チョウやガの幼虫の約20％がケムシであり，このうち約2％がヒトを刺す[1]．温暖な季節に多発し，年齢的には4〜7歳頃が多い．受診時疼痛や瘙痒のため搔きむしっていることが多く，原因となるケムシの推定は困難なことが多い．
- ケムシ刺傷の原因としては，イラガ，チャドクガ，マツケムシなどの幼虫の毒毛，アオカミキリモドキ，ツチハンミョウ，アオバアリガタハネカクシなどの体液中の有毒物質がある．皮膚に接触したり付着した毒毛や，虫の体液や有毒成分が皮膚を刺激する場合と，アレルギー反応を生じる場合がある．
- ドクガ類の多くは卵，幼虫，マユ，成虫も毒針毛と呼ばれる有毒毛を有する．毒針毛には蛋白毒が含まれ，皮膚に付着した毒針毛をこすったりすると，針が刺さり毒液を注入される．
- 幼虫は色彩が鮮やかであり，見るからに毒々しい．触れた直後，痒みを伴う膨疹，紅斑が出現し，痒みの強い紅色丘疹になる．

- ドクガのケムシは危険を感じると毒針毛を空中へ大量に発射して身を守る[1,2]. ケムシに接触しなくても近づいただけで，放出された毒針毛が皮膚に刺入したり，衣類などを介して皮膚炎が起こる.
- 幼虫はツバキやサザンカの葉を好む．毒針毛の付着した幼虫の脱皮殻が葉や枝に残っていると冬でも皮膚炎を生じることがある[1]．ツバキ・サザンカの手入れは，長袖，長ズボン，手袋着用で行うのが望ましい.
- 幼虫による皮膚炎は5～6月と8～9月頃に発生する．成虫は夜間，灯火に飛来するが多数の鱗片とともにメスは毒針毛をまき散らす.
- 毛虫刺傷への対応[1-3] は，毛虫やドクガの毒毛が刺さると，局所の激痛，発赤，腫脹，硬結が生じ，瘙痒や発赤，腫脹，水疱などを呈する．掻きむしらず，セロハンテープや絆創膏を患部の皮膚に貼り，ゆっくりはがすようにして毒毛を取り除く.
- 体に虫がついた場合，つぶさないようにする．つぶした体液が皮膚につくと発赤や腫脹，水疱を形成する.
- 毒針毛や分泌物を流水で洗い流し，抗ヒスタミン軟膏を塗布する．掻き回さないようにし，患部を冷やす.
- 発赤や痒みが強ければステロイド軟膏塗布またはステロイド剤の内服を行う．二次感染が疑われる場合，抗生物質投与が必要となる.
- 稀に嘔気，嘔吐，全身倦怠感，呼吸困難，蕁麻疹，けいれん，意識障害などアナフィラキシーショックを起こすこともある.

参考文献　1）夏秋　優．虫による皮膚炎をどう診断するか．Visual Dermatology. 2005；4：562-4.
　　　　　2）有吉孝一，滝　健治．虫・動物咬傷治療のプライマリケア．日本医事新報．2010；No4488. 54-9.
　　　　　3）白井祥平．有毒害生物大辞典．那覇：新星図書出版；1982. p.410-8.

〔小濱守安〕

咬傷・刺傷関連

124 クラゲに刺されたらどうする？

☑ 最初に診るべきポイント
- 刺傷した部位を観察する．ハブクラゲでは複数の線状痕をきたす．
- クラゲによって対応が異なるが，現場でクラゲを同定するのは困難である．

☑ すぐにするべきこと
- 四種混合ワクチンの接種歴および，時期の正確な確認が必要である．
- ハブクラゲでは食酢をかけると触手（刺胞）が萎縮し，発射が抑えられる．
- その他の種では，食酢で刺胞を発射させることもある．
- 一般的な対応として，触手のついた部位を海水で洗い流し，除去するのがよい．
- 痛みに対しては冷却がよい．

☑ してはいけないこと
- 皮膚に付着している触手をすぐに引き剥がすと，刺胞から毒が発射される．
- 素手で触手を取り除かない．
- 真水やアルコールなどを触手にかけない．

クラゲ刺傷

- クラゲは原始的な腔腸動物の刺胞類に分類される．接触などの刺激により触手にある刺胞から刺糸が発射され，突き刺さると毒が注入される[3]．刺胞は触手部分に多く分布しており，海岸に打ち上げられたクラゲや離断した触手の一部でも，強い毒性を有する．
- 刺さった刺胞数や毒液量，触手との接触時間や，過去にクラゲ刺傷の既往があるかにより多彩な症状を呈する．受傷時には触手が皮膚に付着している．
- 応急手当として，まだ毒を発射していない刺胞を速やかに取り除かなければならない．付着している触手をすぐに引き剥がすと，刺胞が刺激され刺糸が発射されてしまう．素手で取り扱うと 2 次的刺傷が発生する．
- 真水やアルコールなどをかけると，浸透圧の関係で刺胞がはじけ，発射を促すので禁忌である．

- ハブクラゲでは食酢をかけると触手（刺胞）が萎縮し，発射が抑えられる．食酢は刺胞の発射を抑えるが，中和作用はなく，疼痛緩和作用もない．その他の種では，食酢をかけることで刺糸を発射させることもある[3]．しかし現場でクラゲを同定するのは困難である．
- 一般的な対応として，触手のついた部位を海水で洗い流し，除去する．
- 痛みに対しては冷却が有効である[3]．腫脹や疼痛が強い例では，冷却湿布や鎮痛薬を投与する．
- ハブクラゲに刺されると激痛とムチで打たれたように多数のみみず腫れのように赤く腫れ，その後は線状痕を残す．激痛後に呼吸停止をきたし人工呼吸を要した報告もある．
- 局所の疼痛に加え，クラゲ刺傷に特徴的な，胸をしめつけられるような咳がみられることがある．咳はクラゲ毒に対するアレルギー反応である．重症例では，アナフィラキシー症状をきたすこともある．
- 受傷直後の疼痛が軽減した頃に，残存した刺胞が破れて再度赤みや痛みが出てくることもある．
- 刺傷部の皮膚は発赤や腫脹が激しく，線状に水疱を形成し，潰瘍化し瘢痕を残すので，ステロイド外用剤を受診時から使用する．
- 2次感染があれば抗生物質投与を行う．また破傷風トキソイドの予防投与も考慮する．

参考文献
1) 小濱守安，四方啓裕，安次嶺馨，他．1988年1年間に経験したクラゲ刺傷例の検討．小児科臨床．1992；45：347-51.
2) 仲本昌一，上里 博．海洋生物による皮膚疾患—ハブクラゲとウンバチイソギンチャクによる刺傷を中心に—．臨床皮膚科．1998；52：29-33.
3) 宮城良充．海洋生物咬刺症．救急医学．2010；34：816-8.

〔小濱守安〕

咬傷・刺傷関連

125 ウニに刺されたらどうする？

☑ 最初に診るべきポイント
▶ 刺傷した部位を観察する．ウニは有毒種と無毒種に分類される．細くて中空のものは毒腺を有し，刺されると激痛がある．

☑ すぐにするべきこと
▶ 四種混合ワクチンの接種歴および，時期の正確な確認が必要である．
▶ 棘を取り除く．患部をしばらく熱い湯に浸し，皮膚がふやけると棘が抜きやすくなる．
▶ 棘が残った場合は病院を受診し除去してもらう．
▶ ウニ毒は熱に不安定であるので，患部を暖めるとよい．

☑ してはいけないこと
▶ ウニを素手で触ったり捕まえたりしない．
▶ サンゴ礁を裸足で歩かない．

ウニ刺傷

- ウニは棘皮動物に属し，石灰質の殻の上に可動性の棘が密生している．棘は可動性で大，中，小の3種があり，細く中空の棘には毒腺があり，刺されると激しく痛む．棘の間には叉棘（さきょく）と呼ばれるはさみ状の小さな棘があり，エサをとらえる[1]．
- ラッパウニでは叉棘がラッパ状に変化しており，素手で触ると叉棘が皮膚に刺さり激痛を起こす[1]．
- ウニ刺傷はウニの体表の棘による刺傷と，叉棘の刺毒による炎症反応がある．刺された直後に激痛が走り，患部は発赤して大きく腫れる．うずくような痛みと時にしびれ感や，筋肉麻痺も報告されている[1]．
- カゴウニ，ガンガゼ，ラッパウニなど有毒ウニでは，放射状に広がる痛みとともに，言語障害，運動麻痺，呼吸困難や体温低下などの全身症状を呈し，意識喪失による溺死例もある[2]．
- 無毒ウニによる刺傷でも，棘が刺さると局所の炎症症状に二次感染が加わ

り，化膿することがある．

- ウニの棘は折れやすく皮膚に残存することが多い．特にガンガゼなどの棘はもろく，刺さるとすぐに折れ，逆棘があり取り除くことが難しい．残存した棘により数カ月後に遅延反応が生じ，異物肉芽腫を作る．
- 軽症例は自然治癒する．症状が悪化しないと医療機関を訪れない傾向がある[3]．
- 応急対応としては，棘は折れやすく，皮膚の中に残ることが多いが，まず刺さった棘を除去する．ウニを触ったり，踏んでしまった場合，あわてずに棘をできるだけ取り除く．患部をしばらく熱い湯に浸しておき，皮膚がふやけると棘が抜きやすくなる．
- ウニ毒は熱に不安定であり，患部を暖めると痛みが軽減する．
- 症状があれば病院を早めに受診する．棘を抜き取るために小切開を要することもある．カップ状の叉棘がくっついている場合，石などにこすりつけてすぐに取り除く[1]．二次感染を防ぐため局所の消毒，抗生物質軟膏塗布を行う[2]．
- ウニ刺傷は漁師，潜水夫，海水浴者などにみられ，ウニ漁の盛んな地域では夏期に比較的よくみられる[3]．
- ウニ被害は海岸やサンゴ礁を素足で歩いたり，素手でウニを触って生じる．細くて長い針のような棘をもつウニは触らない．棘が短く殻の大きなウニは毒棘を有することが多いので，ゴム手袋を着用して採取する．遊泳中に海底に着地する場合，ウニの有無を確認してから着地する[1-3]．

参考文献　1）白井祥平．有毒害生物大辞典．那覇：新星図書出版；1982．p.384-9．
　　　　　2）石川雅彦，阿部雅彦，北守　茂．ウニ刺傷—臨床症状と治療について．救急医学．1989；13：245-7．
　　　　　3）大滝倫子．海生動物による皮膚疾患．NB Derma．2002；61：57-62．

〔小濱守安〕

咬傷・刺傷関連

126 オコゼに刺されたらどうする？

☑ 最初に診るべきポイント
- 刺傷した部位を観察する．魚類に刺された場合，種類を確認することはほとんど困難である．

☑ すぐにするべきこと
- すぐに陸上に上げ，傷口をよく洗浄し，粘液や毒をしぼり出す．
- 刺さっている棘があればしっかり抜きとる．
- 魚類の棘毒は蛋白毒であり，熱に弱く60℃以上の高温で毒成分が分解される．
- 棘が残った場合，病院を受診し除去してもらう．
- 四種混合ワクチンの接種歴および，時期の正確な確認が必要である．

☑ してはいけないこと
- 冷やしてはいけない．

オコゼ刺傷

- オコゼ，ミノカサゴ，ハオコゼなどの硬骨魚類は，背びれ，腹びれ，尻びれなどに毒棘を有する．棘が敵の体に刺さると毒が放出される[1]．オニオコゼは，海底ではほとんど動かず，保護色のため岩と間違いやすい．踏んだりすると棘が長いので，ビーチサンダルやダイビングスーツを貫通する．
- 遊泳や潜水中に魚類に刺された場合，種類を確認するのはほとんど不可能である．
- 魚の刺毒はほぼ共通の性質の場合が多く，症状や手当に大きな差はない．受傷した場合，まず陸上へ上げる．水中では応急手当も行い難く，激痛のあまりパニックに陥り溺水することがある[2]．
- 魚釣りで釣り上げた魚を素手で捕まえた時や，料理の際に毒棘に触れて刺されることも多い．魚類は死んでいても毒棘の効果は失われない．魚市場や海岸に打ち上げられた魚類を不用意に素手で触ると刺されることがある[1]．
- オコゼの毒はハブ毒の81倍の強さがあり，刺されるとただちに激痛が起こ

り，刺傷後 60 〜 90 分がピークで，6 〜 12 時間で疼痛は改善する．傷口は麻痺し感覚が失われる．傷口周囲の皮膚は触るだけでも痛い．手足はしびれ，リンパ管炎やリンパ節腫脹を起こす．刺傷部位は最初蒼白となり，ついで周囲に発赤を伴った暗柴色となり腫脹し，局所熱感を生じる．水疱形成し蜂窩織炎，局所壊死に至った例もある．心臓障害，嘔吐，神経障害，関節痛，発熱，呼吸困難，けいれんなどの全身症状を呈し，治癒まで数カ月を要することもある[1]．

- 応急処置としては傷口をよく洗浄し，粘液や毒をしぼり出す．刺さっている棘は抜きとる．
- 魚類の棘毒は蛋白毒であり，熱に弱く，60℃以上の高温で毒成分が分解される．刺傷部を湯に浸すと効果的である[2]．顔や胴の場合，温湿布を行う．刺傷部より中枢部を緩く駆血し毒の吸収を遅くする[3]．
- 病院への移動中も，湯に浸すか，温湿布を行いながら搬送する．
- 医療機関では，傷口の洗浄を丁寧に行い，熱い湯（45℃以下）に 30 〜 90 分浸す．残存している棘を除去する．
- 痛みが強い場合 0.5 〜 2％プロカインの局注が有効である[3]．破傷風トキソイド投与を行う．
- オーストラリアではオニダルマオコゼの抗毒素血清が製造されているが，日本国内では入手困難である．

参考文献　1）白井祥平．有毒害生物大辞典．那覇：新星図書出版；1982．p.318-84.
2）宮城良充．海洋生物咬刺症．救急医学．2010；34：816-8.
3）大滝倫子．海洋動物による皮膚疾患．MB Derma．2002；61：57-62.

〔小濱守安〕

その他の事故

127 プールでの心事故につながりやすい不整脈は？

☑ 最初に診るべきポイント
▶ 下記の項目に関して詳細に問診聴取する．
- 本人の失神の既往の有無
- 失神既往あればどのような状況での発生か
- 運動時，水泳（潜水を含む）時かなど
- 電話のベル，目覚ましの音，けんかを含む驚愕時かなど（情動的ストレス）
- 家族歴において失神，若年者突然死の有無（発生状況も詳細に聴取）

☑ すぐにするべきこと
▶ QT 延長症候群（LQTS）を診断する場合：
- きれいな 12 誘導心電図をとる
- 接線法による QT 時間の計測（Ⅱ誘導，V5，V6 誘導）
- 心拍数（75/ 分を境に）に応じて Bazett/Fridericia 補正を行う
- QTc 時間：500 msec 以上は早急に専門医療機関に紹介

▶ カテコラミン感受性多形性心室頻拍（CPVT）を診断する場合：
- 年齢に比し徐脈傾向の有無
- U 波の有無
- CPVT が懸念される場合は専門医療機関受診指導

☑ してはいけないこと
▶ 上記不整脈の疑いのある場合専門医療機関受診までの間は，競争競技ならびに潜水を含めた競泳などの水泳．
▶ 水泳での心事故イコール LQTS と決めつけない（CPVT の可能性も十分ある）．

小児の不整脈
- ここで心事故（cardiac accident）とは不整脈事故，心臓突然死を指す．
- プールでの心事故につながりやすい不整脈として，QT 延長症候群（LQTS），カテコラミン感受性多形性心室頻拍（CPVT）が考えられる．

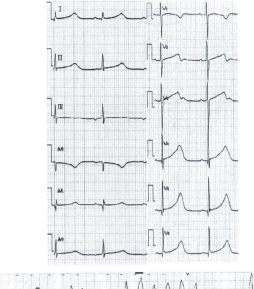

図 1 LQTS1 の心電図波形（自験例）
上：診断時 12 誘導心電図（B-QTc = 523 ms）
下：Torsade de points 時のモニター心電図

■ LQTS（図 1）
・QT 間隔の延長と多形性心室頻拍を特徴とする遺伝性不整脈疾患である．
・器質的心疾患がないにもかかわらず意識消失発作を認めた場合，まず疑わなければならない疾患の 1 つである．

■ CPVT（図 2）
・運動や情動的ストレスにより心室頻拍や心室細動などが誘発され，失神や突然死を起こす疾患である．

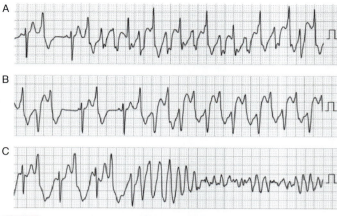

図2 CPVTのホルター心電図
（Sumitomo N. J Arrhythm. 2016; 32: 344-51 より許諾を得て転載）
A：多型性心室頻拍
B：両方向性心室頻拍
C：心室細動への移行

参考文献 1) Choi G, Kopplin LJ, Tester DL, et al. Spectrum and frequency of cardiac channel defects in swimming-triggered arrhythmia syndromes. Circulation. 2004; 15: 2119-24.

〔原田雅子, 髙木純一〕

その他の事故

128 耳に虫が入ったらどうする？

☑ 最初に診るべきポイント
- まずは年齢や性格を尋ね，治療に鎮静が必要かどうかを的確に判断する．
- 異物が動いているかどうかを確認する．
- 死んでいる場合と生きている場合では対応が異なる．
- 鼓膜穿孔がないかどうかを慎重に確認する．

☑ すぐにするべきこと
- まずは異物が虫などの生物か，無機物かを問診する．
- 何をしている時に起こったのか，発生状況を詳細に問診する．
- 可能なら虫の種類を推定できるように現場の情報を聴取する．

☑ してはいけないこと
- 鎮静が必要かどうかを見極め，無理な摘出を試みない．
- いきなり鑷子で摘み取ろうとしない．

外耳道の虫異物除去法
- 耳の中の異物を耳用鑷子で取れない場合（生きている虫など）は，
  ①オリーブオイルの注入が教科書的であるが，身近にある2％キシロカインを多めに注入すると虫が自分から這い出てくる．外耳道で痺れてしまった虫は耳用鑷子でつまみ出す．
  ②つまみ出すのが困難な場合には，注射器の先に静脈留置針の外筒を付けて，生理食塩水で洗い流してもよい．
- 鼓膜が穿孔している場合は①②はできないので，耳鼻科にコンサルトするしかない．

〔市川光太郎〕

その他の事故

129 外耳道の異物はすぐにとらなくてはいけない？

☑ 最初に診るべきポイント
- ▶ 緊急性の高い異物なのか問診で確認する．
- ▶ 鼓膜損傷や中耳・内耳損傷を疑う所見である強い痛み，嘔吐，眼振，運動失調，耳漏，顔面神経麻痺，感音声難聴などに注意する．

☑ すぐにするべきこと
- ▶ 異物は複数個存在している可能性がある．反対側の耳や気道緊急となりうる鼻腔も確認しておく．
- ▶ 除去を試みる場合には身体の固定，十分な鎮静を行う．

☑ してはいけないこと
- ▶ 昆虫を殺さずに除去しようとしてはいけない．不快感が強く，鼓膜や中耳の損傷を引き起こす可能性がある．

緊急性の高い外耳道異物

- 外耳道異物の多くが緊急度は低い．
- 外耳道は敏感であり，十分な鎮静を得ることができない場合は無理をして中耳損傷を引き起こしてはならない[1]．
- 緊急度の高い異物としては生きた昆虫，ボタン電池，鋭い異物，きつく押し込まれた異物である[1]．
- 生きた虫は1～2 mLのミネラルオイル（顕微鏡用油浸オイルなど），もしくは2％リドカインを外耳道に注入して1分ほど待つことで殺しておく．その際には注入後耳介を牽引し，耳珠を押して気泡を除去することで効果は高まる．虫を殺すことができれば緊急性は下がる[2]．
- ボタン電池は数時間以内に深部組織に達する壊死を引き起こすことで聴力障害を引き起こす可能性がある[2]．
- ヘアピンや木の枝などの鋭い異物は鼓膜を破り中耳を損傷する可能性がある[2]．
- きつく押し込まれた異物は組織の圧迫により壊死を引き起こす．

- 緊急度の高い異物は十分な鎮静のもと，除去を試みる．無理ならば速やかに耳鼻科医に相談した方がよい．複数の方法を行っても除去できない場合は合併症のリスクを上げる[1]．
- 中耳・内耳損傷を疑う随伴症状がある場合は速やかに耳鼻科医に相談する[2]．
- 緊急性の低い異物で除去が困難であれば，無理をせず翌日の耳鼻科受診を指示する．無駄な恐怖を与えることは翌日の診療を困難にする[2]．

参考文献
1) Stoner MJ, Dulaurier M. Pediatric ENT Emergencies. Emerg Med Clin North Am. 2013; 31: 795-808.
2) 異物—耳. In: マイナーエマージェンシー. 東京: 医歯薬出版; 2009.

〔伊原崇晃〕

その他の事故

> その他の事故

130 鼻にものが詰まったらどうする？

☑ 最初に診るべきポイント
- ▶ 本人や付き添いから異物の場所・個数・名称，詰めた時間を確認する．
- ▶ 本人の習性，他者の悪意など，異物に至った状況を把握する．

☑ すぐにするべきこと
- ▶ もう一方の鼻腔に異物がないことを必ず確認する．

☑ してはいけないこと
- ▶ 小児とはいえ，これから試みることの予告なしに処置を始めてはならない．
- ▶ 可能な限りコミュニケーションをとり，落ち着かせ，信頼関係の構築に努めるべきことはいうまでもない．

鼻腔内異物摘出法
- いずれも，深く押し込んで食道異物や気道異物としないよう注意．
  - 一般的に鑷子や鉗子や吸引器を使用し直接引き抜く
  - ワイヤーなどを異物の裏に挿入し引き抜く
  - 接着剤を綿棒につけ引き抜く
  - バルーンカテーテルを異物の裏で膨らませ引っ張り出す
  - 磁石
  - Positive pressure（mouth to mouth, bag-valve-mask, Beamsley Blaster など）

注意すべきポイント
- 状況に応じて耳鼻科医へ相談する→誤った処置をすると，より困難な状況で耳鼻科医に依頼することになるので「自信がないことは試みない」．
- 異物は1つとは限らないので，摘出後鼻や耳に他の異物がないか再確認が必要．

Beamsley Blaster[1]

- Beamsley Blaster は酸素にて口腔・咽頭内圧を上げ，鼻腔内異物を押し出す除去法である（図1，写真はボランティアを使い撮影）．

①吸入用酸素にチューブを接続し，その先端に male-to-male コネクター（テルモ社製品）を接続

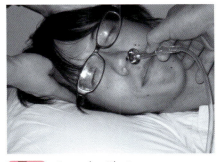

図1　Beamsley Blaster

②児を患側側臥位にして横たえる（健側に異物がないことは必ず確認）

③オキシメタゾリンなどの血管収縮薬を患側に点鼻

④1人が頭をしっかり固定（保護者は声をかけながら体に寄り添い固定）

⑤健側の鼻孔にコネクターを入れ，酸素を 10 ～ 15 L/分で吹き込む

⑥通常数秒以内に異物が飛び出してくる

（図では耳鏡用アダプターを使用しているが必ずしも必要ではない）

注意すべきポイント

- 周囲の火気厳禁を確認した上で行う．
- 臥床後も患児をできるだけ落ち着かせる．
- 呼吸を見ながら酸素の吹き出し開始は呼気開始直前とする．
- 酸素流入で児は通常息こらえをするが，口が開く場合は無理のない程度に手で塞ぐ．

Beamsley Blaster 法の有用性

- 直視下で除去を試みるより，患児の不安や恐怖が少ないように思われる．
- 鼻腔内異物は気道閉塞・炎症という危険性がつきまとうので，耳鼻科コンサルトの難しい地域・時間帯において特に有用である．

参考文献　1）Navitsky RC, Beamsley A, McLaughlin S. Nasal positive-pressure technique for nasal foreign body removal in children. Am J Emerg Med. 2002; 20: 103-4.

〔人見知洋〕

その他の事故

131 小児の顔や手の熱傷の処置は？

✓ 最初に診るべきポイント

▶ 問診で受傷機転（目撃者の存在）と来院までの時間と行われた行為を確認する．

- 熱傷は受傷機転により熱源の温度，接触時間，受傷範囲に特徴があるので，受傷時の状況を詳しく聞くことが重要である．
- 小児の場合，受傷時に大人が近くにおらず，直接の目撃者がいない場合もしばしばあるので，問診の情報が直接の目撃か推測なのかを確認し，推測の場合は他の原因の可能性も考える必要がある．
- 受傷後に行われた行為によって，熱傷の状況が影響を受ける．またそのタイミングも重要であるので，時系列に沿って詳しく聞いておく．

▶ 熱傷の面積と深さを把握する．

- 熱傷面積の推定方法には，広範囲の場合，9 の法則，5 の法則，Lund と Browder の法則などがあるが，本人の全指腹と手掌で全体表面積の約 1％であるという手掌法が大まかな把握には有用である．小児ではⅡ度以上が 10％ TBSA（total body surface area）を超えると熱傷ショックをきたすため，輸液を中心とした専門機関での全身管理が必要となり，受傷後 2 時間以内に細胞外液の補液を開始することが推奨されている．
- 熱傷深度は，水疱形成の有無，皮膚の色，知覚低下の有無によって推定する．水疱があればⅡ度熱傷，発赤のみで知覚低下がなければⅠ度熱傷，白色もしくは黒色で知覚低下があればⅢ度熱傷である．皮膚が淡紅色で知覚低下がなければ浅達性Ⅱ度熱傷，白色で知覚低下があれば深達性Ⅱ度熱傷と推定される．しかし，小児の場合は皮膚が薄く，判定が困難なことがある．

▶ 緊急性の有無について確認する．

- 日常診療で遭遇する熱傷においても顔や手の熱傷ではしばしば対応に緊急性を要するケースがある．
- 閉鎖空間での爆発や火災で顔面を受傷している場合，気道損傷によって気道閉塞をきたす恐れがあり，気管挿管を要することがある．咽頭の発赤や

鼻毛の焼失の有無を確認する.
- 同様に高温の液体を飲んだ場合も，小児では口腔から気道の浮腫をきたしやすく，気道閉塞をきたす怖れがあるので，受傷状況を確認する.
- 衣服への着火や熱湯を浴びるなど，四肢に全周性の深い熱傷があると末梢循環不全を生じる恐れがあり，減張切開を緊急で行う必要がある．末梢の血行障害や知覚低下の有無を確認する.
- コンセントに物を差し込んだり，コードを噛んだりして起こる電撃傷では不整脈などの循環器系の障害や深部臓器の損傷をきたすことがある．心電図や神経症状などを確認する.
- 化学熱傷を含め眼球への影響がないかを確認する.

▶ 虐待の可能性を考慮する.
- 不自然な受傷機転である場合，問診での受傷機転と実際の熱傷の状況に矛盾がある場合は，虐待である可能性もある.
- 虐待が疑われる場合は，過去の熱傷の瘢痕や暴行を疑わせる所見がないか，他の部位も確認する.

☑ すぐにするべきこと

▶ 冷却
- 受傷からできるだけ短時間に熱を取ることが重要であるので，家庭からの電話の問い合わせなどの場合は，すぐに，水道やシャワーなどの流水で，少なくとも 5 分から 30 分水冷し，濡れたタオルなどで冷却しながら来院するように指示を行う．来院後は生理的食塩水で湿らせたガーゼを当てるなどして冷却を続ける．範囲が広い場合は冷却しすぎて低体温に陥らないよう，保温にも注意する.

▶ 熱傷部位の確認
- 小児では受傷範囲を自ら示すことができないことがあり，目立つ場所以外にも受傷していないか，脱衣させて確認する．脱衣の際には水疱を破損しないように注意する.

▶ クレンジング
- 異物などが付着している場合は，水道水や生理的食塩水を優しく流したり，濡らしたガーゼで愛護的に清拭したりするなどして，汚染を取り除く.
- 基本的に熱傷部の消毒は必要ない.

▶ 熱傷処置
- Ⅰ度熱傷の場合は，保湿や発赤疼痛の軽減のために，ワセリン基剤のステロイド含有軟膏などの塗布を行う．
- Ⅱ度熱傷では汚染がなければ水疱膜を温存する．湿潤環境の保護とガーゼ交換時の損傷防止のためワセリン基剤の軟膏をガーゼや非固着性の被覆材に塗布したものを貼付する．乳幼児では顔面にガーゼ類を貼付してもすぐに外されてしまうことがあるので，軟膏の塗布のみとし，乾燥してきたら随時追加する方法をとることもある．手指では，軟膏ガーゼや被覆材を貼付した後に，指間にさばいたガーゼなどを挟んで丸く包み，手指全体に均等に圧が加わるように包帯で軽く圧迫して浮腫や腫脹を防止する（図1）．
- Ⅲ度熱傷の場合，熱傷専門機関では広範囲のものには感染防止のため銀による抗菌作用をもつゲーベン®クリームの塗布や，壊死組織を融解させる軟膏などを利用するが，一般の外来の初期対応としては，Ⅱ度熱傷に準じた処置で創部の保護を行い，専門機関に送る．

☑ してはいけないこと

▶ 専門機関での処置が必要な状況を見逃してはいけない．
- 前述の緊急性を要する状況の場合は，ただちに専門機関への連絡を行う．
- 顔や手の熱傷では，機能的・整容的問題を生じることがあり，ごく浅い熱傷以外はたとえ小範囲であっても専門機関での治療が望ましい．

▶ 創傷治癒を妨げる処置をしてはいけない．
- 非愛護的な脱衣やクレンジング，強い消毒薬などによって，組織にダメー

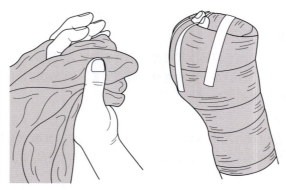

図1　手指を均等に圧迫固定する bulky dressing

ジを与えるようなことは避ける.

▶ 予防的抗菌薬全身投与は一般的には不要であり推奨されない.

- この項で対象となるような小範囲の熱傷であれば，通常抗菌薬の全身投与は不要であり，長期化し結果的に手術を要するような症例では，肝心な時に効果が薄れることになる.

▶ 外用剤の使用方法に注意する点としては以下のようなものがある.

- スルファジアジン銀（ゲーベン®クリーム）はⅢ度熱傷に対し抗菌作用と壊死組織の浸軟化を期待する外用剤であるが，上皮化は抑制するので，浅い熱傷には使用すべきではない. また，銀が感光して黒色に変色するので光に当たるような使用方法は避ける.

- プロスタグランジン E_1 軟膏（プロスタンディン®軟膏）は熱傷潰瘍の肉芽形成や上皮化に有用であり，親油性のプラスチベース基剤なので，湿潤環境を保つことができる. 小児での安全性は確立されておらず，成人においても，全身の循環状態に影響を起こすことがあるため，原則として1日塗布量として10gを超える大量投与を避けるとされている.

- ラップ療法は食品包装用のラップを治療に利用して安価にすませようとする方法で，比較的浅い熱傷であれば湿潤環境を保つことができ，交換の際の痛みが少ないという利点もあるが，滲出液が多くなると過剰な湿潤により皮膚が浸軟化して治癒が遅れる怖れがある. また，感染があるとラップの下に膿が溜まって広がり，重症化しやすく，肢切断に至った例もある. これらの対策がとられた専用の医療材料を用いて，慎重に観察しながら治療すべきである.

比較的小範囲の熱傷の処置

- 熱傷では受傷機転と受傷部位により病状や対処方法が異なる. Artz の基準では，総合（専門）病院での治療を要する重症熱傷として，①Ⅱ度熱傷30%以上，②Ⅲ度熱傷10%以上，③顔面，手，足の熱傷，④気道熱傷が疑われる，⑤軟部組織の損傷や骨折を伴うという5項目が挙げられており，顔面，手，足の熱傷はそれだけで専門的治療を要する重症熱傷ということになる. また熱傷の予後は面積と深さによって決まるが，ここでは広範囲の熱傷については省き，顔や手に限局する比較的小範囲の熱傷について述べる.

- 顔面は，本来血行が豊富で，皮脂腺などの付属器からの上皮化も起こり，創傷は治癒しやすい部位ではあるが，整容面で後遺症を残すと患者の社会生活にも影響を及ぼしかねない．また，顔には眼，鼻，口，耳といった重要な機能をもつ器官が存在し，そこに熱傷が及ぶと，機能的な問題を生じうる．
- 手は熱源に接触する機会が多いことから熱傷を負いやすい部位である．特に経験が乏しく，好奇心旺盛な小児においては思わぬ行動によって受傷することが多い．深い熱傷では瘢痕によって皮膚や関節に拘縮が残ると手指の機能に影響が出る．全周性の深い熱傷では末梢の血行障害をきたす点も重要である．顔同様露出部であるから整容面の後遺症も問題となる．

参考文献　　1）日本熱傷学会学術委員会，編．熱傷診療ガイドライン．改訂第 2 版．東京：日本熱傷学会；2015．

［田崎幸博］

> その他の事故

132 電撃症にはどう対応する？

☑ 最初に診るべきポイント

- 受傷機転の確認：接触した電気の種類（交流・直流，低電圧・高電圧），接触時間，意識消失の有無などを確認する（一般的に低電圧交流では，患者は電流源との接触が長くなり，内部臓器の損傷をきたしやすくなる．高電圧では患者ははじき飛ばされ，心停止となりやすい）．
- 電流の入り口と出口の確認（特に低電圧では見かけの熱傷は小さくても内部臓器の損傷をきたすことがある）
- 循環動態，不整脈の有無を確認（12誘導心電図，心電図モニター）
- 尿検査
- 腎機能，電解質，心筋マーカーを含む筋原性酵素
- 合併する外傷の評価→コンパートメント症候群の有無を評価

☑ すぐにするべきこと

- JATEC（Japanese Advanced Trauma Evaluation and Care）の初期診療として教えられる第一印象，primary survey を行い，異常があれば酸素投与などの介入を行い，状態を安定させる．

☑ してはいけないこと

- 「外表上損傷がない＝軽症」と判断しない．
- 口唇周囲の電撃症では，1〜2週間以内に出血することがあるので，慎重に経過を観察する．

電撃症への対処法

- 電流そのものによる損傷，生体内で発生する熱による損傷，スパークなどの熱による損傷の3種類の損傷への対応が必要となる．
- 電流そのものによる損傷
  - 心筋傷害・不整脈の原因となる→心電図，心筋マーカー
  - 意識障害・けいれん・神経障害・呼吸抑制の原因となる→頭部CT
- 生体内で発生する熱による損傷

- 抵抗の高い骨周囲で熱を発し，筋融解をきたす→腎機能，尿検査→大量輸液を考慮
- スパークなどの熱による損傷
  - 熱傷として局所の治療を行う．
  - ただし口に電気コードをくわえて発症する口唇周囲の電撃症では，痂皮が剥脱する1～2週間以内に再出血する可能性があるため，慎重にフォローする．

参考文献 1）篠原真史．電撃症．In: 荒木　尚，他，監訳．トロント小児病院外傷マニュアル．1版．東京: メディカル・サイエンス・インターナショナル; 2008．p.265-73.

〔井上信明〕

整形外科関連

133 レントゲンはどう撮影する？

☑ 最初に診るべきポイント
- 小児は患部より末梢の部位の痛みを訴えるので近位部の腫脹や皮下出血を見逃さない．
- 高エネルギー外傷（078項参照）か低エネルギー外傷かの判断を誤らない．

☑ すぐにするべきこと
- 両親や兄弟から問診する．
- 年少児は喋れないので，動作や肢位を見る．
- 的確な患部2方向撮影と対照とすべき健側2方向撮影を行う．

☑ してはいけないこと
- 性腺の直接被曝
- 初診時での1方向撮影や不正確な2方向撮影

小児レントゲン撮影の注意点
- 小児には成長軟骨帯があり，成人とは根本的に違う．
- 骨端線は骨折線と見間違えることがあるので，必ず両側2方向を撮影し健側と比較する．
- 異物迷入時は軟部撮影の条件で撮ることも必要である．
- 骨折を疑った時は，斜方向撮影の追加も必要である．
- 小児は訴えが少なく，泣くことも多いので患部の特定が難しく，股関節が悪いのに膝関節に痛みを訴えたり，肘関節が悪いのに手関節に痛みを訴えたりするので大きめのフィルムも使用することを勧める．
- 受傷時の状況を両親から精細に聴取し，腫脹や皮下出血の存在を確認する．
- 性腺被曝を少なくするための努力も必要である．

〔野口雅夫〕

整形外科関連

134 レントゲンはどう読影する？

☑ 最初に診るべきポイント
- ▶ 骨折部位が正確に 2 方向撮影（正面像・側面像）されているかを確認する．
- ▶ 骨折を示唆する骨組織の外縁の乱れはないかを確認する．
- ▶ レントゲン画像で軟部組織の腫脹も読影する．

☑ すぐにするべきこと
- ▶ 2 方向撮影（正面像，側面像）が正確に行われていない時は即時再撮影を行う．
- ▶ 小児では特に健側との詳細な比較が重要である．

☑ してはいけないこと
- ▶ これくらいは正常だろうという甘い判断
- ▶ 骨端線損傷の見逃し
- ▶ 初診時での診断の確定

小児レントゲン読影の注意点

- 両側 2 方向撮影したレントゲンフィルムを詳細に比較し，骨折や骨端軟骨損傷の診断を行う．
- 軟部組織の腫脹や皮下出血の存在は骨折を強く疑わせる所見である．
- 脛骨遠位骨端損傷や腸骨棘剥離骨折は骨端線が閉じる間近の頃（中学生の頃），上腕骨内上顆骨折は男児で 12 〜 13 歳の頃など，骨端損傷は年齢に特徴的なものがある．
- 受傷時の状況の聴取も重要である．手をついて転倒した時は橈骨遠位端骨折，上腕骨顆上骨折が，転倒して肩を打撲した時は鎖骨骨折が多い．
- 全身に擦過傷・熱傷や皮下出血などがある時は，虐待も考え，肋骨骨折や頭蓋内出血なども疑う．

〔野口雅夫〕

整形外科関連

135 単純（閉鎖）骨折の応急手当はどうする？

☑ 最初に診るべきポイント
- 神経損傷・血行障害や変形の程度を確認する．
- 閉鎖骨折（創のない骨折）か開放骨折（創のある骨折）かを確認する．
- 開放骨折を疑う場合はただちに専門医にコンサルトする（136項参照）．

☑ すぐにするべきこと
- 的確な患部2方向撮影と健側2方向撮影を行う．
- 経験のある医師が同席している場合は，徒手整復してギプスシーネ固定する．

☑ してはいけないこと
- 早期のギプスの巻き込みは，コンパートメント症候群を惹起するので危険である．

単純骨折
- 基本はギプスシーネ固定．
- 神経損傷・血行障害や変形の程度を確認後，レントゲン撮影を行う．
- 経験のある医師が同席している場合は，徒手整復してギプスシーネを巻く．
- まったく初めての時は変形のままソフトシーネを緩めに巻き，早急に専門医に紹介する．
- 早期のギプスの巻き込みは，コンパートメント症候群を惹起するので危険である．

〔野口雅夫〕

整形外科関連

136 複雑（開放）骨折の応急手当はどうする？

☑ 最初に診るべきポイント
- 神経損傷・血行障害や変形の程度を確認する．
- 開放創の大きさ・汚染度・挫滅度を確認する．

☑ すぐにするべきこと
- 的確な患部2方向撮影と健側2方向撮影を行う．
- Golden hour（受傷後6〜8時間）内の大量生食水による創洗浄を行う．
- 創外固定などによる骨組織と軟部組織の愛護的安静・固定を行う．
- 抗菌薬を投与する．

☑ してはいけないこと
- 早期のギプスの巻き込みは，コンパートメント症候群を惹起するので危険．
- 消毒薬のみによる創の消毒

開放骨折の分類と治療

- 開放骨折（図1）は，創の状態により感染を起こしやすい．そのため創の評価が大事になる．

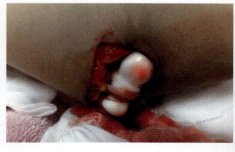
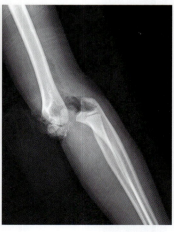

図1　左肘部開放骨折（7歳男児，遊具から降りた際に滑って転倒）
高さ約2mの遊具から後方に降りた際に足場の砂で滑って転倒した．その際に左手を地面につき左肘を受傷した．

① Gustilo の分類

Type-Ⅰ： 比較的きれいな 1 cm 以下の創を有する開放骨折

Type-Ⅱ： 1 cm 以上の裂創を有する開放骨折

Type-Ⅲ： 広範囲な軟部組織損傷や弁状剥離，degloving などを有する開放骨折（degloving〔手袋状剥皮〕損傷：筋肉や骨を残して皮膚だけが手袋状に剥がれる状態）

ⅢA： 創の大きさに関係なく，広範囲軟部組織の裂創や弁状剥離，high-energy trauma による創を有するが，骨折部を軟部組織で十分覆えるもの．

ⅢB： 骨膜は欠損し，骨が露出し広範囲軟部組織損傷を伴うもの．通常はひどく汚染されており，皮膚移植を必要とする．

ⅢC： 修復を有する血管損傷を合併したもの．

②創洗浄： 創の評価が行われた後 golden hour（受傷後 6 ～ 8 時間）以内に brushing と debridement（創の新鮮化）を行う．洗浄用水の基本は生食水だが，水道水でも可である．水量は多ければ多いほどよい．

③一次的内固定法： 受傷当日に内固定（骨接合術）まで行う方法（ⅢA まで可能）

④二次的内固定法： 受傷当日は軟部組織の修復のみ行い，時期をみて内固定を行う方法（ⅢB 以上）．骨折に対する初期治療法としては，創外固定法，鋼線牽引，ギプスシーネがある．

開放骨折の応急手当

- 創の状態により，治療方針が変わってくるが，基本的には golden hour（受傷後 6 ～ 8 時間）以内に創を清潔にして感染を予防する．
- 血行障害は骨折部で血管が損傷している場合と骨折部で血管が屈曲や狭窄を起こしている場合がある．前者では血管修復術が必要だが，後者では変形を整復するだけで血行は改善する場合がある．
- 骨折部は愛護的に操作する必要があり，無理な操作を行うと血管や神経を障害することもある．
- 6 ～ 8 時間以内に専門医に転送できない場合は，創洗浄のみ行い開放創部に生食ガーゼを詰め，ガーゼを厚くあて，ソフトシーネで固定してから転送することも可能である．

〔野口雅夫〕

整形外科関連

整形外科関連

137 骨端線損傷の応急手当はどうする？

☑ 最初に診るべきポイント
▶ 神経損傷・血行障害や変形の程度を確認する．
▶ 関節部の腫脹・疼痛の有無を確認する．

☑ すぐにするべきこと
▶ 的確な患部2方向撮影と健側2方向撮影を行う．
▶ 健側と比較しながら詳細に読影する．
▶ 左右での骨端核を確認する．

☑ してはいけないこと
▶ レントゲン上骨折線がないことによる骨端線損傷の否定
▶ 初診だけでの確定診断

骨端線損傷の分類

- 小児の骨端線損傷は診断が難しく，見逃されることがあるので注意が必要である．
- Salter-Harrisの分類（図1）があり，その損傷型で予後が異なる．
- 診断がつけば早急に整復するが，愛護的に操作する必要がある．
- 骨端線損傷の内固定にキルシュナーワイヤーを用いる時はなるべく細いものを使用し，さらなる損傷が加わらないように努力する．
- Salter-Harrisの分類Ⅲ型とⅣ型は将来変形をきたすので解剖学的整復が必要である[1,2]．

骨端線損傷の応急手当

- 骨端線は成長軟骨の存在する場所で，この部を傷つけると成長障害を起こす．
- 初回の外傷ですでに成長軟骨に損傷があるので，整復操作では愛護的に取り扱う必要がある．
- 観血的整復内固定術の必要な症例も多いので，副子などで仮固定を行った上，専門医のいる施設に紹介することを勧める．

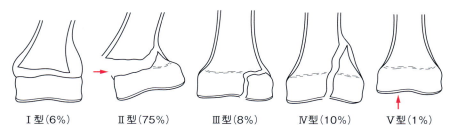

Ⅰ型(6%)　　Ⅱ型(75%)　　Ⅲ型(8%)　　Ⅳ型(10%)　　Ⅴ型(1%)

図1　骨端線損傷（Salter-Harris 分類）
Ⅰ型：骨端線の完全な離開であり予後は良好である．
Ⅱ型：骨端線離開と骨幹端部骨折の合併例であり，最も頻度は多い．予後は良好である．
Ⅲ型：骨端線離開と骨端骨折の合併例であり，転位することが多く解剖学整復と内固定が必要である．
Ⅳ型：骨端線をまたぎ骨端骨折と骨幹端骨折が連続する骨折であり，解剖学整復と内固定が必要である．
Ⅴ型：骨端線に圧挫が加わり，成長軟骨に強い損傷が加わる損傷．初診時は見逃され，成長に伴って診断されることが多い．

参考文献　1）小山雅司．小児の骨折．臨床画像．2011; 27: 1114-23.
2）Salter RB, Harris WR. Injuries involving the epiphysial plate. J Bone Joint Surg. 1963; 45: 587-622.

〔野口雅夫〕

整形外科関連

138 フォルクマン拘縮の応急手当はどうする？

☑ 最初に診るべきポイント
- 手指の運動・知覚・腫脹・血流を確認する．
- 手指を動かした時の疼痛の有無を確認する．

☑ すぐにするべきこと
- 早急にギプスを除去する．
- 筋肉内圧を測定する．

☑ してはいけないこと
- 早期のギプスの巻き込みは，コンパートメント症候群を惹起するので危険である．
- ギプス固定の継続

フォルクマン拘縮
- 上腕骨顆上骨折などで受傷直後に四肢にギプスを巻きこむと，その後腫脹が生じギプス内で軟部組織の内圧が上がり，筋肉や神経血管が血行障害に陥る．その結果筋肉壊死，神経麻痺，末梢の血行障害が生じ，重大な上肢の運動機能障害が発生する．
- この予防には受傷から1週間はギプスシーネで固定し，腫脹が軽減してからギプスを巻き込むことを勧める．
- 応急手当としては，早急にギプスを除去し，内圧測定を行う．
- 早期の段階であれば筋膜切開の適応もあるので，ギプスシーネ固定に変更後専門医に送る．

〔野口雅夫〕

整形外科関連

139 関節脱臼の応急手当はどうする？

✓ 最初に診るべきポイント
- 神経損傷・血行障害の程度を確認する．
- 関節部の腫脹・疼痛・変形の有無を確認する．

✓ すぐにするべきこと
- 的確な患部2方向撮影と健側2方向撮影を行う．
- 健側と比較しながら詳細に読影する．
- 左右での骨端核を確認する．

✓ してはいけないこと
- 1方向撮影だけでの診断

関節脱臼

- 小児の関節脱臼は比較的稀である．
- 整復法は成人と同様に早急にそして愛護的に整復することが必要である．
- 肩関節脱臼（図1），肘関節脱臼（図2）は通常無麻酔での整復が可能であるが，整復が困難な時は麻酔下での整復が安全である．
- 股関節脱臼では股関節周囲筋の弛緩を得るため麻酔が必要である．
- 脱臼は関節包や靭帯に損傷を伴うので，3週間の安静と固定が必要である．

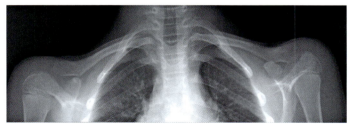

図1　左肩関節脱臼（10歳男児，サッカーで転倒）

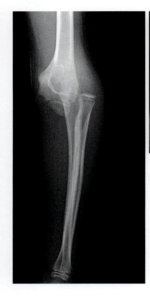
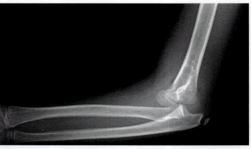

図2 肘関節脱臼（9歳女児，相撲で投げられて受傷）
左：正面像，右：側面像

■肩関節の整復法（図3）

- 牽引法：介助者に体幹を押さえてもらい，患者は仰臥位 Zero-position で患側上肢を軸方向に牽引して整復する方法．
- Hippocrates 法：介助者がいない時，患者は仰臥位で術者の足を腋下にあて，患側上肢を軸方向に牽引して整復する方法．
- Stimson 法：ギャッジベッドに患者を腹臥位にさせ，患側上肢を下垂し 2～3 kg の錘を前腕に掛けて優しく牽引して整復する方法．

■肘関節の整復法

- DePalma 法：患者は仰臥位で介助者に上腕を押さえてもらい，患者の前腕を持ち肘伸展位で末梢に牽引しつつ徐々に屈曲しながら整復する方法．

■股関節の整復法

- 牽引法：患者は仰臥位で，介助者は骨盤を固定し，膝 90°・股関節 90°屈曲位で大腿部を長軸方向に牽引する[1]．私は「大根を大地から引き抜くように牽引しなさい，それでも整復できない時は柔道の背負い投げをするように牽引しなさい」と指導している．

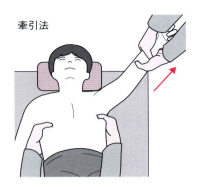

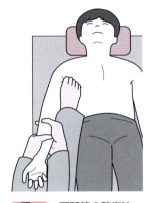
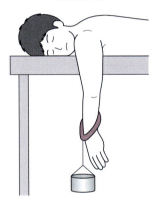

図3 肩関節の整復法

参考文献 1) 麻生邦一. 脱臼の整復. In: 岩本幸英, 編. 外傷治療の要点と盲点. 東京: 文光堂; 2007. p.176-81.

〔野口雅夫〕

整形外科関連

140 捻挫の応急手当はどうする？

☑ 最初に診るべきポイント
- ▶ 腫脹・疼痛・神経損傷・血行障害の程度を確認する．
- ▶ 皮下出血の有無を確認する．

☑ すぐにするべきこと
- ▶ 的確な患部2方向撮影と健側2方向撮影を行う．

☑ してはいけないこと
- ▶ 早期のギプスの巻き込みは，コンパートメント症候群を惹起するので危険である．

捻挫
- 捻挫は靱帯損傷を伴うが，靱帯の完全断裂から不全断裂まで，いろいろな重傷度がある．
- 腫れもなく皮下出血もない時（軽傷）は包帯固定で十分であるが，腫れがあり皮下出血もある場合（重傷）はギプス（シーネ）固定が必要になる．
- その後 RICE 療法（rest［安静］，ice［冷却］，compression［圧迫］，elevation［挙上］）が一般的に行われている．
- 軟部組織損傷なので3週程度の外固定を行う（軟部組織の修復には3週間の安静と固定が必要）．

〔野口雅夫〕

整形外科関連

141 コンパートメント症候群にはどう対処する？

✓ 最初に診るべきポイント

- ▶ 5P：疼痛（pain），拍動の減弱（pulselessness），麻痺（paralysis），蒼白（pallor），感覚異常（paresthesia）をチェックする．
- ▶ 6P：5P＋他動伸展時の疼痛増強（passive stretching pain）をチェックする．
- ▶ 外傷を確認する．

✓ すぐにするべきこと

- ▶ 原因の除去：ギプスカット，患肢挙上，アイシング
- ▶ 内圧測定 40 mmHg 以上であれば早期の減張切開を考慮する．

✓ してはいけないこと

- ▶ 早期のギプスの巻き込みは，コンパートメント症候群を惹起するので危険である．
- ▶ 受傷後の運動

コンパートメント症候群

- 筋区画症候群ともいわれる．
- 骨折や打撲などの原因により筋区画の内圧が上昇し上肢や下肢に循環障害が起こり，筋や神経の機能障害が生じることをいう．
- その診断には筋区画の内圧測定が必要である．軽度の場合は RICE 療法（rest［安静］，ice［冷却］，compression［圧迫］，elevation［挙上］），重度の場合は筋区画を切開し，内圧を下げなければいけない．
- 前腕部のコンパートメント症候群をフォルクマン拘縮（138 項参照）と呼び，小児上腕骨顆上骨折に見られることが多い．

〔野口雅夫〕

整形外科関連

142 鎖骨骨折にはどう対処する？

☑ 最初に診るべきポイント
- ▶ 腫脹・疼痛・神経損傷・血行障害の程度を確認する．
- ▶ 皮下出血の有無を確認する．

☑ すぐにするべきこと
- ▶ 的確な鎖骨患部2方向撮影と健側2方向撮影を行う．
- ▶ 鎖骨と肩鎖関節の圧痛点を確認する．

☑ してはいけないこと
- ▶ 肩関節を無理に動かすこと．

鎖骨骨折（図1）

- スポーツの現場での受傷が多いので，受傷時の状況を聴取すると診断は下しやすい．
- 原因としては転倒による肩関節の打撲が多く，柔道やラグビーで肩から落ちた時などに鎖骨に軸圧がかかり発症する．
- 肩鎖関節脱臼も同様な受傷機転で発症するので鑑別診断が必要になる．
- 鎖骨直下には鎖骨動脈や腕神経叢があるので愛護的操作が必要である．
- 小児の鎖骨骨折では保存的治療で治癒することが多く，鎖骨バンド（図2）

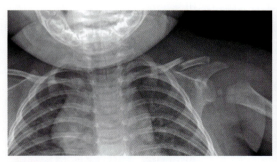

図1　左鎖骨骨折（5カ月男児，ソファーから転落）

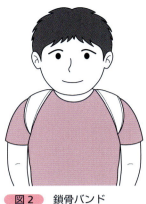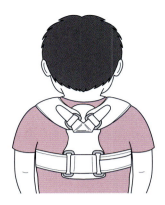

図2 鎖骨バンド

を鎖骨から背部にかけて装着し，鎖骨を後方に伸展させ固定する．あまりきつくすると腋窩神経を圧迫するので最初はやや緩めに固定する．
- 出産時に発症する分娩麻痺に鎖骨骨折を3〜4％程度合併する．

〔野口雅夫〕

整形外科関連

143 上腕骨骨折にはどう対処する？

☑ 最初に診るべきポイント
- 変形および開放創・皮下出血の有無を確認する．
- 腫脹・疼痛・神経損傷・血行障害の程度を確認する．

☑ すぐにするべきこと
- 上腕骨患部2方向撮影と健側2方向撮影を行う．
- 上腕の圧痛点を確認する．

☑ してはいけないこと
- 粗暴な操作

上腕骨骨折（図1）

- 上腕骨骨折は転倒・転落により発症することが多く，歩行のできない乳児の場合は虐待も考慮する．
- 橈骨神経は上腕骨に接しており，骨折時に橈骨神経麻痺を合併することがある．
- 発症場所での応急手当としては三角巾固定が安全である．
- 治療は小児の場合，保存的治療（U字型ギプスシーネ固定，装具によるSarmient法）が主であるが，神経損傷や血管損傷を合併する場合は観血的治療の適応になる．

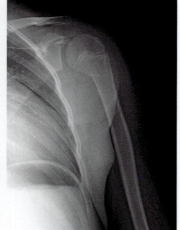

図1　上腕骨骨折（9歳女児，転んで受傷）

〔野口雅夫〕

> 整形外科関連

144 肘内障にはどう対処する？

- ☑ **最初に診るべきポイント**
  - ▶ 変形・皮下出血の有無を確認する．
  - ▶ 腫脹・疼痛の程度を確認する．
- ☑ **すぐにするべきこと**
  - ▶ 発症時の状況を詳細に問診する．
  - ▶ 肘関節の圧痛点を確認する．
- ☑ **してはいけないこと**
  - ▶ 粗暴な操作

肘内障

- 5歳以下の小児が親に手を引っ張られた時に発生することが多い．しかし兄弟で遊んでいて発生する時などは原因不明なこともある．
- 肘関節骨折との鑑別診断が必要になるが，転倒などの外傷歴がなく，肘関節に腫脹がなく，前腕を回内位に固定している時は肘内障を疑う．
- 骨折との鑑別ができない時はレントゲン撮影を行う．
- 筆者の整復法は肘関節を屈曲位にして，橈骨頭に指をあて回内位にある前腕をさらに回内する方法であるが，ほとんどの症例で整復される．その後3週間手を引っ張らないよう指導する．

〔野口雅夫〕

整形外科関連

145 上腕骨顆上骨折にはどう対処する？

☑ 最初に診るべきポイント
- ▶ 変形および開放創・皮下出血の有無を確認する．
- ▶ 腫脹・疼痛・神経損傷・血行障害の程度を確認する．

☑ すぐにするべきこと
- ▶ 肘関節患部2方向撮影と健側2方向撮影を行う．
- ▶ 圧痛点を確認する．

☑ してはいけないこと
- ▶ 粗暴な操作

上腕骨顆上骨折

- 上腕骨顆上骨折は転倒・転落時に手をついて発症し，小児肘関節骨折の中では頻度が高い．
- 初診時に時間の経過とともに肘関節部の腫脹が著しくなってくることや，疼痛のために手指を動かせないことも多く，知覚テストや筋力テストができないこともあり，神経損傷のチェックが難しい．
- 応急手当としては三角巾固定が安全である．
- 治療は，レントゲンで転位の少ない時は保存的治療が可能であるが，転位の多い場合や神経損傷や血管損傷を合併する場合は観血的治療の適応になる．
- 受傷当日の手術もあるので，受診後は絶飲食の指示を出してから，専門病院への転送が必要である．
- Fat pad sign（図1）が診断に有用である．

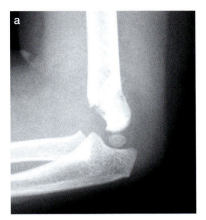 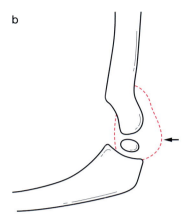

図1 右上腕骨顆上骨折（2歳女児）(fat pad sign：矢印)
a：単純レントゲン側面像，b：模式図の点線部
血腫のため点線内が黒く見える．

［野口雅夫］

整形外科関連

146 上腕骨外側顆骨折にはどう対処する？

☑ 最初に診るべきポイント
- ▶ 変形・皮下出血の有無を確認する．
- ▶ 腫脹・疼痛・神経損傷・血行障害の程度を確認する．

☑ すぐにするべきこと
- ▶ 肘関節患部2方向撮影と健側2方向撮影を行う．
- ▶ 圧痛点を確認する．

☑ してはいけないこと
- ▶ 粗暴な操作
- ▶ 骨折の見逃しと経過観察を怠ること

上腕骨外側顆骨折
- 肘の骨折では2番目に多い．
- 転位がない時の診断は難しい．
- 腫脹があり，肘関節の外側に圧痛点がある時はこの骨折を疑い，ギプスシーネ固定を行う．
- 3 mm以上の転位があれば手術適応である．
- ギプスシーネ固定中でも徐々に転位してくるので，1週後に必ずレントゲン撮影を行うことが必要である．
- CT撮影は有用である．
- 上腕骨外側顆骨折の治療では悩んだ時は手術を勧める．

〔野口雅夫〕

整形外科関連

147 モンテジア骨折にはどう対処する？

✓ 最初に診るべきポイント
▶ 変形・皮下出血の有無を確認する．
▶ 腫脹・疼痛・神経損傷・血行障害の程度を確認する．

✓ すぐにするべきこと
▶ 前腕患部2方向撮影と健側2方向撮影を行う．
▶ 尺骨骨折がある時は，肘関節2方向撮影と健側肘関節2方向撮影を追加する．
▶ 圧痛点を確認する．

✓ してはいけないこと
▶ 粗暴な操作
▶ 橈骨頭脱臼の見逃しと経過観察を怠ること

モンテジア骨折

- 尺骨骨折に橈骨頭脱臼を合併した外傷である．
- 骨折により尺骨が短縮したため，橈骨頭が腕骨小頭に対することができず発生する．「尺骨骨折を見たら肘関節のレントゲンを撮影しろ」といわれる所以である．
- 不適切な方向による撮影で橈骨頭脱臼を見逃すことがあるので，正面と側面とも正確に撮る必要がある（図1）．
- 治療は骨折部を整復し，短縮した尺骨を元の長さにして固定することである．

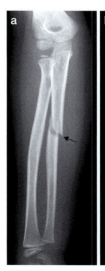
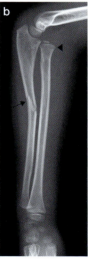

図1　右モンテジア骨折（6歳女児）
a：前腕正面，b：前腕側面
←：尺骨骨折，◀：橈骨頭脱臼

［野口雅夫］

整形外科関連

148 前腕骨骨折にはどう対処する？

☑ 最初に診るべきポイント
- 変形および開放創・皮下出血の有無を確認する．
- 腫脹・疼痛・神経損傷・血行障害の程度を確認する．

☑ すぐにするべきこと
- 前腕骨患部2方向撮影と健側2方向撮影を行う．
- 圧痛点を確認する．

☑ してはいけないこと
- 粗暴な操作
- 経過観察を怠ること

前腕骨骨折（図1）

- 前腕骨骨折は転倒・転落により発症することが多く，発症場所での応急手当としては三角巾固定が安全である．
- 小児の場合，保存的治療が主であるが，両骨骨折（橈骨と尺骨）の場合は整復できても経過とともに転位することが多いので，観血的治療の適応になることが多い．
- 特に10歳以上では自家矯正が期待できないので，観血的治療を勧める．

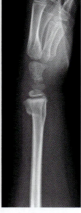

図1 前腕骨骨折（6歳女児，遊具から転落）
左：正面像，右：側面像

［野口雅夫］

整形外科関連

149 コーレス骨折（橈骨遠位端骨折）にはどう対処する？

☑ 最初に診るべきポイント
- 変形・皮下出血の有無を確認する．
- 腫脹・疼痛・神経損傷・血行障害の程度を確認する．

☑ すぐにするべきこと
- 手関節患部 2 方向撮影と健側 2 方向撮影を行う．
- 圧痛点を確認する．

☑ してはいけないこと
- 粗暴な操作
- 経過観察を怠ること

コーレス骨折（橈骨遠位端骨折）（図 1）

- 転倒・転落により受傷することが多く，発症場所での応急手当としては三角巾固定か副子固定が安全である．
- 治療は小児の場合保存的治療が主であるが，発症時にギプスを巻き込むと，その後の腫脹によりコンパートメント症候群を併発することもあり勧められない．受傷直後はギプスシーネ固定を行い，その 1 週後に腫脹が軽減してからギプスの巻き込みを行う．
- 両骨骨折（橈骨と尺骨）の場合整復できても経過とともに転位することがあるので，観血的治療の適応になることがある．
- 10 歳以上の転位のある骨折では自家矯正が期待できないので観血的治療を勧める．

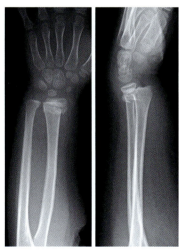

図 1　橈骨遠位端骨折（4 歳女児，雲梯から転落）
左：正面像，右：側面像

〔野口雅夫〕

整形外科関連

150 大腿骨頭滑り症にはどう対処する？

☑ **最初に診るべきポイント**
- ▶ 痛みの部位（股関節から膝にかけての痛み）
- ▶ 年齢と体型（12歳前後で肥満傾向）

☑ **すぐにするべきこと**
- ▶ 両股関節の前後像と側面像（頸部側面像）
- ▶ 圧痛点の確認と股関節可動域検査（内旋が制限される）

☑ **してはいけないこと**
- ▶ 跛行を見逃すこと
- ▶ レントゲン頸部側面像で大腿骨頭すべりを見逃すこと
- ▶ 無理な整復

大腿骨頭滑り症

- 大腿骨頭滑り症は，12歳前後の肥満傾向の男児に発症することが多い疾患である．
- 不安定型は，軽微な外力（走行や転倒）で急に股関節痛とともに歩行不能になり発症する．
- 安定型は股関節痛とともに徐々に跛行となり発症する．
- レントゲンやCTで診断がつきしだい手術になることが多いので，その間は安静が必要である．
- この疾患は見逃されることが多いので注意が必要である[1]．

参考文献 1) 野口康男. 大腿骨頭すべり症. In: 藤井敏男, 編. 小児整形外科の要点と盲点. 東京: 文光堂; 2009. p.144-8.

〔野口雅夫〕

整形外科関連

151 大腿骨骨折にはどう対処する？

☑ 最初に診るべきポイント
▸ 変形および開放創・皮下出血の有無を確認する．
▸ 腫脹・疼痛・神経損傷・血行障害の程度を確認する．

☑ すぐにするべきこと
▸ 大腿骨患部2方向撮影と健側2方向撮影を行う．
▸ 圧痛点を確認する．

☑ してはいけないこと
▸ 粗暴な操作

大腿骨骨折

- 大腿骨骨折は高エネルギー外傷により発症することが多く，当院での症例

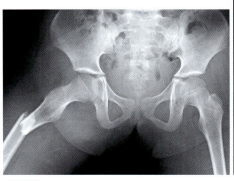
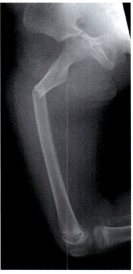

図1　大腿骨骨折（8歳女児，雲梯から転落）
左：正面像，右：側面像

18骨折中12骨折（66%）は交通外傷であり，その多くの例で頭部外傷・胸腹部外傷や骨盤骨折などの合併があった[1].

- 乳児の場合は虐待を考慮する必要もある[2].
- 救急部では，開放骨折の場合厚めのガーゼで被覆し圧迫包帯で覆う．無理な整復は血管損傷や脂肪塞栓を起こすので避け，愛護的に扱う．必要に応じて副子などで仮固定を行う.
- 治療は保存的治療が主であるが，開放骨折，神経損傷・血管損傷を合併する骨折や自家矯正が期待できない10歳以上の転位のある骨折では観血的治療の適応になる.

参考文献　1）野口雅夫．大腿骨骨折．In: 藤井敏男，編．小児整形外科の要点と盲点．東京: 文光堂; 2009. p.76-7.
　　　　　2）市川光太郎．小児患者への対応．In: 岩本幸英，編．外傷の初期治療の要点と盲点．東京: 文光堂; 2007. p.156-60.

〔野口雅夫〕

整形外科関連

152 下腿骨折にはどう対処する？

✓ 最初に診るべきポイント
▶ 変形および開放創・皮下出血の有無を確認する．
▶ 腫脹・疼痛・神経損傷・血行障害の程度を確認する．

✓ すぐにするべきこと
▶ 下腿骨患部2方向撮影と健側2方向撮影を行う．
▶ 圧痛点を確認する．

✓ してはいけないこと
▶ 粗暴な操作

下腿骨折
- 高エネルギー外傷により発症することもあり，頭部外傷・胸腹部外傷や骨盤骨折などの合併を見逃さないようにする．

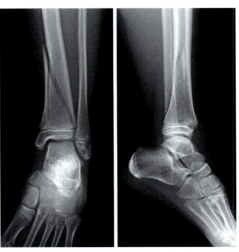

図1 下腿骨折（9歳女児，ボールを蹴ろうとして失敗）
左：正面像，右：側面像

- 変形の強い下腿骨折では，取り扱いが粗暴だと血管損傷や神経損傷を併発することがある．
- 特に回旋変形などのため足部にチアノーゼがある場合は，中間位に戻し副子などで仮固定をする必要がある[1]．
- 治療は保存的治療が主であるが，神経損傷や血管損傷を合併する骨折，開放骨折や自家矯正が期待できない 10 歳以上の転位のある骨折では観血的治療の適応になる．

参考文献 1）野口雅夫. 下腿骨骨折. In: 岩本幸英, 編. 外傷治療の要点と盲点. 東京: 文光堂; 2007. p.118-20.

〔野口雅夫〕

整形外科関連

153 脛骨遠位端骨端線損傷にはどう対処する？

✓ 最初に診るべきポイント
- 変形および皮下出血の有無を確認する.
- 腫脹・疼痛・神経損傷・血行障害の程度を確認する.

✓ すぐにするべきこと
- 足関節患部2方向撮影と健側2方向撮影を行う.
- 圧痛点を確認する.

✓ してはいけないこと
- 粗暴な操作
- 骨折の否定
- 将来での成長障害や変形発生の可能性を説明しないこと

脛骨遠位端骨端線損傷
- 脛骨遠位端骨端線損傷は小学高学年から中学期に発生することが多い外傷である.

■ Juvenile Tillaux 骨折（図1）
- 成長の止まる直前の中学生に発生する S-H 分類Ⅲ型の骨折である.
- 遠位脛骨骨端線は先に内側が閉じ、その後外側が閉じる. 外側が閉じる直前に発症する骨折である[1].
- 健側単純レントゲンとの比較, MR が診断に有用である.

■ Triplane 骨折（図2, 3）
- Juvenile Tillaux 骨折に脛骨遠位骨幹端骨折が合併し, 骨折面は骨幹端部では前額面, 骨端線部では水平面, 骨端部では矢状面の3面を形成する.
- Juvenile Tillaux 骨折同様に中学生に発生する[1].
- 3DCT が診断に有用である.
- この外傷は10歳以上の小児に発生し転位も大きいことが多く, 成長障害につながるため手術になることが多い.
- 副子やギプスシーネによる仮固定後, 早急に専門医に紹介すべきである.

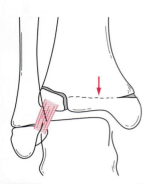

図1 Juvenile Tillaux 骨折
遠位脛骨骨端線は先に内側が閉じ（矢印），その後外側が閉じる．外側が閉じる直前に発症する骨折．

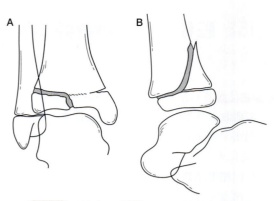

図2 Triplane 骨折
A：骨端線部では水平面，骨端では矢状面に骨折面がある．
B：骨幹端部では前額面に骨折面がある．
この3面の骨折のため Triplane 骨折という．

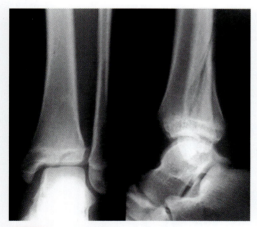

図3 左足関節骨折（13歳女性）
Triplane 骨折の単純レントゲン写真．

参考文献 1) 井上 博. 脛・腓骨遠位骨端線損傷. In: 小児四肢骨折治療の実際. 東京: 金原出版; 1992. p.311-34.

〔野口雅夫〕

整形外科関連

154 脊椎分離症にはどう対処する？

☑ 最初に診るべきポイント
- 2週以上続く腰痛

☑ すぐにするべきこと
- レントゲン：腰椎4方向撮影
- 圧痛点の確認：分離椎棘突起

☑ してはいけないこと
- 単純レントゲンのみの診断

脊椎分離症
- 脊椎分離症は，スポーツをする小児に発症する脊椎疲労骨折である．
- 腰痛が2週以上続く小児では，この疾患を疑わなければいけない[1]．初期の段階ではレントゲンのみでの診断は非常に難しいので，MR・CTでの診断が必要になる．特にMRで椎弓根部に輝度変化がみつかれば初期診断が可能である．
- 初期分離症の診断がつけば，スポーツを中止しコルセットによる保存的治療になる．
- 小学生・中学生の分離症はすべり症に進行するので，初期の段階でみつけ厳重に管理して骨癒合をめざすべきである．
- 小児の場合，患児，両親以外にスポーツクラブの指導者との話し合いも必要になる．

参考文献 1）酒巻忠範，西良浩一．発育期腰椎分離症の早期診断と保存療法のポイント．整形・災害外科．2012；55：467-75．

〔野口雅夫〕

虐待関連

155 児童虐待の通告はどうすればいい？

☑ 最初に診るべきポイント
- 外傷など不自然な症状・所見がある場合に児童虐待を念頭に置くことが重要である．
- 身体的所見・症状が保護者の説明と矛盾していないかを確認する．
- 頭部外傷では，まず虐待の可能性を考える．
- 多発骨折や新旧の外傷が同時にないかを確認する．

☑ すぐにするべきこと
- 虐待と判断した場合に，まず子どもを保護すること．
- 虐待の可能性がある場合には，速やかに市町村または児童相談所に通告する．
- いつ，どこで，誰が，何をしたなど具体的な情報を収集する．
- 可能であれば，外傷・外見などの写真撮影を行う．困難な場合には，客観的に説明できるようなスケッチを行う．

☑ してはいけないこと
- 通告の際，1人で判断し対応することはしてはいけない．多職種で連携し，医療機関として対応することが重要である．
- 通告後に，期待通りに物事が進まなくても，感情的になってはいけない．医療機関と行政機関の立場の違いを理解した上で，協力することが大切である．
- 虐待を疑いながら，判断を先延ばしにし，通告を先延ばしにすることは避けるべきである．
- 医師の守秘義務を優先させ，通告を回避することはしてはいけない．
- 通告をもって医師の役割を終了すると考えるべきではない．

児童虐待の通告

- 児童虐待の通告は，国民の義務である（児童福祉法第 25 条）．さらに医師などは児童虐待を発見しやすい立場にあることを自覚し，児童虐待の早期発

見に務めなければならないとされている（同第5条）．通告の義務を怠っても罰則規定はないが，小児科医師は子どもを守る立場であることを踏まえて対応すべきである．児童虐待であると確信が持てなくても通告して差し支えない．

- また，通告の義務は職業上の守秘義務より優先することが規定されているので，通告をすることにより守秘義務違反を問われることはないとされている（同6条第3項）．通告した事実を保護者に伝える必要はなく，児童相談所などが通告者を明らかにすることはない．
- 一番身近な通告機関は子ども家庭支援センターなど市町村であるが，生命の危険がある場合や専門的な対応が必要な場合には，最初から児童相談所へ通告した方がよいだろう．通告は，電話による口頭で行ってよい．この際に，できるだけ具体的な状況を伝えることが重要である．具体的・客観的な事実がないと行政機関は活動が困難になる．

〔泉　裕之〕

虐待関連

156 年少児への性虐待の可能性を相談された場合の対処は？

☑ 最初に診るべき（面接の）ポイント

- 患児へのインタビューは，保護者のいない場所でプライバシーを守り，決して話を急がせない．最初に幼稚園でのできごとなどたわいもない話題で始め，子どもとの関係を樹立する．
- 性虐待の話題に入る際には，「お母さんが今日どうして君をここに連れてきたのか知っているかな？」といったオープンエンドな質問から入り，「何か他になかった？」と，さらにオープンエンドの質問で答えを促す．
- 自分から話す患児には，「誰が」「いつ」「どのように」と診察者が聞くのではなく，患児に，患児の言葉で話をさせる．どんな内容であっても，診察者は自分の感情を表出させないで，患児の発言を受け止めるようにする．
- インタビューの間は患児を安心させるように配慮し，「こんなにお話してくれるなんてえらいね」と，前向きになる言葉をかける．このような言葉が，患児の精神的トラウマを癒していく始まりとなる．

☑ すぐにするべきこと

- 性的暴行をうけた直後と思われる時は至急警察に通報する．
- 受診前72時間以内に性虐待を受けている疑いが強い場合，性器の損傷や感染を疑わせる症状がある場合，医学的な評価なしに患児の安全が確保できない場合は，早急に医学的評価をする．

☑ してはいけないこと

- 診察で患児に恐怖感を与えることで，患児への「二度目の性虐待」や，精神的トラウマを与えることは避けなければならない．
- 患児の答えを疑うような対応は絶対に避ける．

性虐待が疑われる年少児の診察

- 面接後，保護者となるべく別に身体診察を行う．身体的虐待も受けている可能性があり，全身を丹念に診察する．
- 一般に腟や直腸への性器や異物による貫通性外傷の可能性がなければ，思春

期前の女児に内診は必要ない.

- 性虐待を過去に受けたことがある,あるいは慢性的に性虐待を受けていた場合,診察上の所見がないこともある.診察上の異常がないからといって性虐待は否定できない.
- 陰茎や指による挿入が日常的に,あるいは繰り返し行われれば,処女膜は破損していることが多い.処女膜の辺縁不整を認めたり,治癒過程の裂傷が瘢痕のように見えることもある.性器の色調の変化にも注意が必要である.大きく開口した腟口も,処女膜組織の減少を伴っていれば,慢性的貫通のサインと考えられる.
- 帯下,腟の潰瘍,ポリープ様病変などは性行為感染症を示唆する所見である.尖圭コンジローム,性器疣贅が性器や肛門部に認められることもある.
- 異常所見はもちろん,正常所見も詳細に記録する.図や写真は所見を証拠として残すために有用である.
- 性的虐待を受けた急性期の患児には,特に尿検査やサンプル採取による評価が重要である.詳細は成書を参照のこと.性行為感染症が疑われる場合は治療が必要である.

参考文献　1) 大部敬三,金子真也,岩元二郎,他.児童虐待（性的虐待）.In: 吉田一郎,編監訳.APLS 小児救急学習用テキスト.原著第4版.東京: 診断と治療社; 2006. p.327-38.
　　　　　2) 子どもの虐待防止センター.被虐他被害者の診察トレーニング2014. 配付資料より.

〔井上信明〕

虐待関連

157 女児の会陰部裂創への対応は？

✓ 最初に診るべきポイント

- 創部の進展度の確認（ただし診察そのものが困難な場合もある．そのような時は鎮静下で診察と処置を続けて行うとよい）
- 以下の創は専門医へコンサルトすべき
  - 腟内に創が進展している：狭い空間の縫合にはスキルを要すること，創傷の程度次第では周辺臓器への影響も考慮した診療が必要となるため
  - 会陰体（会陰腱中心）を含み肛門側へ進展している：骨盤底を形成するために重要な組織であり，肛門まで進展すると排便機能にも影響が出る可能性があるため（図1）
- 虐待の可能性の確認（ただし虐待を特定できる外傷パターンはなく，病歴が重要）
- 受傷機転の確認（小児では，またがり外傷が最多理由）
- 合併損傷の評価（特に尿道損傷，骨盤骨折など．女児の尿道損傷は男児に比べると稀）
- 鎮静の必要性の評価

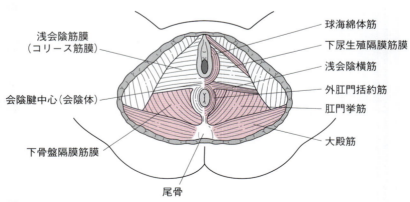

図1 女性の会陰部の解剖

☑ すぐにするべきこと

▶ JATEC（Japanese Advanced Trauma Evaluation and Care）の初期診療として教えられる第一印象，primary survey を行い，異常があれば酸素投与などの介入を行い，状態を安定させる．

▶ 必要に応じて圧迫止血．会陰部は血流が豊富なため，出血量が多くなりやすい．圧迫で出血がコントロールできないようであれば，専門医へコンサルトすべき．

▶ 必要に応じて疼痛管理．

☑ してはいけないこと

▶ 十分な説明なく診察を行ったり，不必要に不安にさせてはいけない．

▶ プライバシーへの配慮を欠く診療をしてはいけない．

女児の会陰裂創への対処法

- 年少児であれば鎮静下で行うべきである．
- 局所の血管収縮作用を期待し，アドレナリン添加の局所麻酔薬で局所の鎮痛を得る．
- 創部の洗浄を行う．専門医にコンサルトすべき状態ではないことを確認．
- 縫合は一般的に吸収糸を用いるが，縫合糸の影響で痛みが強いようであれば，吸収糸であっても抜糸が必要となることがある．
- 自宅では，痛みの程度次第ではあるが温浴や温水での洗浄を翌日以降行うことを指導する．

参考文献　1）Sloin MM, Karimain M, Ilbeigi P. Nonobstetric lacerations of the vagina. J Am Obsteopath Assoc. 2006; 106: 271-3.
2）Garcia CT, Thompson VT. Genitourinary trauma. In: Fleisher GR, et al, editors. Textbook of Pediatric Emergency Medicine. 6th ed. Philadelphia: Lippincott Williams & Wilkins; 2006. p.1316-27.

〔井上信明〕

育児関連

158 生後1カ月前後の体重増加不良児への対応は？

☑ 最初に診るべきポイント
- バイタルサインの異常がないことを確認する．
- 感染症，心不全，呼吸不全，神経学的異常など器質的疾患を否定する．

☑ すぐにするべきこと
- 新生児室/産院から退院後の1日あたりの体重増加量を計算する．
- 必要に応じ血液生化学検査などを実施する．

☑ してはいけないこと
- 母親を非難するような言葉は絶対にいわない．
- 授乳指導の効果（十分な体重増加）を確認せず放置してはならない．

新生児の体重増加不良への対応

- 完全母乳栄養で育てようと一所懸命になっている母親は多い．特に初産では，慣れぬ育児を完璧にこなそうと思うあまり，へとへとになって目の下にクマを作っている母親にしばしば遭遇する．このような例では往々にして体重増加不良を呈しているが，そんな母親にまず筆者がかける言葉は，努力をねぎらう言葉である．

- そして重篤な疾患が否定的であることを確認した上で，おもむろに母親へ指導を行う．たとえば「母乳は授乳量がわからない」というきわめて自明の理を説き，体重増加不良はカロリーの不足だけでなく水分摂取量の不足でもあることを指摘する．さらにビタミンKなど人工乳の利点を説明して「母乳と人工乳両方の利点をいいところ取りしましょう」というフレーズを筆者は口癖にしている．

- 最後に，別室で看護師の指導下に人工乳のみで何cc飲めるかを確認する．授乳量が期待通りであれば，児の日齢や体重増加の度合いにより次の来院日（翌日～数日以内）を必ず具体的に指示して，期待通り体重が増加したことを確認する．授乳量が想定を明らかに下回る場合には，採血尿検査，輸液，入院など適切な処置をする．筆者は日齢14の先天性低形成腎（Na

108 mEq/L，BUN 74 mg/dL）や生後 5 週の総肺静脈還流異常を最近経験したが，いずれも偶然の受診であり，決して油断できない．

- 器質的疾患が否定的で体重増加不良を示す新生児の母への指導のポイントをまとめると，
  - 母親の苦労をねぎらい，母親の努力を肯定する言葉をかける．
  - 人工乳にも母乳に優る点があることを説明する．
  - 体重増加が安定するまで 1 〜 2 週間は直母を数分以下に短縮し，人工乳を補う．
  - 標準体重を達成することが目的ではないことを強調する．「大きい子もいれば小さい子もいるから，平均がある！」

〔松裏裕行〕

育児関連

育児関連

159　1カ月健診での体重増加不良の対応はどうする？

☑ 最初に診るべきポイント
- 全身状態を把握する．
- 皮膚の状況や外傷の有無を確認する．
- 保護者の説明（哺乳状況など）と体重増加の状況に矛盾がないかを確認する．
- 栄養方法（母乳栄養，人工栄養，混合栄養）を確認する．

☑ すぐにするべきこと
- 心疾患，消化器疾患，代謝異常など基礎疾患の存在を除外する．
- ネグレクトの可能性を検討する．
- 明らかな栄養障害があれば，入院を勧める．
- 母乳の場合，初期と現在の母の乳房の張り具合などの違いを確認する．

☑ してはいけないこと
- 安易に人工乳を勧めることは避けたい．
- 基礎疾患の検索を十分にすることなく，経過をみることがないようにしなければいけない．
- ネグレクトの可能性がある時に，入院させることなく，自宅に帰すことはすべきでない．
- 保護者の育児について，批判的なことを伝えるべきではない．
- 母の思い込み，信念を医学的に安易に否定しない．

母乳

- 1カ月時の体重は，出生時からおおよそ1kg増加することが期待される．しかしながら，体重増加が500g未満である場合や，減少していることもある．心疾患や消化器疾患，代謝異常などによることもあるが，特に原因になる疾患がみいだせないことが多くみられる．
- 人工栄養において，保護者が哺乳に問題がないと説明する場合には，矛盾しており，ネグレクトの可能性が高いので，早期の介入を必要とする．

- 母乳栄養の場合には，初期の母乳分泌が不十分であったが，1 カ月頃に良好になっていることがある．単に母乳栄養と判断し，安易に人工栄養に切り替えることは避けたい．問診をしっかりとり，初期の母乳不足と判断できれば，1 週後くらいに確認すると十分な体重増加がみられることが多い．ただし，乳房の張り具合が良好でない場合など十分な母乳が期待できない場合には，人工栄養を勧めざるを得ない．

〔泉　裕之〕

育児関連

160 夜泣きにはどう対応する？

☑ 最初に診るべきポイント
- ▶ 周期的に激しく泣く，いつもと違う激しい泣き方をするなど体調不良と関係しないか，鼻呼吸を阻害する疾患がないかを確認する．
- ▶ 声かけしてあやしたり抱っこすればすぐに泣き止む場合は心配無用である．
- ▶ 入眠を妨げる不快な感覚刺激がないかを確認する（明・騒・空腹・寒暖など）．
- ▶ 日中の活動の状況，不快な体験や興奮する体験をしなかったかを確認する．

☑ すぐにするべきこと
- ▶ 体調不良・鼻閉が原因であれば，症状の緩和・疾患の治療をする．
- ▶ 1歳半くらいまでは生理的夜泣きであり，1日24時間の周期が確立されれば落ち着くことを説明し安心させ，生活リズム確立の方法を助言する．
- ▶ 不快な感覚刺激を取り除いたのち，添い寝をして背中をトントンしたり，身体を密着させる抱っこで，子どもに安心感を与えるように助言する．
- ▶ 泣き続ける時は，焦って寝かしつけようとせず，一緒に遊んだりドライブに出たり気分転換を図ってから，寝かしつけることを勧める．
- ▶ 親のイライラ感が強いようであれば，親が休養できる方法や環境調整を一緒に考えて提案する．

☑ してはいけないこと
- ▶ 親のイライラ感や焦りを非難しない．
- ▶ 親の生活リズムや対応を否定しない．

子どもの夜泣き

- 親のイライラ感は子どもに伝わり，親がイライラすると夜泣きを助長し，夜泣きが続くと親の疲労とイライラ感が高まり，悪循環に陥る．親がゆったりと関われるように安心感を与え，疲労を軽減できる手立てを具体的に示すことが，最善の解決策である．

■いつまで続くの？　異常じゃないの？

- 生後6カ月から1歳半頃の間に，子どもの体内時計は1日24時間周期に近づき，昼間と夜間の区別ができるようになってくることを説明する．この時期は，生理的な夜泣きであり，やがて治まるという安心感を与える．

■どうすれば，昼夜の区別がついて生活リズムを獲得させられるの？

- 決まった時間に起こして，朝日を浴び，日中は活動を増やすことを勧める．また，寝る前にぬるめのお風呂に入れて，しっかり授乳して，体温を下げてから，決まった時間に寝かしつけるよう助言する．

■入眠前後の環境調整はどうすればいいの？

- 寝る前は活動的な遊びを控え，絵本の読み聞かせなどの入眠儀式を取り入れ，部屋を暗くし静かな環境作りに努める．夜中に目覚めれば，添い寝をする，好きな人形を持たせるなどの安心感を与える関わり方を助言する．

■生活リズムの確立が難しく，夜泣きが続いて，親が疲れてしまっている場合

- 起床時間・就床時間・夜泣きの時間・昼間の活動をメモしてもらい，生活リズムと夜泣きの特徴を捉え，具体的で無理のない改善策の提示に努める．親の疲労感に寄り添い，その対策として，家族の協力体制を検討したり子育て支援などの活用を提案する．

■2～3歳を過ぎても，一過性でなく長く継続する夜泣きの場合

- 発達の問題を抱えている場合があるので，専門家に相談することを勧める．

参考文献　1) 南　武嗣. 乳幼児の睡眠に関するサポート. In: 山中龍宏, 他編. はじめよう臨床医にできる子育てサポート21. 東京: 医学書院; 2002; p.126-35.
2) 神山　潤. 睡眠の問題. 日本小児科学会・日本小児保健協会・日本小児科医会　日本小児科連絡協議会ワーキンググループ, 編. 子育て支援ハンドブック. 東京: 日本小児医事出版社; 2011. p.227-30.

〔宅見晃子，上谷良行〕

育児関連

161 病的な「しゃっくり」とは？その止め方は？

☑ 最初に診るべきポイント
- ▶ しゃっくりの持続時間や再発間隔を尋ねる．
- ▶ 睡眠中にも生じるかどうかを確認する．

☑ すぐにするべきこと
- ▶ しゃっくりが生じ始めた時の状況を問診しておく．
- ▶ しゃっくり時の一般状態，他の症状の有無を確認しておく．

☑ してはいけないこと
- ▶ いきなり止めるような手段を強要しない．

器質的疾患に基づくしゃっくり

■ **病的なしゃっくりの定義**（寝ている時のしゃっくりは器質的なことが多い）
- 24 時間以上続くしゃっくり．
- 頻回に再発するしゃっくり．

■ **しゃっくりの語源**
- 横隔膜のけいれんであり，ミオクローヌスの一種といえる．俗語では hiccup と表現するが，hicough が語源となっている．医学用語では singultus（吃逆）と呼ばれている．

■ **病態**（表1）
- 中枢神経から横隔膜までの神経経路のどこかを刺激する病態があれば，発生する．
- 求心路は，横隔神経，迷走神経，T6～12 の交感神経幹が関与し，しゃっくり中枢は上位頸髄の C3～5 にあるとされている．
- 遠心路は，主に横隔神経であるが，声帯や呼吸補助筋肉の関与もあるとされる．

表1 器質的原因によるしゃっくり（林　寛之．ER の裏技 極上救急のレシピ集．東京：シービーアール；2009．p.32-8）

病態		器質的原因疾患
中枢神経		脳腫瘍，脳血管障害，髄膜炎，脳炎，てんかん，多発性硬化症，外傷
末梢神経（横隔膜への直接刺激も含む）		迷走神経・横隔神経の刺激→縦隔を含む胸部疾患，横隔膜疾患，消化管疾患
	頸部疾患	腫瘍，嚢胞，炎症，頸部の過伸展
	胸部疾患	心筋梗塞，肺炎，気管支喘息，帯状疱疹，肺癌，心膜炎，大動脈瘤，胸部手術など
	腹部疾患	炎症，腫瘍（食道癌，胃癌，膵癌，肝癌など），腹部手術，内視鏡など
全身性疾患	代謝性	敗血症，尿毒症，糖尿病性昏睡，電解質異常（低 Na・Ca 血症）など
	薬剤性	ベンゾジアゼピン，アルコール，バルビタール，ステロイド，メチルドパなど
その他		精神科疾患（ヒステリー），特発性

しゃっくりの止め方

■非薬物療法

- 呼吸を止める
  - 息をこらえる．息継ぎせずに水を飲む．
- 鼻咽頭の刺激
  - 舌をガーゼで包み，30 秒以上牽引する．
  - 経鼻胃管を入れて，胃内容物を吸引したのちに，チューブを一気に引っこ抜く．
  - くしゃみをさせる．
- 迷走神経刺激法
  - バルサルバ法：腹部を圧迫しながら，患児に息を止めて，術者の手を押し返すように腹部に力を入れていきませる．
  - 急に驚かす．
  - 氷水に顔を浸ける．
  - 頸動脈洞マッサージをする．

育児関連

- 横隔膜刺激
  - 前屈して胸部を圧迫する．膝を胸に付ける．心窩部を冷却する．
- 胃拡張の解除
  - 催吐させる．胃管で吸引する．

薬物療法

- クロルプロマジン（コントミン®，ウインタミン®）：有効率81%とされている．
- メトクロプラミド（プリンペラン®）：しゃっくり中枢の抑制，胃内容物排出促進作用．
- ニフェジピン（アダラート®）：血圧低下に注意．
- バルプロ酸（デパケン®）：抗けいれん薬だが，15 mg/kg/日の内服
- ハロペリドール（セレネース®）：抗精神薬で筋注可能（成人2～5 mg）．
- 漢方薬：芍薬甘草湯，半夏瀉心湯，半夏厚朴湯，柿蔕湯など．柿の蔕（へた）は5～10 gに水300 mLを加え，半分量まで煎じて服用することも可能．

〔市川光太郎〕

育児関連

162 乳児の便秘にはどう対応する？

✓ 最初に診るべきポイント
- 排便の回数，便の硬さ（便性），発症時期などを聞く．
- 母乳やミルク量が足りているか（体重増加不良がないか）をチェックする．
- 腹部膨満の有無，脊椎の異常の有無，肛門の位置や形状を視診でチェックする．

✓ すぐにするべきこと
- 便秘の「red flags」（表1）に注意→便秘症をきたす基礎疾患（表2）を除外する．
- 「Red flags」が認められる場合には，鑑別診断が可能な小児外科または小児消化器科医に紹介する．

✓ してはいけないこと
- 「Red flags」に当てはまる便秘を慢性機能性便秘として漫然と治療しない．

乳児慢性機能性便秘
- 離乳食の開始時期は便が硬化して便秘となることがある．
- 治療：①グリセリン浣腸（1〜2 mL/kg/回），②機械性下剤（例：酸化マグネシウム 0.02〜1 g/日，分3），③刺激性下剤（例：ラキソベロン® 1歳未満1回2〜3滴）
- 「便秘でない状態」に到達することが治療目標である．

表1　便秘の「red flags」

- 胎便排泄遅延（生後24時間以降の既往）
- 成長障害・体重減少
- 繰り返す嘔吐
- 血便
- 下痢（paradoxical diarrhea）
- 腹部膨満
- 腹部腫瘤
- 肛門の形態・位置異常
- 直腸肛門指診の異常
- 脊椎疾患を示唆する神経所見と仙骨部皮膚所見

| 表2 | 慢性便秘症をきたす主な外科的・内科的基礎疾患と病態 |

A. 外科的疾患
1) 腸管神経異常に伴うもの
   Hirschsprung 病, 腸管神経の未熟性・低形成を認める Hirschsprung 病類縁疾患, internal anal sphincter achalasia, internal neuronal dysplasia
2) 直腸形態異常に伴うもの
   直腸肛門奇形, rectocele, congenital funnel anus
3) 脊髄神経系の異常に伴うもの
   脊髄脂肪腫, 二分脊椎, 髄膜瘤, 脊髄奇形, 脊髄損傷, 脊髄牽引症候群
4) 骨盤内病変に伴うもの
   Currarino 症候群, 仙骨前奇形腫, 卵巣嚢腫

B. 内科的疾患
1) 代謝内分泌疾患
   甲状腺機能低下症, 高カルシウム血症, 低カリウム血症, 糖尿病, 副甲状腺機能亢進症, 尿崩症, MEN（multiple endocrine neoplasia）type 2B
2) 消化器疾患
   嚢胞性線維症, セリアック病
3) 神経・精神疾患
   神経線維腫症, 重度心身障害, 脳性麻痺, 先天性の発達遅滞など
4) 腹筋の異常
   prune berry 症候群, 腹壁破裂, Down 症
5) 結合織の異常
   強皮症, 全身性エリテマトーデス, Ehlers-Danlos 症候群
6) 薬剤
   麻薬, フェノバルビタール, スクラルファート, 制酸薬, 抗高血圧薬, 抗コリン薬, 交感神経作用薬, 抗腫瘍薬, 鉄剤, コレスチラミン
7) その他
   重金属摂取（鉛など）, ビタミン D 中毒, ボツリヌス中毒, 牛乳不耐症, 牛乳アレルギー, 特殊ミルク, 起立性調節障害, 消化管異物, 硬化性苔癬

参考文献

1) 日本小児栄養消化器肝臓学会, 日本小児消化管機能研究会, 編. 小児慢性機能性便秘症診療ガイドライン. 東京: 診断と治療社; 2013. p.1-71.
2) 東海林宏道. 母乳・ミルク不足. In: 清水俊明, 他編. 小児科臨床ピクシス 18 下痢・便秘. 東京: 中山書店; 2010. p.158-61.
3) 西 明, 黒岩 実, 山本英輝, 他. 乳児の便秘. 小児外科. 2013; 45: 198-202.
4) 塚原央之, 千葉睦実, 白澤聡子, 他. 便秘の原因と発症メカニズム. 小児内科. 2009; 41: 1707-11.
5) 友政 剛. 便秘の診断手順. 小児内科. 2009; 41: 1712-7.

〔辻 真之介, 上谷良行〕

育児関連

163 腰部にくぼみをみつけたらどうする？

☑ 最初に診るべきポイント

▶ 指でくぼみを広げて，くぼみに底があるかどうかを観察する．くぼみから髄液や膿の流出が見られるなど，脊柱管内との交通が疑われる場合は速やかな外科的処置を考慮する．

▶ くぼみの大きさと存在する部位，随伴する皮膚所見をチェックする．径5 mm 以上の大きなものや，肛門から 2.5 cm 以上離れて高位にあるもの，血管腫や皮膚隆起，限局性の多毛部などの皮膚所見を伴っている場合は，潜在性二分脊椎を合併している可能性がある[1]．

▶ 月齢を確認し，画像検査のモダリティ選択の参考にする．1か月未満なら超音波検査で詳細に脊柱管内を観察することが可能であるし，6か月以上なら椎弓の骨化が進行しているため始めから MRI を選択する[2]．

☑ すぐにするべきこと

▶ 潜在性二分脊椎が否定できない場合には，下部脊髄の画像検査をオーダーする．

▶ 膀胱直腸障害や歩容の異常など，神経機能異常の有無をチェックする．

☑ してはいけないこと

▶ 脊柱管内との交通が疑われる場合は，感染を引き起こすような不潔操作をしない．

潜在性二分脊椎の画像診断

- 臀部のくぼみは乳児によく見られる皮膚所見であるが，一方で潜在性二分脊椎の約半数は背部の皮膚所見を伴うといわれる．随伴する皮膚所見がなく，肛門から 2.5 cm 以内で背部正中線上に存在する 5 mm 未満のくぼみであれば，画一的に画像検査を行う必要はないとされる[1]．

- 潜在性二分脊椎とは，椎弓が癒合不全により左右に分離している状態を指すが，臨床的にはそれに脊髄の異常を伴うかどうかが重要である．

- 画像検査としては，超音波検査や MRI で脊柱管内の異常を検索する．超音

波検査で異常が疑われた場合は，MRI で確認する．新生児期や乳児期に，椎弓の評価のためだけに単純 X 線写真や CT を撮影する意義は乏しい．

- 画像検査では割髄症など脊髄そのものの異常や，脊髄下端の位置，脊柱管内の占拠性病変の有無のほか，脊髄終糸に接する脂肪腫など将来的に脊髄係留症候群（tethered cord syndrome）を惹起しうる病変について検索する．

- 脊髄係留症候群は，脊髄下端や終糸に弾力性の乏しい組織が接着することで，尾側の脊髄に張力がかかることが原因となる．身体の成長や運動などに伴って脊髄が引き伸ばされて傷害され，成長とともに歩行異常や膀胱直腸障害などの神経学的機能異常が生じる[3]．

- 脊髄の超音波検査では周波数 7.5 MHz 以上のリニア型プローブを用い，腹臥位もしくは側臥位で前かがみにして背部から観察する．鎮静は必要ないが，月齢が低ければ授乳後の睡眠状態で検査を行うとよい．
  ①脊髄下端の位置を岬角（仙骨の最上部）を指標にして椎体のレベルで確認し，第 2，3 腰椎の間よりも低位に認める場合は脊髄の係留を疑う．
  ②脊髄の下端から硬膜嚢の尾側端へ至る線状構造として描出される終糸が，2 mm 以上に肥厚し高エコーを呈してみられる場合は終糸の線維脂肪腫が疑われる[4]（図 1）．

- MRI で脊柱管内の脂肪織を確認するには T1 強調像が有用である．また，皮膚洞と脊柱管とのつながりを確認する場合は，対象が小さいためスライス間隔を細かくして撮像する．

- MRI で細い線維脂肪腫が認められるのみで係留を疑わせる所見がない場合は，泌尿器科的，整形外科的な症状がなければ，神経症状の出現に注意しながら経過観察を行う．

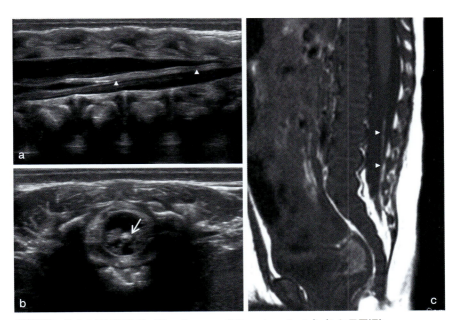

図1 終糸の線維脂肪腫（fibrolipoma of filum terminale）（1か月男児）
a, b：超音波検査（a：矢状断，b：L3/4レベルでの横断像）．終糸が太く，高エコーを呈している（▷，→）．
c：MRI T1強調像（矢状断）．終糸の一部が高信号を呈している（▷）．

参考文献
1) Kriss VM, Desai NS. Occult spinal dysraphism in neonates: assessment of high-risk cutaneous stigmata on sonography. AJR. 1998; 171: 1687-92.
2) Dick EA, Patel K, Owens CM, et al. Spinal ultrasound in infants. Br J Radiol. 2002; 75: 384-92.
3) 日下康子．神経管閉鎖不全．小児内科．2008；40 増刊：580-7.
4) 宮坂実木子，堤 義之，野坂俊介，他．脊髄疾患．小児科診療．2008；71 増刊：377-84.

［山口善道，上谷良行］

育児関連

164 おしりの少し上の尾骨部正中にへこみがある．どうする？

✓ 最初に診るべきポイント

- 皮膚を広げて，へこみの奥は皮膚で覆われていることを確認する．
- 脂肪腫などの腫瘍を合併していないか，皮膚欠損などの皮膚の異常はないか，二分脊椎を合併していないか，を確認する．そのような場合には髄膜瘤が合併している可能性がある．
- 尾骨との関係をみる．尾骨よりも尾側であれば合併症はないことが多い（図1）．

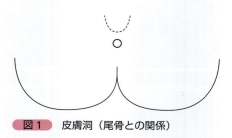

図1　皮膚洞（尾骨との関係）

✓ すぐにするべきこと

- 超音波検査で皮膚洞と脊髄との関係，腫瘍の有無をみる．
- 二分脊椎の有無をみるために腹部骨盤単純X線写真を撮影する（新生児の場合は成長してからでよい）．
- 上記検査で異常がある場合（脂肪腫，皮膚欠損，二分脊椎）は，髄膜瘤の合併，脊髄係留（tethered spinal cord）の有無をみるためにMRIを生後3カ月以降に施行する．

✓ してはいけないこと

- 上記検査で異常がなく，超音波検査で脊髄との関係がない場合は，便秘症や尿路感染症の有無，足関節変形などの整形外科的異常を評価する．
- 成人の毛巣洞とは別のものである．

皮膚洞

- 仙尾部皮膚陥凹（coccygeal pit）は尾骨部付近の皮膚の陥凹である[1]．
- 新生児の2〜6％に認められる．
- Coccygeal pitの手術対象は1％である．

- 脊髄病変があり，低位円錐を認める場合は，生後6カ月〜1年の間に係留解除術が必要である．

参考文献　1）Gomi A, Oguma H, Furukawa R. Sacrococcygeal dimple: new classification and relationship with spinal lesions. Childs Nerv Syst. 2013; 29: 1641-5.

［浮山越史］

育児関連

165 でべそが大きくなっている．どうする？

☑ 最初に診るべきポイント
- ▶ 臍部のヘルニアを腹腔内に戻して，ヘルニア門の大きさ，皮膚の状態を確認する．
- ▶ 出生週数，出生時体重を確認する．

☑ すぐにするべきこと
- ▶ 修正2カ月以上であり，臍部の皮膚に異常がなければ，ビー玉（綿球，スポンジ）とかぶれないテープで臍部の皮膚の"のび"を押さえる（図1）．
- ▶ テープは毎日入浴時にそっと剥がし，皮膚の損傷をしないようにする．
- ▶ 1, 2週間後に再診を指示して皮膚の状態を確認する．

☑ してはいけないこと
- ▶ つけたままにしない．毎日テープを交換し，皮膚に発赤などの異常がある場合には1週間以上休む．
- ▶ 外来でテープを乱暴に剥がさない．そのために，外来受診時には，前日，自宅入浴時に外してきてもらう．

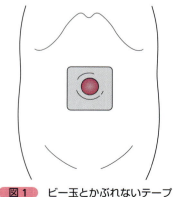

図1 ビー玉とかぶれないテープ
臍ヘルニアを還納して，ヘルニア門を閉じるように貼る．

臍ヘルニアへの対応

- 臍ヘルニアは 1 歳までに 80%，2 歳までに 90% 自然治癒する．
- 手術適応となるのは 2 歳以上となる．それまでは特に治療の必要はないが，臍ヘルニアが大きいと皮膚が伸びているため，治癒しても醜悪となる場合がある．
- 従来，臍ヘルニアをコインなどで圧迫する治療は，治癒には関与しないことと，皮膚炎が起こることから推奨されていなかった．最近，"かぶれない" テープができたことから，大きな臍ヘルニアに対して，臍部持続圧迫法が見直されてきた．
- 1 歳未満の乳児において，「臍ヘルニア圧迫指導管理料（100 点）」が請求できる．

参考文献　1）浮山越史．乳幼児の外来外科疾患．臍ヘルニア．臨床外科．2004；59: 360-2.

［浮山越史］

育児関連

育児関連

166 お尻から腸が出てきた！　どうする？

☑ 最初に診るべきポイント
- 肛門から直腸粘膜と粘膜下組織が異常に突出する状態.
- 直腸ポリープなどの基礎疾患や成人用の便器で股を開きすぎて排便して過度に腹圧をかける，などの発生しやすい状況の有無を確認.

☑ すぐにするべきこと
- 出血，潰瘍，虚血などの合併症を避けるため，早急に整復すべきである.

☑ してはいけないこと
- 整復に禁忌はない.

直腸・肛門脱の還納法
①患児を十分リラックスさせるか，鎮静薬を投与する.
②患児に胸膝位をとらせるか，保護者の膝の上で腹臥位にする.
③利き手に手袋をつけ，人差し指にトイレットペーパーを巻きつける.
④人差し指を脱出した直腸組織の内腔に挿入し，肛門口の中へ押し込むまで一定のしっかりした圧をかける.
⑤乾燥したトイレットペーパーが直腸粘膜に付着することで，人差し指の圧がかかりやすくなる.
⑥脱出が整復されたら，挿入していた人差し指を抜く．トイレットペーパーは，排便時に出てくるため，直腸内に残したままでよい.
⑦病的な背景がないかを確かめ，直接的な原因を確かめるために，再診させフォローする．小児サイズの便座に変える，便を柔らかくするなどの対応を検討する.

参考文献
1) 武谷三恵. 直腸脱の整復. In: 吉田一郎, 編監訳. APLS 小児救急学習用テキスト. 原著第4版. 東京: 診断と治療社; 2006. p.642.
2) 森　崇晃. 直腸脱. In: 井上信明, 編. こどもの救急手技マニュアル. 1版. 東京: 診断と治療社; 2014. p.111.

〔井上信明〕

育児関連

167 肛門に腫瘤が飛び出しているが，いったい何？ 見張りイボって？

✓ 最初に診るべきポイント
- 時計の 12 時の位置に，ニワトリの鶏冠のようなものがあるかどうかを確認する．
- 便秘の有無とその程度や，血便・排便時痛の有無について，保護者から詳細な問診を取る．
- 鶏冠のような突起物の奥の肛門粘膜に，裂創（裂肛）があるかどうかを確認する．

✓ すぐにするべきこと
- 可能であれば肛門部の診察を行う．両手で臀部を左右に開大するだけでもよい．裂肛部は 12 時の位置以外にもあることがある．
- 排便コントロールを行う（食事指導とともに酸化マグネシウムなど便を柔らかくする薬剤を処方する）．
- 痛みや出血がある場合はポステリザン®軟膏を処方する．ただし年齢，体格に応じて 1 回使用量は調節するように指導し，短期間の使用に止める．

✓ してはいけないこと
- 便秘に対し酸化マグネシウム以外のピコスルファートナトリウム（ラキソベロン®）などの薬剤を処方するのは症状を悪化させる．
- 見張りイボに対して外科的治療の必要性を示唆したりしてはいけない．

裂肛（切れ痔）

- 従来から便秘傾向の乳幼児が時々出血を伴う裂肛（切れ痔）を繰り返した場合，特に 12 時の位置の肛門部皮膚が慢性炎症により肥厚してきて，鶏冠のような腫瘤形成をすることがある．これを俗に「見張りイボ」という．小児の裂肛の治療は排便コントロールと症状が強い時だけの局所療法が基本である．最近，不規則な食事と繊維類などの摂取不足で幼児期から頑固な便秘を訴える子どもが多くなってきた．便秘は硬便につながり，それによって裂肛を発症する．痛くて出血するので，ますます排便が嫌になる．その悪循環

が裂肛・出血・見張りイボ形成となるのである．排便コントロールの治療が
上手くいけば，成長と共に自然と見張りイボも消失するので，外科的治療の
対象とはならない．疼痛，出血が強い時のみ局所への軟膏などを年齢に応じ
て処方するが，ステロイドも含まれているため，1～2週間程度の短期使用
に止めるべきである．

- 排便コントロールは酸化マグネシウムなどの便を柔らかくする薬剤や大建中
湯などの漢方が適しており，無理に腸管蠕動を促すような薬剤は症状を悪化
させることもあるため使用しない方が安全である．

〔靍　知光〕

育児関連

168 肛門の横が真っ赤に腫れ上がった男の乳児．痛そうでずっと泣いて機嫌が悪い．皮膚科を受診して軟膏を塗っていたが，まったくよくならないと母親が訴える．さてどうする？

✓ 最初に診るべきポイント
- 主訴と経過を聞いただけで肛門周囲膿瘍であることは明らかである．時計の文字盤で3時の部位か9時の部位かを確認する．
- 腫脹部分を触診して柔らかく波動を感じれば切開してもよい時期である．
- 腫瘤が固いかブヨブヨで波動を認めるかで治療法を選択する時もある．

✓ すぐにするべきこと
- 大きく腫脹し，波動を感じるならば切開排膿が有効なので，躊躇なく小児外科に紹介する．
- それほど腫瘤が大きくなく，まだ全体的に硬いならば漢方治療を勧めてもよい．
- ほとんどが下痢で便性が悪いので，プロバイオティクスなどの整腸剤を処方する．

✓ してはいけないこと
- 安易な抗菌薬投与と軟膏塗布を継続してはいけない（母親に信用されなくなる）．

肛門周囲膿瘍

- ほとんどが乳児期に発症し，ほぼ男児の疾患といってよい（著者は男児のみと説明していたところ，女児も1例経験したので100％男児とはいえない）．
- 下痢が継続し，便性が悪い時などに肛門部の3時と9時の位置に好発するもので，肛門粘膜の免疫学的異常や陰窩部の構造などが原因といわれるが，明確なことはわかっていない．従来切開排膿で容易に治癒する疾患であり，実際患児の痛みを早く取り除くという点では最も確実でスタンダードな治療法である．しかし，本疾患は時々再発を繰り返すのも事実で，頻度は少ないが2歳頃まで，症状を繰り返す患児もいる（著者の経験では1歳までに

約98％以上が治癒する）．このように再発症例や切開が適応とならない時期に何かよい方法はないかという考えから，現在では盛んに漢方薬が推奨されるようになってきた．中でも排膿散及湯は特に効果があるといわれており，まだ切開するには早いと考えられる症例や再発を繰り返す症例には投与してみる価値がある．投与量は 0.2 〜 0.25 g/kg/日で 2 回から 3 回に分けて投与し，抗菌薬の併用は必要ない[1]．

- 本症は皮膚科を先行受診している症例が多い．局所に軟膏を塗っても効果はないので，切開排膿の時期を考えながら，漢方とプロバイオティクスなどの整腸剤のみ投与するのがよいと考える．経口抗菌薬は便性の改善に不利であるし，経験的に効果は薄いので使用しない方がよい．

参考文献 1) Kawahara H, Nakai H, Yoneda A, et al. Management of perianal abscess with hainosankyuto in neonates and young infants. Pediatr Int. 2011; 53: 892-6.

〔靍 知光〕

育児関連

169 耳の前の上のところに小さな穴がある．どうする？

✓ 最初に診るべきポイント

- 片側にあると両側の可能性がある．反対側も観察する．
- 感染の既往があるかどうか．
- 穴の少し尾側を圧迫すると粥状のものが出てこないかどうか（図1）．

✓ すぐにするべきこと

- 感染がある場合には抗菌薬を使用する．
- 感染を繰り返す場合には，手術を考慮する．手術は軟骨を合併切除する瘻孔全摘出である．

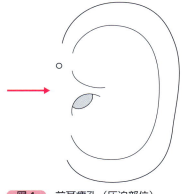

図1　前耳瘻孔（圧迫部位）

✓ してはいけないこと

- 感染が一度もない場合には，手術をしなくてもよい．家族に圧迫で粥状のものを排出するように指導する．しかし，一度感染すると繰り返すことが多いことを家族に説明する．

耳前瘻孔

- 耳瘻孔のうち80〜90％が耳前瘻孔である．
- 鰓弓耳腎（branchio-oto-renal：BOR）症候群の82％にみられる．
- 腎臓の異常の有無をチェックする．
- 染色体8q11.1-q13.3の関連が報告されている[1]．

参考文献　1) Zou F, Peng Y, Wang X, et al. A locus for congenital preauricular fistula maps to chromosome 8q11.1-q13.3. J Hum Genet. 2003; 48: 155-8.

〔浮山越史〕

育児関連

170 巻き爪，陥入爪を診たらどうする？

☑ 最初に診るべきポイント
▸ 局所を観察し，指趾の場所，爪の形態，爪と接する皮膚の発赤・腫脹・疼痛の有無を確認する（図1）．

☑ してはいけないこと
▸ 炎症が改善しないにもかかわらず，皮膚科・形成外科などへ紹介しないこと．

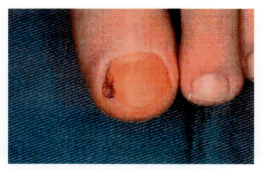

図1 陥入爪（東 禹彦. 小児科臨床. 2007; 167: 1389-96[1)] より許諾を得て転載）

巻き爪・陥入爪

- 新生児・乳児期は，爪甲は中央がアーチ状に陥凹し，側爪郭に側縁が深く陥入している．成人に比して菲薄で柔らかいため，外界の刺激により影響を受けやすい．
- 深爪は危険因子であり，爪甲の側縁を残した爪切りを指導することが肝要である（図2）．
- 陥入爪の最も頻度が高い部位は第一拇指である．

■ 危険因子
- 生まれながらの爪甲位置不整
- 足に合わない靴による圧迫

326

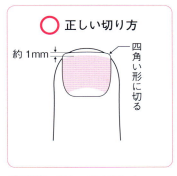 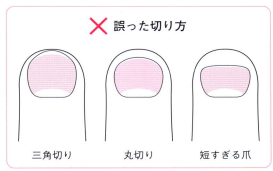

図2 正しい爪の切り方

- 不適切な爪の切り方（不適切な爪の切り方とは，成人のように指の曲りに合わせて曲線に切ること．小児では爪甲の側縁が側爪郭に陥入しないように爪甲の側縁を残した爪の切り方，つまり真っ直ぐに切るのが望ましい）

■対応
- 足に合った適切な靴を履く
- 爪の切線がまっすぐになるまで伸ばす
- 温水に浸ける
- 蜂窩織炎があれば，抗菌薬を服用する
- 改善ない場合や再発すれば専門医を紹介する

参考文献
1) 東 禹彦. 子どもの爪の病気. 小児科臨床. 2007; 167: 1389-96.
2) Kliegman RM. Disorders of the nails. In: Nelson Textbook of Pediatrics. 19th ed. Philadelphia: Saunders; 2011. p.2293-7.

〔福原信一，上谷良行〕

育児関連

171 乳腺が片方だけ大きい．どうする？

☑ 最初に診るべきポイント
- ▶ 腫瘤は乳輪の直下であり，境界明瞭で，円盤状である（図1）．
- ▶ 陰核の腫大，陰毛，色素沈着などの外性器の異常，生理の発来の有無を評価する．
- ▶ Tanner 分類を記載する．

☑ すぐにするべきこと
- ▶ 超音波検査で腫瘤は乳腺そのものであることを確認する．低エコーを示す，境界明瞭な腫瘤である．
- ▶ 性ホルモンの異常をチェックするため採血をする．LH，FSH，エストラジオール（E2），プロラクチン．

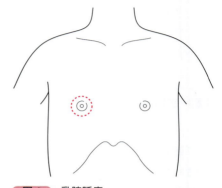

図1 乳腺腫瘤
乳輪直下であり，境界明瞭で，円盤状の腫瘤．

☑ してはいけないこと
- ▶ 生検や摘出はしてはいけない．成長に伴い左右差がなくなっていくことが多い．

乳腺腫大

- 7歳6カ月前に乳腺が膨らみ始める，8歳までに陰毛，わき毛が生える，10歳6カ月までに生理が始まる場合は，思春期早発症の可能性があるので，精査が必要である．
- Tanner 分類（乳房発達の段階）
  - 第1期（B1）：乳頭だけが突出（思春期前）．
  - 第2期（B2）：乳頭だけが突出し乳房が小さい高まりを形成．着色が増す（つぼみの時期）．
  - 第3期（B3）：乳輪と乳房実質がさらに突出．しかし，乳輪部とほかの部分との間に段がない．

- 第 4 期（B4）：乳輪部が乳腺実質の上に盤状に突出.
- 第 5 期（B5）：丸みをもった半球状の乳房を形成（成人型）.

- 思春期早発症の原因分類[1]
  - GnRH 依存性（真性）
    - 特発性
    - 頭蓋内の器質的異常
        腫瘍（hamartoma など）
        水頭症，脳炎後遺症，てんかん
        放射線照射後など
  - GnRH 非依存性（仮性）
    - hCG 産生腫瘍（胚細胞腫，肝芽腫）など
    - 女児の機能性卵巣嚢腫
    - McCune-Albright 症候群
    - 先天性副腎皮質過形成，副腎腫瘍
    - Testotoxicosis

参考文献 1) 厚生労働省科学研究費補助金難治性疾患克服研究事業．間脳下垂体障害に関する調査研究班．中枢性思春期早発症の診断の手引き（平成 15 年度版）．2003.

〔浮山越史〕

電話対応の注意点

172 電話トラブルを防ぐコツは？

☑ 最初に診るべきポイント
- 年齢や症状を尋ね，緊急度の判断をする．
- 呼吸状態および心拍について確認する．

☑ すぐにするべきこと
- 緊急度に応じて応急処置が必要なら応急処置法を伝える．
- 緊急度に応じて，救急車を呼ぶ，自力で速やかに受診する，当日中に受診する，翌日でもよいなどの受診方法を指示する．
- 可能であれば，自院への受診もしくは適切な医療機関，診療科目を指示する．

☑ してはいけないこと
- 相談者の理解が得られない場合や，相談者が感情的になっても決して感情的になってはいけない．
- 相談内容を過小評価してはいけない．

医療電話相談
- 病状の問合せ，救急受診の相談など医療機関に電話での問合せは多くみられる．本来は受診の上，相談すべきものもある．このような場合には，電話では対応できないことを伝えることも必要であると思う．しかしながら，相談者はなんらかの疑問や悩みを解決したいことを理解し，できるだけ親身になって対応することが重要である．
- 相手の顔が見えない電話の場合，ちょっとした口調や言い回しによりトラブルが起こることがある．たとえば，受診を勧めるつもりで「心配なら受診してください」と伝えた場合に，「心配だから電話しているのにその対応は何だ」と感情的にいわれるようなこともある．「ご心配でしょうから…」と置き換えた方がよいのかもしれない．できるだけ穏やかな口調で，相談者の訴えや疑問についてきちんと答えることが基本である．
- 近年には録音機器が発達し，電話の会話を容易に録音することができる．電

話の場合には，相談者が録音しているものと意識して対応する必要がある．また，可能であれば医療機関でも録音できる環境を整えた方がよい．

- 救急電話相談事業としては全国で #8000（子ども医療電話相談事業）が施行されている．これは，休日・夜間の急な子どもの病気にどう対処したらよいのか，病院の診療を受けた方がよいのかなど判断に迷った時に，小児科医師・看護師への電話により相談できるものである．各都道府県で実施されているが，午後 11 時まで，翌午前 8 時までなど都道府県によって運用に違いがある．また，東京，大阪，札幌などでは #7119（救急相談センター）が行われている．全年齢が対象で，365 日 24 時間，急病の際に緊急度を判断し，受診方法や医療機関を案内するものである．必要があれば，救急車を手配することもできる．このような事業があることを周知することは重要であるが，医療機関に相談があった際に，これらにかけ直すように指示することは勧められない．

〔泉　裕之〕

電話対応の注意点

電話対応の注意点

173 発熱の電話対応はどうする？

☑ 最初に診るべきポイント

- ▶年齢，発熱期間を確認する．
- ▶全身状態を把握する．
- ▶意識がもうろうとしたり呼びかけに応じないなどの確認をする．
- ▶呼吸状態が悪くないかの確認をする．
- ▶下痢や嘔吐の状況について確認する．

☑ すぐにするべきこと

- ▶緊急度に応じて受診方法を指示する．
- ▶意識状態や呼吸状態が悪い場合は救急車などで緊急受診するよう指示する．
- ▶下痢や嘔吐などがあり，脱水が疑われる時には速やかな受診を勧める．
- ▶月齢が 3 カ月未満の場合には速やかな受診を勧める．

☑ してはいけないこと

- ▶過小評価し，医療機関への受診をする必要がないと断言することは避ける．
- ▶3 カ月未満の乳児が哺乳良好で機嫌がそれほど悪くないからと，受診せずに様子を見てよいと指示することは避けなければいけない．

発熱の電話相談

- 発熱は，小児の電話相談で最も多い訴えである．
- 意識障害を伴う場合には，化膿性髄膜炎や脳炎・脳症などの可能性があり，迅速な対応が必要であるので緊急受診を指示する．呼吸障害を伴う場合にも，緊急受診が必要になる．下痢，嘔吐が頻回であり脱水の可能性がある場合には，必ずしも救急車を必要としないが速やかな受診を勧める．また，3 カ月未満の乳児では他の年齢に比べて髄膜炎や敗血症など重症感染症の頻度が高いので注意が必要である．発熱期間が長い場合には，川崎病や他の熱性疾患の可能性を考慮する．この場合，緊急度は必ずしも高くないことがあるが，トラブル回避のためには速やかな受診を促すことが勧められる．
- 発熱に対する保護者の不安・心配は我々医療従事者と大きく異なることを意識することが重要である．

〔泉　裕之〕

電話対応の注意点

174 泣き止まないと電話があったらどうする？

✓ 最初に診るべきポイント
- 間欠的に激しく泣くかを尋ねる．
- 嘔吐を繰り返しているかを確認する．
- 便の様子を尋ねる．血液が混ざっていないか？
- 下痢をしていないかを確認する．
- 耳を気にしていないかを確認する．

✓ すぐにするべきこと
- 腸重積のような緊急度の高い疾患の可能性があれば，緊急で受診することを勧める．
- 四肢などに外傷がある様子であれば，早急に受診するように勧める．

✓ してはいけないこと
- 夜泣きと決めつけないようにする．

啼泣の電話対応

- 子どもが泣くのは，様々な不快なことが起こっているためである．単に眠かったり，思い通りにならなかったりする場合もあるが，多くは保護者がいつもと違うと感じて電話してくるので注意が必要である．間欠的に啼泣する腸重積の場合や，骨折がみられることもある．これらの可能性を念頭に置いて対応することが大切である．

- 電話から聞こえてくる泣き声から夜泣きであると確信することもある．このような場合，夜泣きだから慌てないようにと伝えても，冷静さを欠いていることもあり，なかなか納得してもらえないこともある．そのような時には，受診することを勧め，途中で泣き止んだら，家に戻って様子を見てもいいだろうと伝えると，外に出たらすぐに眠りましたと，連絡がくることもある．

〔泉　裕之〕

電話対応の注意点

175 頭部打撲の電話対応はどうする？

☑ 最初に診るべきポイント
- ▶ 意識状態を確認する．
- ▶ 頭血腫，裂創など局所の状態を確認する．
- ▶ 嘔吐を繰り返しているかの確認をする．
- ▶ 片側の上肢が挙上しないなど，左右差を確認する．
- ▶ 耳出血・鼻出血の状態について確認する．
- ▶ 視力障害がないかを確認する．
- ▶ 転落の場合，どれくらいの高さか確認する．

☑ すぐにするべきこと
- ▶ 意識障害，繰り返す嘔吐や四肢の動きの左右差，視力障害がある場合には救急車などでの緊急受診を指示する．
- ▶ 耳出血や鼻出血など外傷の程度により緊急受診を指示する．
- ▶ 1回の嘔吐で元気がない，同じことを繰り返して尋ねる，頭部からの出血があるなどの場合には速やかな受診を指示する．
- ▶ 症状がそれほどでなくても，1m以上など高いところからの転落またはコンクリートなど固いところへの転落の場合には速やかな受診を指示する．
- ▶ 症状がそれほどでなくても，説明が不自然で虐待が疑われる場合には，速やかな受診を勧める．
- ▶ 受診の際には，画像検査が可能な医療機関を勧める．

☑ してはいけないこと
- ▶ 症状に乏しく，保護者の説明から軽症に思えても，後に意識障害などの症状が出現し，実は重症であるような症例もあるので，過小評価しないようにする必要がある．
- ▶ 電話相談での判断は困難であるが，児童虐待を念頭に置き，見過ごすことのないようにすることが重要である．

頭部打撲の電話相談

- 交通事故や高所からの転落などの場合は，速やかに救急車で搬送されることが多いが，家庭内でも頭部打撲は多くみられる．

- 頭部局所症状，意識障害，繰り返す嘔吐，麻痺などがある場合は，頭蓋内血腫などの損傷の可能性が高いので緊急受診が必要になる．速やかに脳神経外科での診療が必要である．

- 相談内容から軽症であると感じても，後に症状が出現し，実は重症であることがある．少なくとも 24 時間の経過をみるように説明することが重要である．

- 頭部外傷は児童虐待によるものが多い．電話でこれを判断の上，対応するのは困難であるが，相談者の説明が不自然である場合などは，虐待の可能性を念頭に置き，対応することが重要である．たとえ軽症そうであっても，受診を勧めることが必要である．

〔泉　裕之〕

電話対応の注意点

176 異物誤飲の電話対応はどうする？

✓ 最初に診るべきポイント

- いつ，何を誤飲したかを確認する．
- 固形物の場合，先鋭な物かを確認する．
- タバコの場合，量および液体に混ざっていたかを確認する．加熱式タバコのカートリッジを誤飲した場合には，未使用であるかを確認する．
- 電池の場合，コイン型かボタン型かの確認，および，新しい物かを確認する．
- 磁石の場合，個数を確認する．
- 薬剤や他の可溶性物の場合には，種類および誤飲した量を確認する．

✓ すぐにするべきこと

- 可溶性物のうち特に危険度が高い薬剤などや致死量の薬剤を誤飲した疑いがある場合には，救急車などで緊急受診するように指示する．
- タバコや医薬品は，可能なら口の中に残っているものを取り出すように促す．
- 紙巻きタバコの場合，2 cm 以上またはタバコの浸った水分を誤飲した時，あるいは未使用の加熱式タバコカートリッジを誤飲した時には速やかな受診を勧める．2 cm 未満の紙タバコや使用済みの加熱式タバコカートリッジの場合，危険性は低いかもしれないが，受診を勧める．
- 鋭利な固形物の場合，速やかな受診を勧める．
- ボタン型電池・コイン型電池の場合，速やかな受診を勧める．特に，コイン型電池はリチウム電池であり，直径が大きく食道に停滞すると，電圧が 3.0 mV と高いため食道壁に傷害をきたすので，迅速な対応が必要である．注意が必要である．
- 磁石を 2 個以上誤飲した場合には，速やかな受診を勧める．
- 現物，容器，包装などを持参するように伝える．

✓ してはいけないこと

- 揮発性・強酸性・強アルカリ性の可溶物および先鋭な固形物は，催吐を促してはいけない．

▶ コイン型電池や貨幣は食道に停滞することが多いので，家庭で様子を見させてはいけない．

異物誤飲の電話相談

- 異物誤飲は家庭での事故のうち，最も頻度が高い．
- 固形物の多くは自然に排泄されるが，コイン型電池や貨幣は食道に停滞する可能性が高い．
- 特に，コイン型電池は迅速な対応が必要である．
- 一般家庭には置かないような溶剤では急激に腎不全をきたすような危険な物が存在する．

〔泉　裕之〕

電話対応の注意点

電話対応の注意点

177 けいれんの電話対応はどうする？

☑ 最初に診るべきポイント
- 発熱の有無を含めて全身状態を把握する．
- けいれんが継続しているかを確認する．
- 意識状態を確認する．
- 左右差などけいれんの状態を確認する．
- 生後，初めてのけいれんかを確認する．

☑ すぐにするべきこと
- 側臥位にし，気道を確保すること，およびバイトブロックの目的で口腔内にものを入れないように指示する．
- けいれんが持続している場合や，意識障害がある場合には救急車などを利用し，緊急受診することを指示する．
- 15分以上持続する場合や繰り返している場合には，速やかな受診を勧める．
- 生まれて初めてのけいれんの場合には，速やかな受診を勧める．
- 2度目以降のけいれんでも，左右差があるなど今までと違うけいれんの場合には，速やかな受診を勧める．
- 頭部外傷後のけいれんの場合には，速やかな受診を勧める．
- 単純性熱性けいれんの場合には，心配のないことが多いことを伝える．

☑ してはいけないこと
- けいれんが止まったように見えても，非けいれん性の発作が継続していることがあるので，意識状態の確認を怠らないようにする必要がある．
- 発熱を伴うからと，熱性けいれんと決めつけることは避けなければならない．

けいれんの電話対応

- 子どもにけいれんがみられる場合，保護者の動揺は大きい．
- 最も多いのは，熱性けいれんである．この場合，単純性であれば予後は良好であるが，これ以外に重要な疾患の場合もあることを忘れてはいけない．特

に，化膿性髄膜炎や脳炎，脳症など予後不良の疾患の存在を意識すべきである．6カ月未満のけいれんでは化膿性髄膜炎などの注意が必要である．熱性けいれんは一般的に発熱から24時間以内のことが多いが，脳症，脳炎などの場合発熱から24時間以上経過してからみられることが多い．

- 1〜3歳で発熱から24時間以内のけいれんで5分以内に止まった場合には，多くは熱性けいれんであるので，保護者にはあまり慌てないように伝えることも大切である．この場合でも，受診を勧める必要がある．

〔泉　裕之〕

索引

▶ あ行

アイスバッグ法	111
アナフィラキシー	136
意識障害	10, 69, 140, 144
意識レベル	140, 144, 153
GCS	10, 145
JCS	10, 144
胃軸捻転	79
維持輸液量	50
胃食道逆流	79
イソプロテレノール	52
いつもと様子が違う	10, 69
移動精巣	127
イヌ咬傷	224
異物誤飲	194
コイン	203
ボタン型電池	199, 336
コイン型電池（リチウム電池）	
	199, 202, 336
気道異物	205
電話相談	337
医療電話相談	330
陰茎背神経ブロック	122
咽後膿瘍	7
咽頭刺激法	111
陰囊水腫	126
ウニ刺傷	246
会陰部裂創	300
越婢加朮湯	17
エピネフリン	52
塩酸モルヒネ	100
黄耆建中湯	17
オコゼ刺傷	248

▶ か行

開口障害	7
外耳道異物	253, 254
外傷性刺青	175, 189
開放骨折	268
化学性髄膜炎	74
下気道感染症	34
拡散強調像（MRI）	28
喀痰培養	34
拡張期ランブル	2
下腿骨折	291
喀血	60
カテーテル採尿	42
カテコラミン感受性多形性心室頻拍	
	250
蚊による刺傷	240
化膿性関節炎	5
化膿性髄膜炎	73
ガラス外傷	172
眼窩周囲蜂窩織炎	133
眼窩蜂窩織炎	133
眼球外傷	158
環軸椎回旋位固定	6
関節脱臼整復法	273
嵌頓包茎	119, 121
陥入爪	326
顔面冷水刺激法	111
機械性下剤	311
希死念慮	215
気道異物	205
ギプスシーネ固定	267
偽発作	72

虐待	142, 334
頭部外傷	154
通告	296
逆行性橈骨動脈造影	44
吸気性呼吸障害	58
急性硬膜下血腫	154
急性散在性脳脊椎炎	5
急性小脳失調症	5
局所麻酔	188
ギラン・バレー症候群	5
緊急脳波検査	69
緊急ポータブル脳波検査	26
緊張性気腹	91
筋膜切開	272
クインケの浮腫	133
クラゲ刺傷	244
グリセリン浣腸	311
クループ症候群	59
脛骨遠位端骨端線損傷	293
軽症頭部外傷	150
頸椎損傷	170
けいれん	56, 62, 153
観察ポイント	63
動画記録	63
応急手当	63
原因診断	26
治療効果判定	26
電話対応	338
けいれん重積	54
血液培養	34
血管性浮腫	28
ケムシによる刺傷	242
減張切開	277
高エネルギー外傷	81, 147, 289
硬化療法	16
口腔内の傷	167
抗けいれん薬	140, 153
高次脳機能障害	154
口唇周囲の電撃症	264
交通事故	142
肛門周囲膿瘍	323

コーレス骨折	287
呼気性呼吸障害	58
骨髄針挿入	38
骨髄路確保	38
骨折	
レントゲン撮影	265
レントゲン読影	266
骨端線損傷	266, 270
コンパートメント症候群	267, 272, 277

► さ行

臍ヘルニア	319
細胞外液補充液	96
細胞性浮腫	28
催眠	
方法	31
安全確保体制	31
鎖骨下静脈穿刺	48
鎖骨骨折	278
鎖骨バンド	278
擦過傷	174
酸化マグネシウム	322
ジアゼパム	54, 56
自慰	71
耳介裂創	162
歯牙損傷	165
刺激性下剤	311
自殺未遂	215
姿勢発達（乳児）	13
耳前瘻孔	325
失神	72, 250
しもやけ	139
しゃっくり	308
尺骨骨折	285
出血傾向	81
腫瘤形成虫垂炎	96
障がい児	1
状況性失神	113
上腕骨外側顆骨折	284
上腕骨顆上骨折	282
上腕骨骨折	280

食道異物	204	前房出血	158
食道静脈瘤	80	前腕骨骨折	286
女児陰部診察	132	爪下血腫	178, 183
開排位	132	爪根脱臼	178
胸膝位	132	爪床裂創	181
frog-leg ポジション	132	側頭骨 CT	73
徐脈	105	速脈	4
シルクサイン	85	鼠径ヘルニア	86
心機能検査			
心音聴診	2	**▶ た行**	
心電図	18	大建中湯	322
心エコー	20	体重増加不良	302, 304
神経損傷	282	大腿骨骨折	289
神経調節性失神	113, 115	大腿骨頭滑り症	288
深頸部膿瘍	7	脱腸	85
人工肛門	94	タバコ誤飲	196
新生児期月経	81	単純骨折	267
靱帯損傷	276	チオペンタール	31
シンナー中毒	220	チック	72
真皮縫合	190	中心静脈ライン	46, 48
蕁麻疹	136	虫垂炎	95
頭蓋内圧亢進	144, 153	中毒	207
頭痛	76	肘内障	281
ステロイド外用薬	137	腸重積	79, 91
ステロイド治療	97	穿孔	91
性虐待	298	直腸・肛門脱	320
性行為感染症	299	チルト訓練	115
精索水腫	126	鎮静	40
精巣上体炎	129	爪損傷	180
精巣捻転	129, 131	爪脱臼	181
精巣付属器捻転	129	啼泣（電話対応）	333
声門下陥頓	205	低血糖	9
脊髄係留症候群	314	低体温	51
脊椎疲労骨折	295	停留精巣	127
脊椎分離症	295	てんかん	25, 66
切断指の運搬方法	187	電気焼灼（鼻出血）	37
線維脂肪腫	314	電撃症	263
潜在性二分脊椎	313	電子タバコ	197
喘息	58	伝染性膿痂疹	134
先天性心疾患	102	電話トラブル	330
仙尾部皮膚陥没	316	洞機能不全症候群	105

橈骨遠位端骨折	287
橈骨神経麻痺	280
橈骨頭脱臼	285
橈骨動脈穿刺	44
凍傷	139
頭部外傷	140, 149
受傷機転	142
CT 撮影	149
頭部打撲（電話相談）	335
頭皮裂創	156
動物咬傷の治療	222
高圧洗浄	228
予防的抗菌薬投与	230
動脈管開存	104
ドパミン	52
とびひ	134
ドブタミン	52
トリクロホスナトリウム	31

▶ な行

軟骨断裂	163
乳児鼠径リンパ節炎	87
尿道損傷	81, 122, 132, 300
尿膜管遺残症	89
超音波検査	89
尿膜管洞	89
ネグレクト	304
ネコ咬傷	226
ネコひっかき病	227
ネズミ咬傷	234
熱傷	
深度	258
面積	258
熱性けいれん	22, 24, 65
単純型	66
複雑型	66
捻挫	276
脳腫脹	154
脳振盪	154
脳性麻痺	13
脳波モニタリング	65

嚢胞性リンパ管腫	15
ノルエピネフリン	52

▶ は行

肺炎球菌	34
バイタルサイン	36
排膿散及湯	324
排便コントロール	321
破傷風	223
パスツレラ感染症	227
ハチ刺傷	238
抜糸	190, 192
発熱（電話相談）	332
ハムスター咬傷	236
バルーニング	120
鼻腔内異物	256
鼻腔分泌物	34
非けいれん性てんかん重積状態	69
非けいれん性発作	65
肥厚性幽門狭窄症	78
鼻骨骨折	160
ピシバニール®	16
ヒスタミン H_1 受容体拮抗薬	136
鼻中隔血腫	160
非てんかん性発作	71
ヒドロキシジン	31
皮膚洞	316
皮膚保護剤	94
頻回嘔吐	77
フォルクマン拘縮	272
腹腔穿刺	91
複雑骨折	268
腹痛	97
腹部外傷	176
腹部腫瘤	84
ブラッシング（擦過傷）	174
ブルガダ症候群	107
プロカインアミド	109
プロバイオティクス	323
憤怒けいれん	72
分娩麻痺	279

閉鎖骨折	267
ヘビ咬傷	232
ベラパミル	109
扁桃周囲膿瘍	7
便秘	311
包茎	117
膀胱穿刺法	42
膀胱直腸障害	313
房室ブロック	105
抱水クロラール注腸	31, 54
包皮ファスナー外傷	124
ボクサー骨折	185
ボスミン® (5,000 倍)	37
ボタン電池	199, 202, 254, 336
発作性運動誘発性舞踏アテトーゼ	72
母乳栄養	302
母乳性血便症	81
ボルスター固定	163

▶ ま行

巻き爪	326
またがり外傷	300
末梢循環不全	36
マレット指	185
マロリー・ワイス症候群	80
慢性硬膜下血腫	154
ミダゾラム	31, 54, 56
見張りイボ	321
身震い発作	71
ミルリノン	52
無酸素発作	100
無水エタノール	16
迷走神経刺激法	309
毛細血管充填時間 (CRT)	36
モンテジア骨折	285

▶ や行

薬物依存	218
薬物誤飲	212, 213
薬物中毒	218
薬物乱用	218

夜泣き	306

▶ ら行

リチウム電池	199, 202, 336
リドカイン	109
良性睡眠時ミオクローヌス	71
涙小管損傷	158

▶ 欧文

#7119	331
#8000	331
A 群溶連菌	34
Adams-Stokes 発作	105
antibiogram	35
ATP	109
Beamsley Blaster	256
Bellocq タンポン	37
Bennett 骨折	185
bounding pulse	4
bruit	2
bulky dressing	260
Child SCAT5	154
clinically important traumatic brain injury	145
coccygeal pit	316
Cushing 徴候	147
CV ライン	46
D-dimer	97
diffusion weighted image (DWI)	28
ductal shock	102
FAST	176
fat pad sign	282
Glasgow Coma Scale (GCS)	10, 145
Gustilo の分類	269
HAT 法	156
Henoch-Schönlein 紫斑病	97
IgA 血管炎	97
interval appendectomy	95
Japan Coma Scale (JCS)	10, 144
Juvenile Tillaux 骨折	293
Kiesselbach 部位	36

local factor	34	QT 延長症候群	250
lymphangioma	15	RICE 療法	276
lymphangiomatosis	16	Salter-Harris の分類	270
lymphatic malformation (LM)	15	Schiller 法	179, 181
masturbation	71	SCIWORA	170
Mollaret 髄膜炎	74	Seidel test	158
Mondini 型内耳奇形	73	suddering attack	71
MRSA	134	Tanner 分類	328
OK-432	16	thrill	2
PECARN	145	toxidrome	209
PGE₁	102	Triplane 骨折	293
precordial catch syndrome	8	Trotter's method	37

小児のマイナートラブル ハンドブック　　Ⓒ

発　　　行	2019 年 4 月 10 日　　1 版 1 刷
	2020 年 7 月 25 日　　1 版 2 刷

編　　　集　　市川光太郎

編 集 協 力　　長 村 敏 生

発 行 者　　株式会社　中外医学社
　　　　　　代表取締役　青 木　　滋

〒 162-0805　東京都新宿区矢来町 62
電　　話　　　(03) 3268-2701 (代)
振替口座　　　00190-1-98814 番

印刷・製本/三和印刷(株)　　　　　　＜ MS・HU ＞
ISBN978-4-498-14564-1　　　　　　Printed in Japan

JCOPY　＜(社)出版者著作権管理機構 委託出版物＞

本書の無断複製は著作権法上での例外を除き禁じられています.
複製される場合は，そのつど事前に，(社)出版者著作権管理機構
(電話 03-5244-5088，FAX 03-5244-5089，e-mail: info@jcopy.
or.jp) の許諾を得てください.